V&R

Jahrbuch der Deutschen Gesellschaft für Systemaufstellungen

Im Namen der Deutschen Gesellschaft für Systemaufstellungen gGmbH
herausgegeben von Peter Bourquin und Kirsten Nazarkiewicz

DGfS gGmbH, von-Beckerath-Platz 7, 47799 Krefeld
www.systemaufstellung.com

Kirsten Nazarkiewicz/Peter Bourquin (Hg.)

Einflüsse der Welt – individuelles Schicksal im kollektiven Kontext

Praxis der Systemaufstellung

Mit Illustrationen von Rixxa Wendland

Vandenhoeck & Ruprecht

Mit 22 Abbildungen und einer Tabelle

Bibliografische Information der Deutschen Nationalbibliothek:
Die Deutsche Nationalbibliothek verzeichnet diese Publikation in der Deutschen Nationalbibliografie; detaillierte bibliografische Daten sind im Internet über http://dnb.de abrufbar.

Umschlagabbildung und Illustrationen: © Rixxa Wendland

Satz: SchwabScantechnik, Göttingen
Druck und Bindung: ⊕ Hubert & Co. BuchPartner, Göttingen
Printed in the EU

Vandenhoeck & Ruprecht Verlage | www.vandenhoeck-ruprecht-verlage.com

ISBN 978-3-525-40634-2

Inhalt

III Zeitachsen

IV Friedensperspektiven

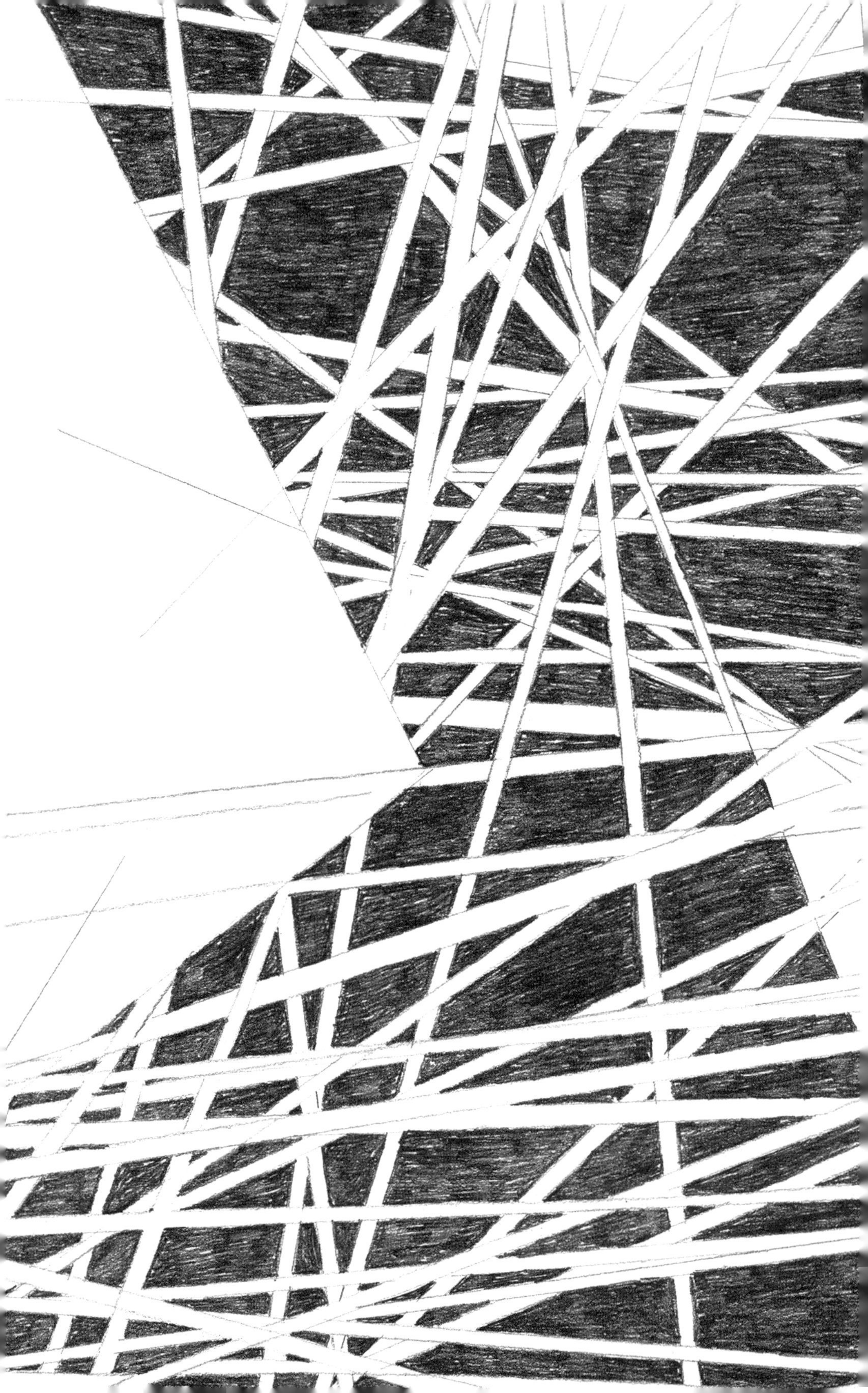

Kirsten Nazarkiewicz und Peter Bourquin

»Komm und sieh«* – Einführende Worte

»Schicksal ist das Leben des Einzelnen, Geschichte das Leben von uns allen. Ich möchte Geschichte so erzählen, dass dabei das Schicksal nicht aus dem Blickfeld gerät: der Einzelne.«
Swetlana Alexijewitsch (2006, S. 50), Literaturnobelpreisträgerin

Der besondere Wert systemischer Aufstellungen war von Beginn an, dass der prägende Einfluss von Kollektiven auf das Individuum im Feld sichtbar gemacht werden kann und dadurch auch bearbeitbar ist. Die Bezeichnung »Familienaufstellung« hat sich im Laufe der Zeit zu »Systemaufstellungen« erweitert, da die Wirkmacht unterschiedlicher Kontexte und auch weitaus größerer Systeme als Familien in Aufstellungen offenbar wurde. Von dieser Warte aus betrachtet sind wir alle, abgesehen von unseren unmittelbaren Bezugsgruppen, schon ständig in Kontexte »aufgestellt« wie: eine Gesellschaft, ihr politisches System und ihre Geschichte; Organisationen mit ihren Kulturen und Werten; Vorstellungen von Rationalität oder Religionsgemeinschaften und Praktiken; eine Generationenfolge sowie eine Zeit und ihren Geist. Das individuelle Schicksal hängt an vielen Fäden und von zahlreichen kollektiven Faktoren ab, zu denen politische und geschichtliche Einflüsse gehören, Kriege, Naturkatastrophen und kulturelle Umbrüche wie beispielsweise unsere immer mehr Raum einnehmende virtuelle Realität oder auch ökonomische Einflüsse wie Konzernübernahmen, der Zusammenbruch von Märkten, das Aufgeben von transnationalen Verträgen und Abkommen.

Der Buchtitel »Einflüsse der Welt« mutet beinahe harmlos an, wenn man das maßlose Leid und die erschütternden Zusammenhänge bedenkt, die in den Artikeln dieses Buches angesprochen werden. Es ist eher der Untertitel »Individuelles Schicksal im kollektiven Kontext«, der auf jene machtvollen sozialen Kräfte verweist, die wie ein Verhängnis wirken können, wenn sie nicht erkannt, benannt und verändert werden. Denn von Schicksal sprechen wir, wenn Abläufe

* Das Zitat stammt aus dem sechsten Kapitel des Johannesevangeliums und fordert auf, die Verheerung durch die apokalyptischen Reiter anzusehen. Es ist zugleich der Titel des vielbeachteten Antikriegsfilms des russischen Regisseurs Elem Germanowitsch Klimow von 1985.

von Ereignissen erfolgen, die sich dem bewussten Einfluss auf den eigenen Lebensweg und der individuellen Entscheidungsfreiheit derart entziehen, dass sie wie vorherbestimmt und schicksalhaft erscheinen. Diese »höheren Mächte« zu entmystifizieren und die eigenen Handlungen in die individuelle wie kollektive soziopolitische Verantwortung mit Wahlmöglichkeiten zu stellen, ist eine der Argumentationslinien in diesem Buch.

Thematisch ist dieser Band den kollektiven, kulturellen, kumulativen, sequentiellen bzw. psychosozialen Extremtraumatisierungen und ihren Folgen gewidmet; es gibt verschiedene Begriffe – und sie sind umstritten. Werden individuelle Traumatisierungen inzwischen mit Diagnosekriterien in den internationalen Klassifikationen als psychische Störungen erfasst und lassen sie sich mit Therapie und sorgfältiger Aufstellungsarbeit begleiten (vgl. Bourquin u. Nazarkiewicz, 2017, S. 9 ff.), so ist die kollektive Dimension ungleich schwerer theoretisch zu fassen. Kollektives Trauma ist mehr als die Summe zahlloser traumatisierter Einzelpersonen. Die theoretische Analyse birgt von daher einige Herausforderungen. Kann man Kriege, Naturkatastrophen, Revolutionen oder andere Systemzusammenbrüche und deren Auswirkungen unter einen Begriff zusammenfassen? Ist es nicht ein erheblicher Unterschied, ob die Geschehnisse naturwüchsig sind wie bei einem Vulkanausbruch oder offenkundig durch andere Menschen verursacht worden sind wie bei einem Völkermord? Ist es nicht von großer Bedeutung, ob man Täter, Mitläuferin oder Opfer war? Der Begriff kollektives Trauma suggeriert zudem, dass es sich zwar um ein Ereignis mit massiven Folgen handelt, das jedoch als abgeschlossen gilt, obwohl, wie längst bekannt ist, von einem jahrzehntelangen – wenn nicht jahrhundertelangen – Wirkungsprozess auszugehen ist, wenn man die transgenerationalen Folgeerscheinungen bedenkt. Zu Recht betitelt David Becker sein Buch mit »Die Erfindung des Traumas« (2006), um darauf hinzuweisen, dass im Traumadiskurs die Pathologisierung von Einzelnen vorherrscht, wo es doch zugleich um die Zerstörung von sozialen Prozessen geht. Er fasst den Gesamtkomplex zwischen Individualtraumatisierung und sozialer Zerrüttung in einer Matrix zusammen. Den psychischen Phasen Angst, Trauma und Trauer ordnet er die sozialen Prozesse Bedrohung, Zerstörung und Verlust zu (S. 183). Beides zusammen führt zum psychosozialen Phänomen des »Disempowerment« auf individueller und kollektiver Ebene (siehe Abb. 1).

Mit dieser Perspektive kritisiert Becker auch die starke Anbindung von Trauma und insbesondere die der sogenannten »posttraumatischen« Belastungssymptome an einzelne Ereignisse. Längst wissen wir, dass es sich um eine – auch fortdauernde – Überforderungssituation handelt, auf die mit existenziellen Ohnmachtserfahrungen reagiert wird. Traumatisierungen sind nicht nur auf der

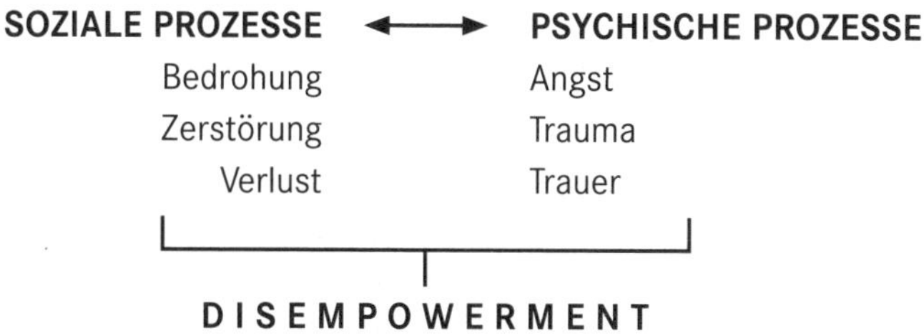

Abbildung 1: Disempowerment durch kollektives Trauma (nach Becker, 2006, S. 183)

kollektiven Ebene in Anlehnung an den Psychoanalytiker Keilson (1979) stets sequentiell. Es gibt eine Zeit davor, während und danach. »Oft kann bestimmt werden, wann ein traumatischer Prozess begonnen hat, aber nur selten, wann er aufhört« (Becker, 2006, S. 189). Eine »Belastungsstörung« – so bedeutsam ihre gesellschaftliche Anerkennung ist – verfehlt als individuelle Diagnose die strukturellen soziopolitischen und transgenerationalen Ausmaße. Die Diagnose PTBS identifiziert nur eine Situation als Stressor. Damit wird das individuelle Leid rehabilitiert, das soziale jedoch nicht.

Zwar wirken sich Traumata vor allem in individuellen Körpern und Psychen aus, doch die symptomorientierte Psychotraumatologie verbirgt nach Becker eine zutiefst apolitische Haltung. Als psychologischer Begriff kann Trauma nur im Zusammenhang mit sozialen Prozessen stehen. Wer von Trauma spricht, kann von Politik nicht schweigen. Das Aufgreifen traumatischer Abgrunderfahrungen thematisiert zugleich soziale Lebensbedingungen sowie schreckliche Taten mit generationenübergreifenden Folgen für viele Menschen. Spätestens seit Judith Hermans programmatischem Buch über die soziopolitischen Dimensionen von psychischer und physischer Gewalt (1992/2015) wurde deutlich, dass Hilfe für Betroffene und gesellschaftspolitisches Engagement untrennbar miteinander verknüpft sind. Trauma ist eine Kategorie von sozialer und politischer Brisanz, von moralischer Bedeutung (Mlodoch, 2017, S. 25 ff.). Das Hinsehen, also das Pflegen von Erinnerungskulturen, Bekenntnisse zur Mitverantwortung und die öffentliche Reflexion von Schuld tragen dann zu einer neuen demokratischen Legitimation bei (Dubiel, 1999).

Das individualpsychologische Traumaverständnis der Psychologie ist dabei nicht einfach auf Kollektive übertragbar. Angela Kühner spricht daher von kollektiviertem oder kollektivem symbolvermitteltem Trauma (Kühner, 2007, S. 91). Kollektiviert steht für den Prozess, mit dem das geteilte Trauma Teil der kollektiven Identität geworden ist. Symbolvermittelt und als Teil des kollektiven Gedächtnisses betrifft es damit auch Menschen, die allein durch ihre Nähe oder Identifikation mit dieser Gruppe erschüttert sind (S. 26 f.). Ein kollektiviertes

Trauma muss daher im je spezifischen Kontext derer gesehen werden, die verletzt oder potenziell beschädigt wurden. Kühner schließt damit an Becker an, beiden geht es um ein über den Therapiebereich hinausgehendes, auf den psychosozialen und gesellschaftspolitischen Bereich sich erstreckendes Trauma-Bewusstsein. »Eine traumabewusste Akteurin weiß, welche Traumaphänomene es prinzipiell gibt und fragt sich spezifisch, was für den interessierenden Kontext zutrifft, was aber auch nicht« (S. 37). Es müssen für jeden Kontext immer wieder neue Umgangsformen gefunden werden.

Trauma-Bewusstsein heißt, dass man Schreckliches sehen und hören kann, ohne es sofort lösen zu wollen, und zugleich daran arbeitet, dass sich die Zerstörung nicht wiederholt. Allen referierten Autoren geht es stets auch um Veränderungsoptionen, darum, den Ohnmachtserfahrungen Selbstwirksamkeit entgegenzustellen, die auch und gerade – wie die Resilienzforschung im Rahmen posttraumatischen Wachstums zeigt – durch die Inklusion von Brüchen entstehen kann. Die öffentliche Anerkennung der Bedeutung der Toten sowie des Leids der Überlebenden und ihrer Nachkommen ist dabei ein zentraler Faktor.

Am 29. Juni 2018 hielt Frank-Walter Steinmeier anlässlich der Eröffnung der Gedenkstätte Malyj Trostenez in Belarus eine bemerkenswerte Rede. Er sprach in ihr explizit »als Bundespräsident, als Deutscher und als Mensch«. An dem Ort, an dem vor 75 Jahren über hunderttausend Menschen Opfer des Vernichtungskriegs durch die Deutschen wurden, holt er die systematischen Morde mit unter anderem folgenden Worten in unser kollektives Gedächtnis:

> »Lange, zu lange haben wir gebraucht, uns zur Verantwortung zu bekennen. Heute besteht die Verantwortung darin, das Wissen um das, was hier geschah, lebendig zu halten. Ich versichere Ihnen, wir werden diese Verantwortung auch gegen jene verteidigen, die sagen, sie werde abgegolten durch verstrichene Zeit. ›Komm und sieh!‹, das ist eine Verpflichtung, die niemals erlischt« (Steinmeier, 2018).

In diesem Sinne ist das Buch der Hoffnung gewidmet, dass das Hinschauen, auch und gerade mit Hilfe der Aufstellungsarbeit, unser aller Verantwortung nährt, die immer noch leidvoll wirkenden Effekte vergangener Schreckenstaten anzusehen, anzuerkennen und damit zu mildern, sowie an der Vermeidung zukünftiger mit aller Kraft mitzuwirken.

Übersicht

Das Buch ist in vier Kapitel strukturiert, sie widmen sich mit verschiedenen Beiträgen den »Kriegsechos« (Kap. I), transgenerationalen »Dynamiken« (Kap. II), »Zeitachsen« (Kap. III) und schließlich »Friedensperspektiven« (Kap. IV). Die Beiträge sind illustriert mit Bildern von Rixxa Wendland.

Kapitel I: Kriegsechos

Der Beitrag von *Jakob R. Schneider* leitet den Band ein. Er zeigt an Fallbeispielen aus der Aufstellungsarbeit, welche Lücken der Zweite Weltkrieg in die Beziehungen innerhalb von Familien und von einzelnen Psychen über Generationen reißt. Typische Dynamiken wie beispielsweise das Verbunden-Bleiben der Lebenden mit den Toten, der Sog der Lebenden in den Tod oder die Überlebensschuld sind Phänomene, die vielen bekannt sein dürften. Sie zeugen von einem kollektiven Unbewussten, dem gegenüber wir so lange loyal bleiben, bis das Geschehen angeschaut, ausgesprochen und bewusst gestaltet wird, so die These des Autors.

Die Fachärztin *Birgit Hickey* kann diese Befunde anhand von körperlichen Symptomen bestätigen, welche sich als unbewältigte Kriegsthemen beschreiben lassen. Auf der Basis ihrer langjährigen Erfahrung rekonstruiert sie anhand von Genogramm- und Aufstellungsarbeit sowie der Epigenetik die Verbindung von Symptomen und typischen Syndromen mit unbewältigten Kriegsereignissen. Sie zeigt, dass es sich bei den sich körperlich ausdrückenden Leiden nicht um ein unvermeidliches Schicksal handeln muss, sondern dass ein Bewusstsein um die kollektiven Zusammenhänge und der aktive individuelle Einfluss eine Symptomreduktion oder gar -freiheit ermöglichen. So werden nicht nur die Wahlmöglichkeiten bezüglich der Lebensgestaltung erhöht, sondern auch die Resilienzkräfte gestärkt.

Ein ganz besonderes Zeitzeugnis haben der Berliner Psychotherapeut *Horst Brömer* und seine Mitautorinnen *Sedin Habibovic, Naira Jusufovic, Jelena Kragulj und Ljiljana Milacak* erstellt. Die Autorengruppe rekonstruiert die Vielfalt von Erfahrungen und Stimmen bei der Identitätsfindung nach dem Krieg im ehemaligen Jugoslawien aus einer therapeutischen Ausbildungsgruppe und stellt ihre Rekonstruktion wie einen »Gesang« zusammen. Das »Weiterleben nach der Katastrophe« findet mühsam Worte und Austausch, gerade in einer Gruppe, in der sich Opfer und Täter einander anzunähern versuchen. Das mehrstimmige Zeitzeugnis gibt zudem einen Einblick in die kollektive Verarbeitung von menschengemachten sozialen Traumata.

Wie sich schwerwiegende kollektive Erfahrungen mehrgenerational in Beratung und Therapie niederschlagen, dem widmet sich die Psychotherapeutin und Leiterin des Wieslocher Instituts für Systemische Lösungen *Diana Drexler* im letzten und stellenweise sehr persönlichen Beitrag des ersten Kapitels. Das Anschauen, Ansprechen und Verarbeiten von Ereignissen und der Beteiligung in der eigenen Familie werden meist erst in den nachfolgenden Generationen überhaupt möglich. In ihren Ableitungen und Schlussfolgerungen betont Diana Drexler unter anderem einen verantwortungsvollen politischen Umgang und das Erfordernis eines gesellschaftlichen Blicks von Beraterinnen und Therapeuten, damit das Leid sich nicht wiederholt oder fortsetzt.

Kapitel II: Dynamiken

Im Beitrag »Die transgenerationale Weitergabe von Traumata« von *Mario C. Salvador* wird der Faden aus dem ersten Kapitel aufgegriffen und im zweiten Kapitel mit dem Titel »Dynamiken« fortgesetzt. Der spanische Psychologe arbeitet unter anderem mit Bezug auf die Epigenetik und auf eine Reihe weiterer Autorinnen und Disziplinen präzise und differenziert heraus, wo nach zerstörerischen Ereignissen für die einzelnen Generationen die Herausforderungen liegen. Was in der ersten Generation unausgesprochen blieb, wird – wenn nicht aufgegriffen, aufgedeckt, verarbeitet und wiedergutgemacht – in der zweiten untrennbar und in der dritten sogar undenkbar. Der Mangel an Symbolisierung lässt die Traumata zum Phantom und zu einer energetischen Gruft in den Einzelschicksalen werden. Erst dann, wenn es ein psychogenealogisches Bewusstsein des Zusammenhangs von Individuum, Familie und Kollektiv gibt, emanzipiert man sich von jenem verborgenen, adaptiven Prozess der Entfremdung. Dann können Räume für Individuen entstehen, die sich zum Leben bekennen, statt es auszuhalten.

Cheng Lap Fung (Ah Fung), ein Pionier der Aufstellungsarbeit in China, beschreibt aus seiner therapeutischen Erfahrung, wie sich politische Entscheidungen als einschneidende historische Prozesse in China in Familien und Einzelpsychen niederschlagen. Die Große Hungersnot nach dem sogenannten »Großen Sprung nach vorn«, die Kulturrevolution, die Massenabtreibungen im Rahmen der Ein-Kind-Politik und zurückgelassene Kinder – all dies sind nur Stichworte für Prozesse, deren Erschütterungen jahrzehntelang in der chinesischen Gesellschaft leidvoll nachhallen. Cheng Lap Fung (Ah Fung) rekonstruiert Ähnlichkeiten und Unterschiede von Auswirkungen auf Opfer und Täter. Er erfasst die Zusammenhänge mit seiner Metapher des transgenerationalen Kontos und zeigt, wie mit Hilfe von Verantwortungsübernahme und Ausgleich Auswege aus vermeintlich schicksalhaften Bahnen gefunden werden können.

Die multidisziplinäre und international arbeitende Wissenschaftlerin *Claude-Hélène Mayer* hat schon einige Publikationen zur Aufstellungsarbeit, insbesondere mit Bezug auf Konfliktmediation publiziert. Sie analysiert im letzten Beitrag dieses Kapitels ihre langjährige Beschäftigung mit Aufstellungsarbeit in Deutschland und in Süd-Afrika bezüglich universeller und kulturspezifischer Aspekte. Mit Hilfe auto-ethnografischer Erfahrungen vergleicht und reflektiert sie Themen und aufstellerische Praxis in beiden gesellschaftlichen Kontexten. Der Aufsatz liefert einen profunden, weil öffnenden Beitrag für die Diskussion um die Frage nach der Universalität der Prinzipien von Aufstellungsarbeit.

Kapitel III: Zeitachsen

Was der Zeitgeist mit uns macht, hinterfragt der Theologe und Lehrtherapeut für Aufstellungsarbeit *Thomas Geßner* in seinem essayistischen Beitrag und stellt sich damit der Frage: Was weiß ein Fisch vom Wasser? Er überlegt, was unter Zeitgeist zu verstehen ist und wann er uns im (kollektiven) Griff hat, wann wir nur funktionieren und wo Freiheit möglich wird. Ausgehend von den Wortbestandteilen Geist (griechisch: Pneuma, atmende Lebendigkeit) und Zeit (Momente des Energieausgleichs) geht er auf die Suche nach jenen Momenten, mit denen man den unbewussten Zeitgeist punktuell wahrnehmen und reflektieren kann. Den gegenwärtigen Zeitgeist reflektiert er als »Kontrollfreak«, als Versuch, vermittels des Denkens Ohnmacht in Macht zu verwandeln, während wir nach Autonomie strebend der Vergangenheit verhaftet bleiben. Der Zeitgeist betrachtet das Trauma als Nicht-Funktionieren und damit als schwach und krank, obwohl es doch eine lebensrettende Art ist, Störungen zu bearbeiten. Die Lösung liegt für Geßner nicht in der Vergangenheit, aus der heutiges Unglück gern erklärt wird. Dies vergleicht er mit pubertätsähnlichem Verhalten, das die Schuld außen sucht. Es geht für ihn darum, modellhafte Überlebensmuster zu verlernen, sich der Realität konkreter Abhängigkeiten von natürlichen Grundgleichgewichten zu stellen und die Ressourcen des Lebens wahrzunehmen.

Harald Homberger, unter anderem Heilpraktiker und Lehrer für Yoga und Kontemplation, widmet seine Betrachtung dem »Wahrnehmen und Empfinden von Zeit in der Aufstellungsarbeit«. Dazu beschreibt er verschiedene Bewusstseinszustände, die wir kennen, und Zeiterfahrungen, die man (nicht nur) in Aufstellungsprozessen erleben kann. Er benennt unter anderem das Wahrnehmen von Gefühlen von unbekannten Personen oder aus vergangenen Zeiten,

Zeitgleichheit und Synchronisationserfahrungen bei Ereignissen (Erkrankungen verschiedener Verwandter im selben Lebensalter) oder Berührungen und Resonanzerfahrungen nicht anwesender Personen. Für Homberger sind dies Spiegelungserfahrungen, die sich durch die in Aufstellungen praktizierte Achtsamkeit einstellen. Achtsamkeit versteht er in der buddhistischen Tradition des Geistestrainings als eine Offenheit für alles, was sich in einem Moment im menschlichen Bewusstsein ereignet. Weil diese willenlose und bewertungsfreie Betrachtung das Ich transzendiert, verschwindet mit dem Ich auch das uns vertrautere konsekutive Zeiterleben. Hier gibt es seiner Ansicht nach noch viel zu erforschen unter der vermeintlich schlichten Frage: »Was geschieht da?«

Der Titel des Artikels von *Peter Bourquin:* »Die Zeit allein heilt keine Wunden«, benennt schon programmatisch seine Überlegungen. Ausgehend von der Frage, wann und wodurch zerstörerische historische Ereignisse ihren Nachhall verlieren, zeigt er unter anderem an den Beispielen des Ersten Weltkriegs und des Bürgerkriegs in Spanien verschiedene Etappen dieses Prozesses auf. Zur Integration der verstörten Kollektivseele, von der er in Anlehnung an Jung spricht, würden beitragen: ein Geschichtsbewusstsein (in Form stets aktualisierter historischer Konstruktionen) sowie ein ehrendes Gedenken durch erinnernde Rituale und Mahnmale. Erst wenn das vergangene Leid – auch und gerade von den Nachfahren – bewusst, kollektiv und symbolisch betrauert wird, kann Heilung entstehen.

Kapitel IV: Friedensperspektiven

Die Kulturhistorikerin und Therapeutin *Anngwyn St. Just* sieht in den Grundlagen der Aufstellungsarbeit eine Öffnung zu größeren Themen, die global von uns Menschen zu lösen sind. Von einem sozialökologischen Ansatz ausgehend, sieht sie Traumata als Beziehungsverlust und somit als verlorene Verbindungen zwischen Systemen. Am Beispiel der in Peru lebenden japanischen Gemeinschaft zeigt sie die Nachwirkungen des Atombombenabwurfs in Hiroshima als »explosiven und destruktiven Ärger«. In einem weiteren Beispiel beschreibt sie anhand der Friedensverhandlungen zwischen den FARC-Rebellen und der Regierung Kolumbiens, welche Schritte dem Frieden zuträglich sein können.

Auch die Juristin und Mediatorin *Anna Lübbe* arbeitet die Chancen und Grenzen von Aufstellungsarbeit für die Befriedung von Großgruppenkonflikten heraus. Zunächst zeigt sie die Interdependenz der Parteien in Großgruppenkonflikten in Form der Komplementarität ihrer Opferidentitäten. Die beteiligten Konfliktgegner triggern wechselseitig ihre spezifischen Existenzängste. Die Chancen der Aufstellungsarbeit liegen für sie darin, dass schwer zugängliche Hintergründe sowie eigene Anteile sichtbar gemacht werden können. Auch lassen sich alternative Konstellationen erproben. Die Grenze der Systemaufstellungen als szenisches Verfahren sieht sie darin, dass dieses nur mittelbar durch Akteurinnen und Multiplikatoren und deren Engagement wirken kann.

Über die Reichweite von Aufstellungsarbeit denkt auch *Albrecht Mahr* in seinem Beitrag »Weltfrieden durch Systemaufstellungen?« nach. Ihr Potenzial für Politikberatung werde noch nicht ausgeschöpft. Im Unterschied zu Anna Lübbe bezieht er sich auf die phänomenologische Dimension von Aufstellungen und schließt deren Fernwirkungen nicht aus. Im Anschluss an St. Just und am Beispiel des Völkermords in Ruanda argumentiert er, dass urteilsfreies Wahr-Nehmen und »heilsame Begegnungen« zwischen Opfern und Tätern, wie sie in Aufstellungen üblich sind, zu den Bedingungsfaktoren der Lösungen gehören. In einem Exkurs in die Zukunft sucht er nach weiteren friedensfördernden Potenzialen. Er findet sie in der sogenannten »starken« Künstlichen Intelligenz. Rechtzeitig moralisch programmiert könne diese – so seine Hoffnung – in Konflikten dann eine assistierende Rolle haben, wenn deren Komplexität die menschliche Intelligenz überfordere. Ebenso leidenschaftslos wie allparteilich könnten integrale Handlungsoptionen generiert werden. Ob die Reife derer, die programmieren, und die sozialen Aushandlungsprozesse zwischen Kontrolle und Missbrauch mit den technischen Möglichkeiten Schritt halten, ist allerdings eine offene Frage.

Die Auslotung von Handlungsmöglichkeiten

Bemerkenswert ist, dass die Mitwirkenden dieses Bandes unabhängig voneinander verblüffend ähnliche Aspekte zusammentragen. Allen Autorinnen und Autoren ist gemeinsam, den Zusammenhang zwischen der Annahme unveränderbarer Gegebenheiten, dem Beschreiben punktuell überwindbarer Hürden und der Suche nach den Fenstern der Willensfreiheit der Beteiligten ergründen zu wollen – kurz, sich aus den vermeintlich schicksalhaften unbewussten Dynamiken zu emanzipieren. Gerade die Reflexionen rund um die Aufstellungsarbeit bieten eine Möglichkeit, menschliche Spielräume auszuloten: Jeder individuelle Schritt kann hier zugleich in die Gesellschaft hinein politisches Wirken sein.

Literatur

Alexijewitsch, S. (2006). Tschernobyl. Eine Chronik der Zukunft. München u. Berlin: Piper.

Becker, D. (2006). Die Erfindung des Traumas – verflochtene Geschichten. Berlin: Edition Freitag.

Bourquin, P., Nazarkiewicz, K. (Hrsg.) (2017). Trauma und Begegnung. Praxis der Systemaufstellung. Jahrbuch der Deutschen Gesellschaft für Systemaufstellungen 2017. Göttingen: Vandenhoeck & Ruprecht.

Dubiel, H. (1999). Niemand ist frei von der Geschichte. Die nationalsozialistische Herrschaft in den Debatten des deutschen Bundestages. München u. Wien: Carl Hanser.

Herman, J. (2015). Die Narben der Gewalt. Traumatische Erfahrungen verstehen und überwinden (5., aktual. Aufl.) [Original: 1992. Trauma and recovery. The aftermath of violence – from domestic abuse to political terror. New York: Basic Books]

Keilson, H. (1979). Sequentielle Traumatisierung bei Kindern. Deskriptiv-klinische und quantitativ-statistische follow-up Untersuchung zum Schicksal der jüdischen Kriegswaisen in den Niederlanden. Stuttgart: Enke.

Kühner, A. (2007). Trauma und kollektives Gedächtnis. Gießen: Psychosozial Verlag.

Mlodoch, K. (2017). Gewalt, Flucht – Trauma? Grundlagen und Kontroversen der psychologischen Traumaforschung. Göttingen: Vandenhoeck & Ruprecht.

Steinmeier, F.-W. (2018). Ansprache zur Eröffnung der Gedenkstätte Malyj Trostenez am 29.06.2018. Zugriff am 24.07.2018 unter http://www.bundespraesident.de/SharedDocs/Reden/DE/Frank-Walter-Steinmeier/Reden/2018/06/180629-Belarus-Trostenez.html

I Kriegsechos

Jakob R. Schneider

Und was hat das mit mir zu tun?

Kriegswirkungen in Familien und Familienaufstellungen

Über siebzig Jahre ist nun der Zweite Weltkrieg vorbei. In Europa erlebten wir seitdem eine außergewöhnliche Friedenszeit. Gesellschaftlich wird der Krieg in Deutschland in Verbindung mit der NS-Herrschaft und Judenverfolgung durch Gedenkstätten und Gedenkfeiern immer wieder in Erinnerung gerufen, aber im Erleben und Gedenken von Familien scheint er kaum mehr eine Rolle zu spielen. Die persönlichen Bezüge scheinen mit dem Tod der Angehörigen, die den Krieg noch selbst erlebt und im Gedächtnis hatten, zu verschwinden. Und doch ist der Krieg nur mit seinem faktischen Geschehen vergangen. Seine Auswirkungen hinterlassen nach wie vor Spuren in den nachfolgenden Generationen. Manchmal setzen sich Kinder, Enkel und Urenkel bewusst mit den kriegsbedingten Schicksalen von Eltern, Großeltern und Urgroßeltern auseinander, sei es mit deren Leiden als Opfer, sei es mit deren Verantwortung als Täter. Öffentlich sichtbar wird das an der großen Zahl von Romanen, in denen Schriftsteller versuchen, Familienschicksale aus der Kriegs- und Nachkriegszeit zu beschreiben und auch zu ergründen. Für die meisten Menschen, deren Familien von gravierenden Ereignissen dieser Zeit betroffen sind, wirkt sich der Krieg jedoch in Gefühlen, Verhaltensweisen, Beziehungskonflikten, beruflichen Problemen und Symptomen aus, ohne dass sie das wollen oder um die Zusammenhänge wissen – so z. B. in einer blinden Übernahme der Schicksale Früherer in Teilbereiche des eigenen Lebens.

Zwar spielen sich Kriege und gesellschaftliche Konflikte in großen, überindividuellen Dimensionen ab, aber körperlich, in der unmittelbaren Wahrnehmung und auch über Vorstellungen werden sie immer von einzelnen Personen erlebt, und zwar in Verbindung mit den Angehörigen der Familie sowie in den unmittelbaren Beziehungen innerhalb der Gruppen, in denen sich die Personen als Individuen bewegen. So sehr wir im Denken und Wahrnehmen in die großen Zusammenhänge eingespannt sind, die emotionale Tiefe unseres Erlebens ist in die Loyalität der Familie und in das eingebunden, was sich unmittelbar vor unseren Augen abspielt.

Im Folgenden möchte ich einige der Erlebnisprozesse in Kriegs- und unmittelbaren Nachkriegszeiten beschreiben und versuchen zu zeigen, wie Kriege und gewaltsame Konflikte ihre Wirkungen im familiären Bereich auch auf die Späteren ausüben. Diese Prozesse sind weltweit wirksam, auch wenn ich mich hier vor allem auf den deutschen Erlebnishorizont beschränke.

Der Tod reißt eine Lücke

Am offensichtlichsten greift der Krieg in das Familienleben durch den Tod und damit den Verlust eines oder mehrerer Familienangehöriger ein. Der Geliebte oder Mann, der Vater, Sohn oder Bruder sind auf dem Schlachtfeld geblieben. Aber nicht nur Soldaten sind umgekommen. Manche Eltern wurden zuhause bei einem Bombenangriff verschüttet, oder eine Mutter oder ein Kind kamen auf der Flucht ums Leben. Da fehlt nun jemand, der viel zu früh und meist unter schlimmen Umständen aus dem Leben gerissen wurde. Er fehlt der Liebe, er fehlt für die Geborgenheit und Erziehung von Kindern. Er fehlt für die wirtschaftliche Versorgung. Er fehlt für den Zusammenhalt und das Zusammengehörigkeitsgefühl. Meist konnte man nicht Abschied nehmen. Schreckliche Bilder von real erlebten oder vorgestellten Ereignissen haften im Kopf. Wie konnte oder sollte man trauern? Die Lebenden und Überlebenden mussten unter oft sehr schweren Umständen weitermachen. Man wollte oder konnte nicht vergessen oder musste doch insoweit vergessen und verdrängen, als das Überleben und Weiterleben es erforderten.

Für manche ist der Verlust von Angehörigen zugleich mit einem Wissen um deren tatsächliche oder vermeintliche Schuld belastet. So vieles konnte nicht mehr ausgesprochen und ausgeräumt werden und lastet bei den Lebenden wie etwas, was erst die Zeit heilen und lösen muss. Zugleich kommt je nach den Lebenssituationen immer wieder das Unabgeschlossene an Trauer, Schmerz, Schuldgefühl, Angst, Sorge und Aussprache zur Geltung, meist mit dem Gefühl, das jetzt mit sich alleine ausmachen zu müssen. Häufig konnte man nicht erzählen, musste man verdrängen. Das Leben musste meist unter schweren Bedingungen weitergehen, die Bilder vom Erlebten mussten abgewehrt werden – durch den Blick nach vorne in eine neue Zukunft und durch Arbeit oder auch durch Alkohol. Die Kinder sollten möglichst keine Altlasten tragen und es besser haben. Doch das Verdrängte und Verschwiegene ist beredt, es teilt sich über Emotionen, Verhärtungen, Andeutungen und Floskeln mit (»Ihr wisst ja nicht, was wir durchgemacht haben«).

Wie können Kinder, je nach Alter, in dem sie vom Tod ihres Vaters oder anderen nahen Verwandten im Krieg erfahren, mit dem Ereignis und Verlust umgehen? Was lesen sie am Gesicht und an den Gefühlen und Verhaltensweisen ihrer Mutter ab? Wie geht diese mit dem Verlust des Mannes um? Wie prägen ihre nicht gelebte oder nicht aufhören wollende Trauer, der alltägliche Kampf ums Überleben und die Sehnsucht nach einem Mann an der Seite die Kinder? Vielleicht kommt ein neuer Vater, manchmal ein Kriegsversehrter. Wie geht er mit den Kindern um, wie die Kinder mit ihm?

Kriege sind eine Zeit, in der kaum eine Familie von den tiefen Prozessen um Leben und Tod verschont wurde, von verloren gegangener oder ersehnter oder ertrotzter oder verborgener Liebe, von Schuld und Scham, von Schrecken, Schmerz und Gewalt, von der erlebten Ohnmacht angesichts von Unrecht und den »größeren Kräften«. Sie sind eine Zeit, in der und nach der es sehr schwer ist, über Verlust und schreckliche Ereignisse zu sprechen, vor allem so zu sprechen, dass Kinder und Enkel möglichst nicht in all das Ungelöste an Gefühlen hineingezogen werden und den eigenen Schmerz und die eigene Trauer auf gemäße Weise erleben und loslassen können.

Wenn Familienaufstellungen Beziehungskonflikte und seelische Probleme über Stellvertreter nach außen bringen und nach dem Sinn der seelischen Bewegungen der Stellvertreter und nach dem Sitz im Leben des Klienten und seiner Familie Ausschau halten, dann sind auch heute noch Fragen bedeutsam wie: »Ist jemand aus der Familie im Krieg geblieben? Was ist im Krieg passiert?« Vielleicht verweist auch eine Aufstellung über die Gefühle und Verhaltensweisen der Stellvertreter auf Tod und Gewalt. Der Krieg ist voll davon und Nachfragen, was denn da passiert sei, sind naheliegend.

Der Vater wurde vielleicht als schwach erlebt und man ist ihm dafür böse oder verachtet ihn, sieht aber nicht, wie dem Vater dessen Vater als Kraftquelle oder als Ausgleich zur Dominanz der Mutter oder einfach als wohlwollender oder auch fordernder Begleiter zum Erwachsenwerden gefehlt hat. Die Mutter musste vielleicht bei ihrer Mutter den Mann ersetzen, weil sie es auf dem letzten Heimaturlaub dem Vater versprochen hatte, auf die Mutter und vielleicht auch die Geschwister aufzupassen. Später wird ihr alles zu viel oder sie zieht immer noch alle Verantwortung auf sich oder entwickelt das Lebensmuster: »Selbst ist der Mann.« Manche Oma erzählt dem Enkel viel von ihrem gefallenen Mann oder Sohn und sieht im Enkel einen Ersatz. Sehr häufig ist es aber das Verschweigen und eine Sprachlosigkeit gegenüber den Ereignissen im Krieg, welche die nachfolgende Generation von ihren Eltern trennt und über die Beziehungen ein Unverständnis legt.

Die Überlebenden bleiben mit den toten Kameraden verbunden

Ein Mann kam in eine Aufstellungsgruppe, weil seine Frau ihn gedrängt hatte, etwas gegen seine Depressionen zu tun. Er war schon in Rente und wirkte ohne Saft und Kraft. Auf die Frage, welche Beziehung er zu seinem schon vor vielen Jahren an einem Schlaganfall verstorbenen Vater hatte, sagte er: »Gar keine!« Ich fragte: »Gibt es noch ein Grab von ihm?« Er sagte: »Nein, er liegt in einem Massengrab.« Ich fragte: »Massengrab?« »Nein«, meinte er, »ich habe mich versprochen. Er wollte in einem anonymen Urnengrab bestattet werden.« Ich fragte weiter: »War dein Vater im Krieg?« Darauf erzählte er, dass sein Vater verletzt mit der letzten Maschine aus Stalingrad ausgeflogen worden sei, und ich sagte zu ihm: »Jetzt weißt du, was das Massengrab ist.« In der Aufstellung seiner Herkunftsfamilie legten wir dann zwei Stellvertreter für die Kameraden auf den Boden, die in Stalingrad umgekommen waren. Der Stellvertreter seines Vaters ging sofort zu den Toten und legte sich neben sie.

Die im Fallbeispiel aufgezeigte Dynamik kommt bei Überlebenden des Krieges, die oft nur durch Zufall nicht mit den Kameraden umkamen, häufig vor. Die Überlebenden fühlen sich mit den toten Kameraden so verbunden, dass sie innerlich die Nähe zu den Toten nie aufgeben, sich wie schuldig am Überleben fühlen und das Leben nicht mehr wirklich »nehmen können«. Die Kinder (wie auch die Frauen) fühlen die innere Abwesenheit des Vaters, können sie aber nicht verstehen. Sie werden dem Vater dafür böse oder er wird für sie gleichgültig. Sie verlieren ihn als Kraft für ihr eigenes Leben. Weil sie deshalb den Vater nicht akzeptieren und von ihm nicht »nehmen können«, werden sie dann manchmal im Verlauf ihres Lebens depressiv. Es kann schwer für sie und auch noch für ihre eigenen Kinder sein, mit ihren Partnern kraftvoll im Leben zu stehen, so als wäre die Quelle für ihr Leben ausgetrocknet oder verschüttet.

Der Aufstellungsprozess wird sich bei derartigen Dynamiken darauf ausrichten, über die Einsicht in die Lebensdynamik des Vaters zu einem verbindenden und versöhnlichen Dialog mit ihm zu kommen. Ein verändertes Aufstellungsbild erlaubt, den Vater wieder als Kraft zu nehmen, gerade auch im Blick auf den Preis, den die gefallenen Kameraden bezahlt haben. Die innere Abwesenheit des Vaters kann dann wieder durch die Tatsache gemildert werden, dass er ja überlebt, die Familie versorgt und auch auf die ihm mögliche Weise seine Frau und seine Kinder geliebt hat.

Der Sog in den Tod

Im folgenden Fallbeispiel führt die Deutung des auf den Boden gerichteten Blicks eines Stellvertreters zu einem veränderten Aufstellungsbild. Mit diesem geht eine veränderte Einsicht in die von einem Kriegstoten ausgelöste Familiendynamik einher:

Eine Frau kam wegen Problemen mit ihrem Mann in eine Gruppe. Nach wenigen Fragen wurde klar, dass sie auf ihren Mann wie auf ihren verstorbenen Vater schaute. Letzterer hatte nach ihren Worten nur für seinen Beruf und seine Leidenschaft, das extreme Klettern, gelebt. Er habe sich nie für sie und ihre Geschwister interessiert und die Mutter habe mit den Kindern ein eigenes Leben ohne den Vater geführt.

Sie stellte sich und ihren Bruder der Mutter gegenüber und den Vater weit abseits und nach außen schauend. Die Stellvertreter blieben regungs- und gefühllos. Da holte ich den Stellvertreter des Vaters und stellte ihn neben seine Frau. Er rückte einen Schritt zur Seite und schaute auf den Boden. Ich fragte nach Verstorbenen in der Familie, weil man das auf den Bodenschauen eines Stellvertreters häufig als Blick zu einem Toten deuten kann. Da gab es eine als Kind verstorbene Schwester des Vaters. Wir legten sie vor den Vater auf den Boden, aber das veränderte nichts. Es gab eine Verlobte des Vaters, die, verlassen vom Vater, später an Kummer gestorben sei. Wir legten diese Frau vor den Vater auf den Boden. Aber er veränderte sich nicht.

Irgendwie erreichte nichts den Vater, sodass ich ihn wieder nach außen drehte und an den anfänglichen Platz stellte. Ich sagte in etwa: »Ich weiß nicht, was da bei deinem Vater ist. Vielleicht musst du ihn so ziehen lassen.« Da sagte der Stellvertreter des Bruders plötzlich: »Jetzt könnte ich ihm in den Rücken schießen.« Da hob der Stellvertreter des Vaters seinen Kopf, und die Klientin sagte: »Mein Vater hat einmal erzählt, er sei als Soldat in Russland allein, versprengt von seiner Einheit, im Wald auf einen russischen Soldaten gestoßen, der ihn noch nicht bemerkt und ihm den Rücken zugedreht habe. Der Vater habe sofort geschossen. Als er aber zu dem erschossenen russischen Soldaten hingegangen sei und ihn umgedreht habe, habe er gesehen, dass es ein alter Bauer gewesen sei, mit Blumen in den Händen, der sich die Jacke eines gefallenen russischen Soldaten umgelegt habe.«

Wir legten einen Stellvertreter dieses Bauern vor den Vater, worauf dieser herzzerreißend zu weinen anfing und sich neben den Bauern legte. Die Frau bekam Tränen in die Augen und blickte nun ganz weich und liebevoll. Das war also vermutlich der Hintergrund für das Verhalten des Vaters mit den Folgen in der Familie.

Die Schrecken des Krieges

Was geschieht mit den Bildern (und den Geräuschen) von den Schrecken des Krieges? Dass Kriegserlebnisse bei vielen unmittelbar betroffenen Menschen zu sogenannten posttraumatischen Belastungsstörungen führen, ist allgemeines Wissen geworden. Was die Sinne aufgenommen haben, verschwindet nicht einfach mit dem Ende von Kriegshandlungen aus dem Gehirn und den Körperzellen. Von vielen Kriegsheimkehrern nach dem Zweiten Weltkrieg wird ein nächtliches Aufschreien berichtet. Der tägliche Kampf um das Vergessen der Erlebnisse schien nur zu gelingen, wenn man sich in Aktivitäten stürzte oder sich durch Alkohol betäubte. Sich auszusprechen erschien unmöglich und Berührungen ließen manche zusammenzucken. Die notwendig zu verdrängenden, die Sinne überfordernden Erlebnisse kamen in verschobenen Aggressionen hoch, in Ängsten, Ticks, Zwangshandlungen und Wahnvorstellungen.

Weniger offensichtlich sind die Wirkungen schrecklicher Kriegserlebnisse bei den Nachkommen der unmittelbar Betroffenen, mit deren Problemen wir es in Therapie und Beratung und auch in Aufstellungen heute zu tun haben. Wie auch immer der Prozess von Übertragung oder Übernahme der schrecklichen Bilder in den folgenden Generationen vor sich geht, ob durch Erzählungen bedingt oder durch ein Ablesen über die Spiegelneuronen, ob durch kindliches Mitgefühl oder völlig blind durch Verknüpfungen, die wir zumindest bisher nicht verstehen – die schrecklichen Bilder scheinen sich weiter zu tragen und losgelöst von ihrem Ursprung die Seele und die Beziehungen der Kinder und Kindeskinder zu belasten. Es folgen zwei Fallbeispiele, die den Zusammenhang verdeutlichen.

Kürzlich war ein Mann in einer Aufstellungsgruppe, ein Psychotherapeut, dem es beruflich und privat sehr gut ging. Aber seine Freunde und Bekannten sagten oft zu ihm: »Sag mal, es geht dir doch so gut im Leben, warum freust du dich nie?« Er sagte, das sei wirklich so. Er sei sehr zufrieden mit seinem Leben, aber er könne nicht lachen und sich nicht freuen. Auf die Frage, was bei Eltern und Großeltern im Krieg geschehen sei, kam sehr schnell die Antwort, die sein Verhalten verständlich machte: Als die deutsche Bevölkerung am Ende des Krieges aus ihrer Heimat in Tschechien vertrieben wurde, geschahen viele Gräueltaten, häufig als Reflex des Leidens, dem die tschechische Bevölkerung durch die deutschen Besatzer ausgeliefert war. Die Mutter des Kollegen war ein dreijähriges Kind, als sie an der Hand ihrer Mutter gezwungen war mit zuzusehen, wie ihr Vater erschossen wurde. Daraufhin wollte der tschechische Todesschütze die Großmutter vergewaltigen. Ein Vorgesetzter kam aber dazu und erschoss ihn. Wie kann ein Kind solche Bilder und Erlebnisse bewältigen? Der Kollege jedenfalls hat seine Mutter bis zu ihrem Tod nie lachen gesehen.

Wie kann der Sohn sich da seines Lebens freuen? Freude und Lachen wären wie ein Verrat an seiner Mutter, seiner Großmutter und seinem Großvater. Das Schlussbild in seiner Aufstellung, in dem im Tod Großmutter, Großvater und die Mutter vereint und glücklich waren und die Stellvertreterin der Mutter ihn selbst nochmals voll Freude in den Arm nahm, befreite ihn sehr und zauberte ein Lächeln auf seine Lippen.

Ich erinnere mich außerdem an einen anderen Mann, der vor vielen Jahren in einer Gruppe war. Es ging um Eheprobleme. Schnell wurde deutlich, wie sehr der Mann von seiner Mutter abgeschnitten und wie sehr er ihr, obwohl sie nicht mehr lebte, immer noch böse war. Was war geschehen?

Am Ende des Krieges wurde bei einem Bombenangriff das Haus der Großeltern des Klienten, der wegen Eheproblemen in der Gruppe war, in Brand geschossen. Alle waren sie im Haus, der Großvater, die Großmutter, die Mutter als neunjähriges Mädchen und ihr kleiner, dreijähriger Bruder. Die Nachbarn konnten nur das Mädchen, seine Mutter, retten und diese stand mit den Nachbarn vor dem brennenden Haus und musste mitansehen, wie ihre Eltern und ihr kleiner Bruder darin verbrannten. Schrecklich. Die Mutter wusste sich nur zu helfen, indem sie jeden Tag zum Grab ging. Der Mann musste als kleiner Junge, bevor er in die Schule kam, immer mit ans Grab und jeden Tag erzählte sie ihre schrecklichen Eindrücke von damals. Da wurde der Junge der Mutter böse. Das hält die Seele eines Kindes nicht aus.

Ich bat den Mann, die Augen zu schließen und seine Großeltern und den kleinen Onkel im Himmel anzuschauen. Den Himmel kann man gut als seelisches Bild für den »Ort« verwenden, an dem die Toten in Frieden sind. Es dauerte eine Weile, bis er nach oben schauen und sich seine Großeltern und den kleinen Onkel vorstellen konnte. Nach einer kleinen Weile sagte er: »Die schauen ja ganz freundlich!« Ich bat ihn: »Nun schaue mal auf dieses Bild, wie deine Mutter mit ihrem Tod zu ihrer Familie kommt.« Wieder brauchte er Zeit, um sich das vorzustellen. Dann huschte ein Lächeln über sein Gesicht und er sagte: »Jetzt sehe ich meine Mutter zum ersten Mal in meinem Leben lachen.« Dieses Bild reichte für seinen jetzigen Frieden mit seiner Mutter.

Der Krieg und die Schuld

Jeder Krieg ist angefüllt mit schrecklichen Taten, absichtlich begangenen Verbrechen, aber auch schicksalhafter Schuld, in der persönliches Handeln mit dem Unheil für andere tragisch verknüpft wird, mit oder ohne schlechtes Gewissen. Was geschieht nach dem Krieg bei den Nachkommen von Opfern und Tätern?

Deutschland ist durch die Verfolgung von Juden, Kommunisten, Abweichlern, »Minderrassigen« während der NS-Diktatur und seinem damaligen Umgang mit Gefangenen und Zwangsarbeitern besonders betroffen. Was politisch und gesellschaftlich im Verlauf der jüngeren Nachkriegszeit erinnernd und befriedend aufgearbeitet werden konnte, blieb familiär meist hinter Unwissen, Verschweigen, Abwehren, Abwiegeln und im Bemühen, die Vergangenheit ruhen zu lassen, verborgen und wirkte dennoch oder gerade deswegen in persönlichen und familiären Schicksalen weiter. Zwei Fallbeispiele sollen veranschaulichen, wie verborgene, ruhen gelassene Erlebnisse fortleben.

Ein Mann war vor längerer Zeit in eine Gruppe gekommen, um herauszufinden, warum er sich nur mit Mühe am Leben halten und sein Existenzminimum sichern konnte. Ein Freund hatte ihm den Kurs bezahlt. Er lebte als Künstler im südlichen Piemont, in einer kleinen Hütte im Wald, weit weg vom nächsten Dorf. Er saß in der Runde, ungepflegt, mit wirrem Haar und Stoppelbart. Sein Blick war gehetzt. In seiner Aufstellung bat ich ihn, sich und den Grund für seine Lebenssituation aufzustellen.

Dieser »Grund« – er hatte einen Mann dafür genommen – stand regungs- und gefühllos im Raum, ohne Blick für den Künstler. Ich ließ die Eltern dazu holen. Da schaute der »Grund« auf den Vater, erschrak sichtlich und lief im Raum mit den Worten umher: »Ich muss mich verstecken!« Der Mann wirkte sehr betroffen, hatte aber keinerlei Informationen. Am Abend fragte er seinen Vater, was er als Soldat am Ende des Krieges in Italien erlebt habe. So erfuhr er, dass in der Gegend, in der er als Künstler einsam in einer Hütte lebte, der Vater gezwungen worden war, Desserteure mit dem Auftrag zu verfolgen, sie sofort zu erschießen. Der Sohn fragte nach: »Und hast du einen erschossen?« Der Vater antwortete: »Das kann ich dir nicht sagen.« Als der Mann das in der Gruppe erzählte, weinte er bitterlich. Ich weiß nicht, was aus ihm geworden ist.

Das zweite Fallbeispiel bezieht sich auf ein Ehepaar, das eine Aufstellungsgruppe besuchte. Sie war mit dem Mann in zweiter Ehe verheiratet und hatte aus der früheren Ehe und einer weiteren Beziehung vier Kinder. Für ihn war die Beziehung zu seiner Frau die erste Ehe, doch hatte er bereits viele wechselnde Beziehungen hinter sich. Er hatte keine Kinder und wollte auch nie ein Kind. Sie hatten große Schwierigkeiten in der Beziehung: »Wir haben keine richtige Beziehung, obwohl wir uns sehr verbunden fühlen«. Ich gehe hier nur auf die Arbeit mit dem Mann ein:

Als der Klient sich neben mich setzte und ich ihn mit seinem Stoppelbart, dem schmalen, blassen Gesicht und den ganz kurz geschnittenen Haaren anschaute, sagte ich zu ihm: »Mir scheint, du bist mehr im Tod als im Leben.« Er protestierte sofort. Ich fragte ihn nach den Schicksalen in seiner Familie. Er antwortete: »Da gibt es kein Schicksal.« Ich sagte zu ihm: »Da wärst du der Erste, in dessen Familie es kein Schicksal gibt.«

Ich fragte ihn nach einem Lieblingsmärchen als Kind. (Solche Geschichten geben oft einen Hinweis auf das, was an Schicksal in der Familie passiert ist.) Da erzählte er eine Fabel von einem Hahn, der trotz mehrmaliger Warnungen vor dem Fuchs den Stall verlässt und vom Fuchs gefressen wird. Ich fragte den Mann: »Wer in der Familie hat nicht auf Warnungen gehört und ist dadurch zu Tode gekommen?« Da erzählte er von seinem mütterlichen Großvater, der im Dorf als Gegner der Nazis bekannt war. Trotz der Warnungen anderer Dorfbewohner und den Bitten der Großmutter stänkerte er unaufhörlich im Dorf gegen die Nazis weiter, bis ihn Parteimitglieder für verrückt erklären ließen und in die Psychiatrie steckten. Dort kam er dann um. Das war also der Sitz im Leben von dieser Fabel und dorthin gehörte das Gefühl des Mannes, mit seiner Frau verbunden zu sein, aber keine Beziehung mehr zu haben. Die Verbundenheit mit diesem Großvater zeigte sich auch darin, dass er vor einigen Jahren recherchiert und öffentlich gemacht hatte, wer die Parteimitglieder im Dorf der Großeltern gewesen waren, die den Großvater in die Psychiatrie gebracht hatten. Ich fragte ihn: »Und das nennst du kein Schicksal?« Er antwortete: »Das nenne ich Schuld, kein Schicksal.«

Sehr bewegt war er dann, als er in der Aufstellung die Unberührbarkeit seines Großvaters und die ohnmächtige Verzweiflung und die Tränen der Großmutter erlebte. Zu sehen, wie es seinen Stellvertreter in den Tod zu seinem Opa zog, stimmte ihn sehr nachdenklich.

Die Liebe im Krieg

Wir neigen dazu, Kriege vor allem mit Tod und Vernichtung, dem Schrecken und dem Grauen, Schuld und Vergeltung, Gefangenschaft und dem Verlust von Heimat und Besitz in Verbindung zu bringen. Der Krieg ist aber auch eine Hochzeit von Liebe und Sexualität. Bei all den schrecklichen Erfahrungen und der ständigen Nähe des Todes wirkt jeder liebevolle Blick wie ein Strohhalm fürs Leben und die Sexualität wie das einzige Lebenselixier, das noch bleibt.

Wenn in Aufstellungen ein Großvater von Bedeutung wird, der im Krieg als Soldat oder auch in anderen Funktionen weg von zuhause und anschließend vielleicht in Gefangenschaft war, kann man den Klienten bitten, jemand für den Krieg oder etwas für den Großvater Bedeutsames im Krieg dazu zu stellen. Es kann dann deutlich werden, was den Großvater im Krieg besonders belastet hat und in ihm nie zur Ruhe gekommen ist, vielleicht ein Sog zu toten Kameraden, eine Schuld oder ein Grauen. Erstaunlich häufig wird dann auch eine Frau gestellt, zu der es den Großvater zieht oder sie zu ihm. Dann kann man etwas von der Liebe im Krieg spüren und überprüfen, ob ein Nachkomme im Blick auf den Großvater und diese Frau etwas Unterbrochenes oder eine nie versiegte Sehnsucht in seinen Lebensmustern wieder aufgreift und verschoben auf die eigenen Beziehungsgeschichten aktualisiert.

Ich erinnere mich an eine Frau, die Anfang der 1990er Jahre in einer meiner Gruppen war:

Die Klientin wurde immer von den Männern wie aus heiterem Himmel verlassen und litt an undefinierbaren Existenzängsten. In der Aufstellung ging ihre Stellvertreterin zu Boden. Ich bat sie, wieder aufzustehen, und holte auf Verdacht eine andere Frau. Die ging auf den Vater zu, umarmte ihn, dann ging sie weg und legte sich auf den Boden. Die Stellvertreterin der Klientin sagte daraufhin: »Wenn die liegt, kann ich stehen«, und stellte sich zu ihrer Mutter.

Am Abend fragte die Klientin ihren Vater, ob er vor der Mutter schon einmal eine Frau gehabt habe. Er habe gelacht und gesagt, er habe im Krieg ein Jahr lang eine Freundin gehabt, als er in der Ukraine stationiert gewesen sei. Auf die Frage seiner Tochter, was mit der passiert sei, als er durch die Kriegsereignisse von dort habe wegmüssen, sei dem Vater das Lächeln gefroren und er habe gesagt: »Sie wurde dann vermutlich erschossen, weil sie sich mit einem Deutschen eingelassen hatte.«

Von besonderer Bedeutung sind natürlich die Kinder, die aus der Liebe im Krieg, aber auch aus Vergewaltigungen entstanden sind. Manchmal wusste der Soldat nicht, dass er eine Frau geschwängert hatte. Häufig wussten die entstandenen Kinder nicht, wer der Vater ist, oder sie wurden untergeschoben oder litten sehr darunter, dass ihre Mutter und sie selbst geächtet wurden. Es gehört zu den erstaunlichen Erfahrungen in der Aufstellungsarbeit, dass das Fehlen solcher Kinder in den Familien zuhause noch über zwei und drei Generationen wahrgenommen und gefühlt wird.

In Norwegen zum Beispiel gab es besonders viele Kinder von deutschen Soldaten. Während der Besatzungszeit wurden die Soldaten meist privat einquartiert und offiziell dazu angehalten, Norwegerinnen zu schwängern, um die germanische Rasse zu stärken. Nach dem Krieg wurden diese Kinder von der norwegischen Politik ausgesondert und in Heime gesteckt oder anonym nach Deutschland geschickt. Viele Mütter dieser Kinder wurden in psychiatrische Anstalten gebracht, denn sie müssten ja verrückt gewesen sein, sich mit deutschen Soldaten einzulassen.

Es liegt noch nicht so lange zurück, dass eine norwegische Journalistin diese Vorgänge in die Öffentlichkeit gebracht hat und es daraufhin zu einer offiziellen Entschuldigung des norwegischen Parlaments bei diesen Frauen kam. Die deutschen Familien wussten meist nichts von der Existenz der norwegischen Kinder der Väter und Großväter und schon gar nichts von deren Schicksal und dem der Mütter. Zeigt sich in Aufstellungen, dass ein Kind oder auch eine Frau fehlen, macht die Frage Sinn: »Wo war der Vater oder der Großvater im Krieg?«

In all den europäischen Ländern, welche das deutsche Militär eingenommen hatte und mehr oder weniger brutal und mit Hilfe von einheimischen Kollaborateuren verwaltete, gab es ausreichend Kontakt mit dortigen Frauen, der sowohl zu Liebesbeziehungen als auch zu erzwungenen Sexualkontakten führte und relativ häufig mit einer Kindesfolge verbunden war. Auch Verbote von deutscher Seite, sexuelle Beziehungen vor allem mit »minderrassischen Frauen« zu unterhalten, änderten wenig daran. Gerade dann, wenn es um Leben und Tod geht, ist Sexualität oft ein Strohhalm, an den man sich klammert, um sich noch lebendig zu fühlen.

In den deutschen Familien wirkt sich nicht nur das Fehlen von Geschwistern, Onkeln und Tanten aus. Das mit den unerwünschten Kindern verbundene und oft schreckliche Schicksal der Frauen, das sie vor allem nach dem Rückzug der deutschen Militärmaschinerie von den eigenen Landsleuten oder den neuen, fremden Regimen erlitten hatten, findet sich als schwere, zu verdrängende Last im unbewussten Gruppengewissen der Nachkommen wieder.

Nach dem Ende des Krieges

Die Not und die Schrecken des Krieges hörten mit dem Krieg nicht auf. Für viele Familien waren die Jahre unmittelbar nach dem Krieg durch Hunger und materielle Not, durch zerstörte Wohnungen, durch Gefangenschaft, Flucht, Verlust der Heimat und des Besitzes und den Ungewissheiten über den Verbleib der vermissten Männer, Väter, Söhne und anderer versprengter Angehöriger geprägt. Die Notwendigkeit, mit seelischen und körperlichen Verletzungen fertig zu werden, mit Scham, Schuldgefühlen, Enttäuschungen und einer unsicheren persönlichen und gesellschaftlichen Zukunft, legte sich auf die Seelen. Die Prozesse der Entnazifizierung und Konflikte mit den Besatzungsmächten verwundeten manche Familien aufs Neue. Was haben die Kinder in diesen Jahren an sich selbst und an ihren Eltern erlebt und wie hat sich das auf ihre Seele und ihr späteres Verhalten gegenüber ihren Kindern ausgewirkt?

Wie sehr der Krieg die Beziehungen zwischen Mann und Frau sowie zwischen Eltern und Kindern belastet oder gar zerstört hat, zeigt sich bis in heutige Beziehungskonflikte hinein. Was heute in Ehe- und Familienberatungen an Konflikten auftaucht, ist häufig erst einfühlbar, wenn man in ihnen die Wirkungen der Kriegserlebnisse auf das Beziehungsgeschehen der Nachkriegsjahre aufspüren kann. Wie können Männer und Frauen, Eltern und Kinder nach dem Krieg wieder zusammenfinden und miteinander zuträglich und heilsam umgehen? Die heimkehrenden Männer erwarteten von ihren Frauen, liebevoll und zärtlich empfangen zu werden. Sie sehnten sich danach, sich erholen und sich fallenlassen zu können. Sie wollten vergessen können. Doch auch die Frauen hatten weithin Schlimmes erlebt, mussten selbst ihren Mann stehen, wollten für ihre Arbeit und ihre Schmerzen anerkannt werden. Die heimkehrenden Männer freuten sich auf ihre Kinder. Aber für die waren die Väter fremd geworden. Sie hatten diese manchmal noch nie bewusst wahrgenommen. Da stand einer vor der Tür, ausgemergelt, vielleicht auf Krücken, offensichtlich todmüde und behauptete, der Vater zu sein. Er erschien ihnen als Schreckgespenst, als bedrohlicher Eindringling, als einer, zu dem man keine Bindung mehr empfand oder nie hatte aufbauen können. Der Film »Das Wunder von Bern« zeigt eindrücklich das Drama der Heimkehrer und ihrer Familien und die Mühsal der Wiederannäherung.

Das Märchen »Von einem, der auszog, das Fürchten zu lernen« bezieht sich, systemisch gesehen, auf die Situation der Männer, die Schlimmstes im Krieg erlebt haben. Das alles hat sie nicht ins Gruseln gebracht. Aber zuhause, im Bett, lernen sie das Gruseln, wenn ihnen die Frau kaltes Wasser mit den Fischlein über den Unterleib schüttet. Die so sehr ersehnte Zärtlichkeit will sich nicht einstellen. Die Rauheit des Krieges lässt sich sowohl von den Männern als auch von den Frauen nicht so leicht abschütteln. Sexualität bleibt im Bereich der Notwendigkeit stecken. Die Verdrängung von Schmerz, Schrecken und Schuld lässt fühlende Liebe kaum zu. Was würde ansonsten alles herausbrechen und beide überwältigen? Grund zu Misstrauen gibt es zudem genug. Ist das im Krieg geborene Kind auch mein Kind? War mein Mann an Kriegsverbrechen und Vergewaltigung beteiligt? Hatte er bzw. sie während des Krieges andere Beziehungen? Mancher tot geglaubte Heimkehrer kommt nach Hause und da ist ein anderer Mann in der Wohnung. Wie damit umgehen?

»Und was hat das mit mir zu tun?«

Die Erfahrung mit Familienaufstellungen und auch in vielen anderen Therapien zeigen, dass wir über alle bewusste Kommunikation hinaus mit den Ahnen und ihren Schicksalen in der Seele verbunden bleiben, so als gäbe es eine weitere sinnliche Komponente, einen die Zeit übergreifenden »Gemeinsinn«, über den wir mit unseren Nöten, Gefühlen und Verhaltensweisen Vergangenes gegenwärtig halten, ohne dass wir das wissen und wollen. In der Aufstellungsarbeit benennen wir das traditionell mit dem Begriff »unbewusstes Gruppengewissen« oder auch mit einem viel konkreter als bei Jung verstandenem, an Ereignissen orientierten kollektiven Unbewussten. Es ist, als würde eine tiefe innere, unbewusste Verbundenheit und Loyalität uns dazu bringen, Anteil am Schicksal und an der Verantwortung der Altvorderen zu behalten: sei es über eine Nachfolge, Stellvertretung und einen Ausgleich im Schicksal, sei es über den Drang, etwas Verborgenes ans Licht zu bringen, etwas für die Früheren gut oder besser zu machen oder auch nicht Gelebtes und Unvollendetes zu vollenden, was immer es kostet.

Der Zweite Weltkrieg und der Nationalsozialismus (Kriege und gesellschaftliches Unrecht gibt es natürlich in allen Regionen der Welt) haben mit den heute Lebenden immer noch zu tun: Das nicht Gesehene, das nicht Aufgelöste und das nicht Ausgesprochene, das in vielfältiger Weise über Generationen hinweg in Lebensläufen und Problemen gegenwärtig bleibt, will gesehen werden. Es sucht Bewusstheit und Würdigung und möchte als Erinnertes, im Inneren Wirkendes offensichtlich und damit verstehbar, annehmbar und einem heilsamen Vergessen zugänglich werden: damit wirklich vergangen sein kann, was vorbei ist. Hierzu eine hilfreiche Möglichkeit anzubieten, betrachte ich als eine vorzügliche Aufgabe des Familienstellens.

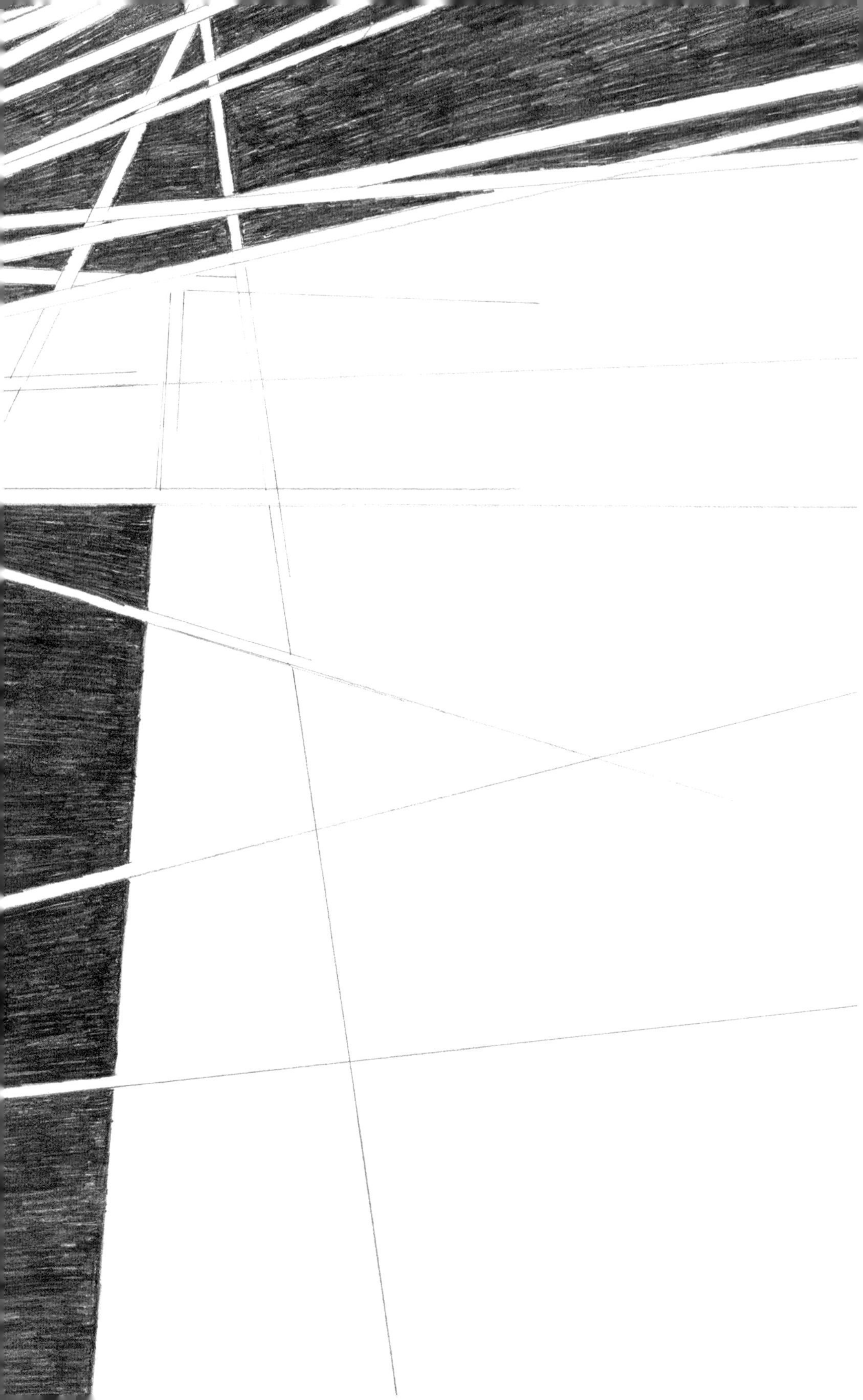

Birgit Hickey

Körperliche und psychische Symptome als Ausdruck unbewältigter Kriegsthemen

In meiner seit 1992 bestehenden allgemeinmedizinischen Praxis und während meiner zusätzlichen Erfahrung mit der systemisch-familienbiografischen Arbeit seit Ende der 1990er Jahre habe ich immer wieder gesehen, dass viele körperliche und seelische Beschwerden auch im Zusammenhang mit unbewältigten Kriegsthemen von Vorfahren stehen. Ich möchte sogar dafür plädieren – insbesondere wenn sich ein Patient wegen seiner medizinisch nicht erklärbaren Symptome schon diversen Ärzten und Therapeuten vorgestellt hat und sich mittlerweile vielleicht sogar als »Simulant« fühlt – den Blick auch auf kriegsbedingte Einschnitte im Familiensystem zu richten. Offensichtlich ist es so, dass »ungelebtes Leben« bzw. »unbetrauerter Verlust« – besonders auch im Kontext und in der Folge von Krieg – im System auch über Generationen weiterwirken und in der Symptomatik von Nachfahren zum Ausdruck kommen kann. Ungelebtes Leben kann etwa verursacht werden durch:

- *einen frühen Tod:* der z. B. gefallene oder vermisste Personen, bei Bombenangriffen (früh) umgekommene Familienmitglieder, auf der Flucht gestorbene Kinder/Erwachsene betrifft;
- *den Verlust von Eltern/Geschwistern/Kindern:* dabei kann es sich z. B. um im Krieg Gefallene, Verschollene oder auf der Flucht auf der Strecke Gebliebene handeln;
- *eine Trennung:* z. B. durch den Verlust des Verlobten/Ehemannes im Krieg, durch eine »Kinderlandverschickung« (die Eltern und Kinder voneinander getrennt hat), eine Gefangenschaft oder eine räumliche Aufteilung der Familie (z. B. aufgrund einer Unterbringung bei Verwandten);
- *einen Heimatverlust:* z. B. aufgrund von Vertreibung/Flucht;
- *eine Krankheit/eine Funktionseinschränkung:* z. B. bedingt durch Gefangenschaft/Kriegsverletzungen oder als Folge von schlechten Lebensbedingungen während des Krieges;

- *versäumte Gelegenheiten:* z. B. aufgrund eines Verzichts auf Schule/Ausbildung/Berufschancen oder auf eine Paarbeziehung/Familie, bedingt durch den frühen Tod eines Geschwisters/Elternteils/Partners und die Ausübung einer nichtgeplanten/-gewünschten Tätigkeit wie die Übernahme eines Hofes, die Versorgung der jüngeren Geschwister etc.;
- *tabuisierte Themen, Familiengeheimnisse:* wie z. B. ein Vorfahre, der desertierte/jemanden erschossen hat, ggf. um selbst zu überleben, eine Geliebte im Krieg und ggf. ein Kind mit ihr hatte oder ins Gefängnis musste;
- *Traumata* unterschiedlicher Genese (über die schon aufgezählten Beispiele, die alle traumatisch wirken können, hinaus): z. B. aufgrund von Zeugenschaft/Erfahrungen von Gewalt wie Plünderungen/(Beinahe-)Erschießungen/Vergewaltigungen, Lager-/KZ-Aufenthalte etc.

Wie sich unbearbeitete, leidvolle Themen von Vorfahren in symptomauslösender und sogar krankmachender Weise auf Nachfahren auswirken können, sah ich neulich wieder in eindrucksvoller Weise im direkten Vergleich von Mutter und Tochter in meiner Praxis:

Eine 56-jährige Patientin stellte sich mit diversen psychosomatischen Beschwerden und Diagnosen vor. Zu den Beschwerden, von denen sie sprach, zählten das Fibromyalgiesyndrom (chronische und oft therapieresistente Schmerzen in verschiedenen Körperregionen, allgemeine Schwäche, Konzentrationsstörungen, Müdigkeit, Depressivität etc.), das Restless-Legs-Syndrom, Multiple Sklerose und der Sachverhalt, dass ihr nach einem Tumor in der Gebärmutter die Gebärmutter und Eierstöcke operativ entfernt worden waren. Des Weiteren litt sie unter Dingen, die sie nicht erklären könne, wie unter einer starken Traurigkeit und extremer Schreckhaftigkeit bei plötzlichen lauten Geräuschen, z. B. einem Knall. Seit Jahren sei sie frühberentet und dennoch kaum in der Lage, ihren Alltag zu bewältigen und täglich auch noch für die verwitwete Mutter zu sorgen. Trotz jahrelanger Psychotherapien und Aufenthalte in psychiatrischen Kliniken habe sich ihre Situation kaum verbessert.

Sie kam mit der Hoffnung zu mir, mit dem systemischen Ansatz doch noch Erklärungen und Lösungen zu finden. Auf meine Frage, ob sie selbst einen Zusammenhang zwischen ihren Symptomen und dem Familiensystem sehe, antwortete sie, dass sie einen »tiefen Familienschmerz« spüre. Ich empfahl ihr, wenn möglich, ihre Mutter zur Genogrammarbeit mitzubringen. Entsprechend der Beschreibungen der Patientin erwartete ich eine gebrechliche, etwas verwirrte, leicht demente Frau, die der täglichen Fürsorge der Patientin bedurfte. Weit gefehlt: Mir saß eine rüstige, attraktive, selbstbewusste, sich klar äußernde 87-jährige Frau gegenüber, mit langen, dichten Haaren, glatter Haut und auffällig gut erhaltenen eigenen Zähnen. Die dreißig Jahre jüngere Tochter dagegen wirkte blässlich, schmächtig, eingefallen, gezeichnet von jahrelangen Schmerzen und Überforderung.

Als ich vorsichtig nach besonderen Ereignissen im Familiensystem fragte, berichtete die Mutter »ganz normal« über ihre Kriegserlebnisse. Die Tochter dagegen brach mehrfach in Tränen aus, und während der Erzählungen der Mutter verstärkte sich ihre Symptomatik deutlich: Ihre Mutter war im Alter von zwanzig Jahren von Russen in ein sibirisches Arbeitslager verschleppt worden und hatte hier unter den schlimmsten Bedingungen elf Jahre lang mit ihrem Mann und später auch den Kindern leben müssen: Je dreißig Frauen waren in Baracken auf engstem Raum zusammengepfercht gewesen, sie hatten sich in Erdlöchern versteckt, um Vergewaltigungen zu entkommen, Erschießungen bzw. Bedrohungen erlebt, erschossen zu werden, schwer bei zweistelligen Minustemperaturen gearbeitet und ihre Kinder ohne weitere Hilfe geboren. Der Vater, der aus verschiedenen Gründen eine Waffe hatte tragen dürfen, war dem Alkohol verfallen gewesen und hatte täglich mit seiner Kalaschnikow um sich geschossen. Die Patientin und ihr älterer Bruder waren dort geboren worden. Als sie ein Kleinkind war, hatte die Familie das Lager verlassen können.

Es war – wie gesagt – beeindruckend, wie die Mutter – scheinbar völlig dissoziiert und abgespalten von jeglichen Emotionen – über ihre Erfahrungen berichtete und diese offensichtlich relativ gut überlebt hatte. Ich fragte sie, was ihr geholfen habe, diese schlimmen Jahre so zu überstehen. Wesentlich sei die Hoffnung gewesen, dass die Lage sich eines Tages bessern würde, dass sie aber zunächst die Situation so akzeptiert habe, wie sie gewesen sei, dass sie eine gute Verbindung zu den anderen, mitinternierten Frauen im Lager gehabt habe und dass sie – so gut wie möglich – die Dinge selbst in die Hand genommen hätten. Sie fasste ihr Leben abschließend sogar so zusammen, dass sie immer Glück gehabt habe, ihr sei es gut gegangen, sie sei nie richtig krank gewesen und sie habe in ihrem Mann (dem Vater der Patientin) den Traumpartner ihres Lebens gefunden.

Für die Patientin, die Tochter, war es schon bei diesem zweiten Gespräch, der Genogrammarbeit in meiner Praxis, entlastend zu sehen, wie einige ihrer Symptome im Kontext der Familiengeschichte auf einmal »Sinn machten«: wie z. B. ihre Schreckhaftigkeit in lauten Situationen (»Knall der Gewehre«), ihre auffallend vielen Erkrankungen und Operationen – u. a. an dem Gebärmutter-Tumor – in genau demselben Alter, in dem ihre Mutter im Lager gewesen war. Hilfreich für die Patientin war auch zu erkennen, dass ihre aufopfernde, kraftzehrende Fürsorglichkeit ihrer Mutter gegenüber möglicherweise auch in Stellvertretung der Großmutter mütterlicherseits zu erklären sei. Diese hatte ihre Tochter, die Mutter der Patientin, weitgehend schlecht behandelt, sodass es jetzt deren Tochter, der Patientin, oblag, ihrer Mutter das zu geben, was diese von ihrer eigenen Mutter damals nicht hatte bekommen können. Der Patientin wurde jetzt auch klar, dass das, was ihre Mutter nicht fühlte bzw. nicht fühlen konnte, sich in ihrer eigenen Symptomatik offenbarte. Zum ersten Mal schöpfte sie - auch bedingt durch die schon in der Praxis bei ihr eintretende deutliche Erleichterung - Hoffnung, sich von einigen sehr belastenden, übernommenen Themen im System lösen und den Alltag schmerzärmer mit mehr Lebensqualität verbringen zu können. Die nachfolgende Aufstellung bestätigte u. a. die Zusammenhänge zwischen der Symptomatik der Tochter und den traumatisierenden Kriegserfahrungen ihrer Mutter.

Ich habe dieses Fallbeispiel als Einstieg gewählt, da es einerseits zeigt, wie in beeindruckender Weise Bewältigungsmechanismen entwickelt werden können, um schlimmste Situationen zu überstehen. Andererseits verdeutlicht es aber auch, was passieren kann, wenn traumatische Ereignisse im System nicht bearbeitet und betrauert werden und dann ein Nachfahre stellvertretend – in diesem Fall auch noch simultan – in Form seiner Symptomatik darauf hinweist.

Für die Aufdeckung von möglichen Schicksalsbindungen im System und daraus resultierenden gesundheitlichen Problemen oder auch anderen Herausforderungen im Leben, die auch Probleme in Paarbeziehungen oder mit/bei Kindern betreffen können, haben sich in meiner Praxis ganz allgemein die folgenden drei grundlegenden *systemischen Schritte* (siehe Abb. 1) einschließlich anderer zielorientierter und lösungsfokussierter Methoden bewährt:

1. Im *(Vor-)Gespräch* wird in üblicher Weise das Anliegen und Ziel geklärt und darauf geachtet, ob es hier schon wegweisende verbale oder nonverbale Hinweise des Patienten auf eventuelle Schicksalsbindungen gibt.
2. Im nächsten Schritt, der *Genogramm-Erstellung* und *familienbiografischen Genogrammanalyse,* lassen sich z. B. leidvolle Einschnitte und Wiederholungen/Muster im System erkennen und mögliche, übernommene und alterskorrellierende Stellvertretungsaufgaben aufdecken und damit auch Lösungsoptionen aufzeigen.

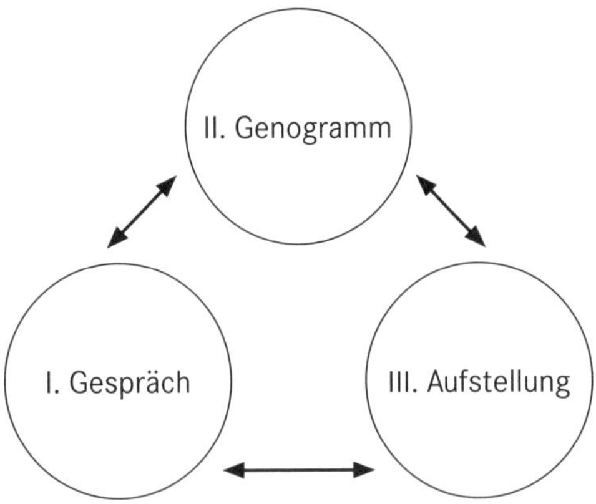

Abbildung 1: Systemische Schritte

3. *Systemische Aufstellungen* im Einzelsetting und/oder in der Gruppe tragen dann dazu bei, symptomauslösende oder krankheitsunterhaltende Zusammenhänge in anderer Weise wahrzunehmen und auch räumlich darzustellen und sie – inklusive der Lösungen – physisch und psychisch erfahrbar zu machen. Bei Bedarf folgen weitere Gespräche, Aufstellungen etc.

Familienbiografische Genogrammanalyse

Besondere Einsichten und Veränderungsmöglichkeiten bietet die oben angesprochene familienbiografische Genogramm*analyse* mit Entschlüsselung der jeweiligen Stellvertretungsaufgaben der Patienten.

Wenn man sich mit Problemen und insbesondere Symptomen von Patienten im Zusammenhang mit (Kriegs-)Ereignissen im Familiensystem und deren Genogrammen beschäftigt, lässt sich immer wieder beobachten, dass es offensichtlich nicht zufällig ist, in welchem Alter, mit welcher Symptomatik und an welchem Platz in seinem Familiensystem ein Mensch ein Leiden entwickelt bzw. zur Therapie kommt. Entsprechende Zusammenhänge lassen sich mit den drei familienbiografischen Fragen aufdecken (nach von Weizsäcker, 2005, S. 272 ff.; Adamaszek, 2016, S. 25 ff.):

1. Warum hat der Patient *gerade jetzt,* in diesem Alter, das Problem?
2. Warum *gerade so,* mit dieser Symptomatik?
3. Warum *gerade hier,* an diesem Platz im Familiensystem?

Stellvertretungsordnungen

Je nach Position in der Geschwisterreihe erfolgen die Schicksalsbindungen unterschiedlich und häufig nach bestimmten Regeln, den sogenannten Stellvertretungsordnungen:

Erste Kinder übernehmen typischerweise Stellvertretungsaufgaben auf der Ebene der Großeltern und zweite Kinder auf der Ebene ihrer Eltern usw. Dies geschieht meist unbewusst und – wenn möglich – geschlechtsspezifisch, sodass Jungen Männer im System vertreten und Mädchen Frauen (Abb. 2 und Abb. 3). Einzelkinder übernehmen Stellvertretungsaufgaben beider Geschlechter im System, was dazu führen kann, dass sie einerseits besonders belastet sind. Andererseits erfahren sie oft auch in positiver Weise eine besondere Bedeutung.

Vertreten werden die Vorfahren generell in ihrer Position und Funktion als *Kinder* ihrer Eltern, als *Schwester bzw. Bruder* in ihrer Geschwisterreihe, als

Partner/Partnerin eines Partners/einer Partnerin und als *Elternteil* von eigenen Kindern. An dieser Stelle ist es mir wichtig zu sagen, dass Stellvertretungsaufgaben in beiden Richtungen – sowohl im negativen als auch im positiven Sinne – übernommen werden. Jeder, der beispielsweise einen besonders guten Kontakt zu seiner Großmutter oder zu seinem Großvater hatte, kann das bestätigen. Dies bietet allerdings selten Anlass, sich Hilfe von außen zu holen. Wenn sich Patienten vorstellen, dann geht es ja meist darum, Leidvolles zu bearbeiten.

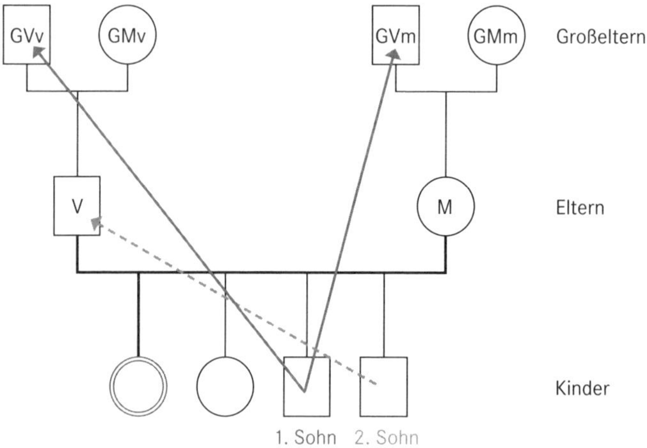

Abbildung 2: Typische Stellvertretungsaufgaben eines ersten und zweiten *Sohnes*

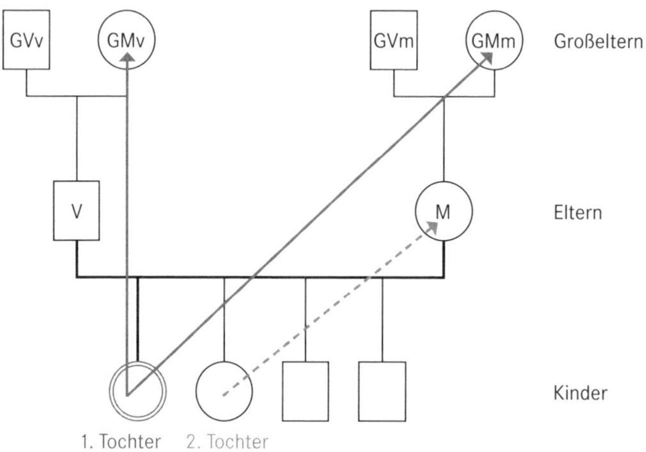

Abbildung 3: Typische Stellvertretungsaufgaben einer ersten und zweiten *Tochter*

Neben den kurz angesprochenen Zusammenhängen auf der vertikalen, *transgenerationalen* Ebene im Familiensystem gibt es auch übernommene Stellvertretungsaufgaben auf der *horizontalen* Ebene, der Geschwisterebene. So werden (früh) gestorbene bzw. »verloren gegangene« Kinder (einschließlich Früh- und Totgeburten, fehlgeborenen und abgetriebenen Kindern) ebenfalls regelmäßig vertreten. Dies geschieht häufig mit unterschiedlicher Symptomatik, je nachdem, ob die verstorbenen (Halb-)Geschwister zeitlich vor oder nach dem Patienten gewesen sind/wären.

»Wie im Krieg, alleine mit vier Kindern«

Im Folgenden möchte ich ein Patientenbeispiel darstellen, das in klassischer Weise zeigt, wie vor allem in der körperlichen und partnerschaftlichen Problematik einer ersten Tochter das unbetrauerte Kriegsschicksal einer Großmutter zum Ausdruck kam und gelöst werden konnte:

Eine 39 Jahre alte Patientin stellte sich in meiner Praxis mit zwei Anliegen vor: zwei Monate zuvor sei bei ihr Gebärmutterkrebs festgestellt und daraufhin seien Uterus und Eierstöcke operativ entfernt worden. Darüber hinaus habe sie Probleme in ihrer Ehe, die schon über einen längeren Zeitraum anhalten würden. Seit Jahren sorge sie allein für den Unterhalt ihrer vier Kinder und finanziere darüber hinaus ihren getrennt lebenden Ehemann mit, von dem sie sich jetzt auch innerlich verabschieden wolle. Sie wirkte sehr verärgert und beschrieb ihren Zustand: »wie im Krieg, alleine mit vier Kindern«. Die Patientin ließ durchblicken, dass sie sich im Rahmen ihrer Tumorerkrankung viel mit sich selbst befasst habe und glaube, die Krankheit sei eine verdrängte Seele.

Auf ihre Ziele angesprochen, gab sie an, nach einer abgeschlossenen Psychotherapie jetzt einen anderen Weg beschreiten zu wollen, um die eigentliche Botschaft der Krankheit zu erkennen. Für die systemisch-therapeutische Arbeit habe sie sich entschieden, weil sie ihre Probleme auch in einem größeren Rahmen, über ihre persönliche Biografie hinaus betrachten möchte und ihren eigenen Anteil an den Eheproblemen klären und die ungelösten Dinge nicht von sich auf die Kinder übertragen wolle.

Bei der Erstellung des Genogramms zeigte sich, dass die Patientin die älteste von drei Kindern (Abb. 4) ist: Nach ihr folgen noch ein Bruder sowie eine Schwester. Es stellte sich heraus, dass der erste Mann der Großmutter mütterlicherseits (GMm) im Zweiten Weltkrieg gefallen war. Die Großmutter, die zu diesem Zeitpunkt 39 Jahre alt gewesen war, hatte anschließend vier Kinder alleine aufgezogen. Als diese Tatsachen, die der Patienten zuvor nicht bekannt gewesen waren, bei der

Genogrammarbeit offenbar wurden, fiel ihr die Übereinstimmung sofort auf und sie fasste sie in Worte: »Ich bin ja jetzt genauso alt wie meine Großmutter, als sie ihren Mann verlor! Und ich erlebe heute eine ähnliche Situation wie sie: wie im Krieg, ohne Mann, alleine mit vier Kindern!«.

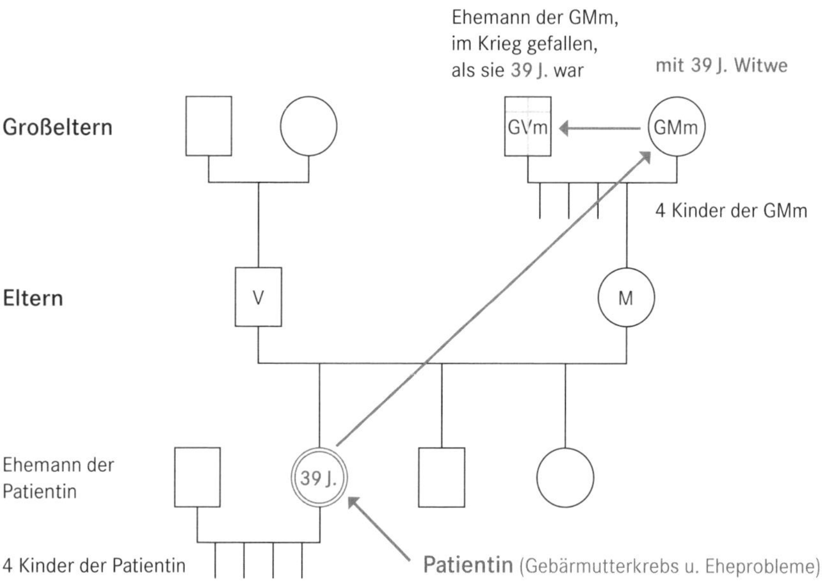

Abbildung 4: Übernommene Stellvertretungsaufgabe der Patientin als erster Tochter

In der nachfolgenden Aufstellung im Einzelsetting spürte die Patientin sehr emotional die tiefe Verbindung zu ihrer Großmutter, die sich in der Wiederholung ihres Schicksals äußerte. Mit verschiedenen Ritualen, wie sie in Aufstellungen üblich sind, konnte sich die Patientin lösen und ihren eigenen Platz einnehmen. Aus dieser Position heraus fand sie jetzt auch einen anderen möglichen Umgang mit ihrem Ehemann. Nach Abschluss der Aufstellung äußerte die Patientin, dass sie sich deutlich erleichtert fühle und jetzt auch besser mit ihrer Erkrankung bzw. dem Verlust der Organe umgehen könne.

Einige Monate später stellte sie sich für ein resümierendes Gespräch erneut in meiner Praxis vor. Sie berichtete, dass sich das Verhältnis zum Vater ihrer Kinder normalisiert habe und dass es den Kindern gut gehe. »Ich bin stärker geworden, arbeite wieder und fühle mich viel gelassener. Auch gesundheitlich geht es mir wesentlich besser.« In den darauffolgenden Jahren war die Patientin in unregelmäßigen Abständen immer mal wieder in meiner Praxis. Sie hat inzwischen einen neuen Lebenspartner und ist gesundheitlich stabil.

Patientenbeispiele zu verschiedenen Symptomen mit Kriegshintergrund in Kurzform

Im Folgenden stelle ich kurz Patientenbeispiele zu verschiedenen Symptomen vor: Kopfschmerzen, Schlafstörungen, unverständliche Ängste, Nackenverspannungen und -schmerzen und Rückenschmerzen.

An dieser Stelle möchte ich außerdem ein Syndrom hervorheben, das vor allem auch im Kriegskontext beschrieben wird und erst in jüngerer Zeit, seit Beginn der 1990er Jahre als eigenständige Erkrankung gilt: das *»gebrochene Herz«* (Ärzte Zeitung, 2017). Dieses wird auch als Broken-Heart-Syndrom oder Stress-Kardiomyopathie bezeichnet und ist eine akut einsetzende und oft schwerwiegende Funktionsstörung des Herzmuskels. Die Symptome sind ähnlich wie bei einem Herzinfarkt und treten meist direkt nach einer außerordentlichen emotionalen oder körperlichen Belastung auf. Bei dieser Erkrankung werden auch erhöhte Stresshormone im Körper nachgewiesen.

Das erste Fallbeispiel bezieht sich auf *drei verschiedene Arten von Kopfschmerzen:*

Eine vierzig Jahre alte Patientin und die ältere von eineiigen Zwillingen hatte drei verschiedene Arten von Kopfschmerzen, die sie sehr deutlich voneinander unterscheiden konnte und die jeweils im Zusammenhang mit Kriegsthemen von Vorfahren standen:

1. »Kopfschmerz links« stand für den unbetrauerten Heimatverlust und die Flucht aus Ostpreußen der Großeltern mütterlicherseits (Aufstellung in der Gruppe),
2. »Migräne«: Stellvertretung eines Großonkels mütterlicherseits, der im Ersten Weltkrieg auf dem Schiff an einer Lungenentzündung gestorben war (Symptomaufstellung in Einzelarbeit),
3. »ein noch andersartiger, alter Kopfschmerz« entpuppte sich als Schicksalsbindung zu einer im Krieg frühgestorbenen Schwester des Vaters (Aufstellung in der Gruppe).

Nach den entsprechenden systemischen Interventionen sind die Kopfschmerzen nicht mehr aufgetaucht.

Beim zweiten Patientenbeispiel ist die *Angst um den erwachsenen Sohn mit Schlafstörungen* verbunden:

Eine 56 Jahre alte Mutter kam mit dem Problem zu mir, dass sie sich von Anbeginn an so intensiv Sorgen um ihren jetzt 28-jährigen Sohn gemacht hatte, dass sie nachts nicht schlafen konnte und ihn ständig, z. B. mit Telefonaten und SMS, kontrollierte. Der Sohn hatte deswegen mittlerweile den Kontakt zu ihr abgebrochen. Der Patientin war bewusst, dass ihr Verhalten nicht adäquat war, daher wollte sie jetzt nach mehreren Verhaltenstherapien über den systemischen Weg eine Lösung finden. Die Frage nach »einer Mutter im System, die nicht (gut) für eines ihrer Kinder sorgen konnte«, deckte auf, dass die Großmutter der Patientin sich nicht um ihre Tochter, die Mutter der Patientin, hatte kümmern können. Diese war wegen einer im Krieg zugezogenen Tuberkulose schon ab dem frühen Kindesalter in weitentlegenen Krankenhäusern und Heimen untergebracht gewesen, sodass die Großmutter »täglich unendliche Sorgen und Ängste um sie gehabt hatte.« Schon die Erkenntnis, das Schicksal ihrer Großmutter mit ihrem Sohn zu wiederholen, hatte die Patientin sehr entlastet. In Folge der Aufstellungsarbeit lösten sich die Ängste, Schlafstörungen und der Kontrollzwang völlig auf und die Patientin hat heute einen sehr guten Kontakt zu ihrem Sohn.

Im dritten Patientenbeispiel geht es um *Ängste,* die den Patienten verwirrten und die er mit »irgendetwas aus der Vergangenheit« verband:

Ein 54 Jahre alter Patient schilderte sein Problem folgendermaßen: »Es gibt irgendetwas aus der Vergangenheit, was mich permanent in irgendwelchen Ängsten festhält: Angst, dass was passiert, etwas nicht richtig zu machen, zu versagen und damit auch andere in Gefahr zu bringen. Das wirkt sich zurzeit vor allem im beruflichen Bereich aus: ich habe jetzt endlich meinen Traumjob gefunden und obwohl ich für diese anspruchsvolle Arbeit sehr gut qualifiziert bin und mittlerweile langjährige Berufserfahrung habe, bleiben diese nicht zu begründenden Ängste und das Gefühl der Überforderung weiter bestehen. Auch konnten mehrere Psychotherapien daran nichts ändern.« Besonders auffallend in der Familiengeschichte waren traumatische Erfahrungen seines Vaters als 19-Jähriger im Krieg auf dem U-Boot, das zweimal versenkt worden war, sodass er nur knapp dem Tod entgangen war. Der Patient war als einziges Kind in einem Elternhaus aufgewachsen, das von der Befürchtung dominiert worden war, »dass etwas Schlimmes passiert«. Während der systemischen Arbeit wurde dem Patienten klar, dass er in seinem beruflichen Umfeld die Situation wie auf einem U-Boot erlebte, und zwar auf allen Sinnesebenen – hier eine Auswahl: die graugrüne Farbe der Maschinen, laute Motorengeräusche, der Geruch von Hydrauliköl und Gummi, der enge Maschinenraum, das gebückte Arbeiten, das Gefühl der Angst, nicht richtig zu funktionieren in einem Team, das sehr aufeinander angewiesen ist, und die Befürchtung, dass ein Fehler von ihm das gesamte Team in Gefahr bringen würde. In der Aufstellung konnte er das Schicksal des Vaters würdigen und viele seiner negativen Reaktionen und Verhaltensweisen jetzt als posttraumatisch und damit anders einordnen und auf diese Weise sogar stolz auf seinen Vater sein. Nachdem er sich von den übernommenen Ängsten gelöst hatte, blickte er - auch mit der »Erlaubnis« des Vaters, der in seinem Alter, mit 54 Jahren, gestorben war - befreit in seine Zukunft. Seit der Aufstellung sind die Ängste nicht mehr aufgetreten.

Im vierten Patientenbeispiel handelt es sich bei den Symptomen um *therapieresistente Nackenverspannungen und -schmerzen:*

Eine 53-jährige Patientin, die erste von zwei Töchtern, kam von ihrer Physiotherapeutin mit therapieresistenten Verspannungen und Schmerzen, vor allem im Nackenbereich. In der Aufstellung im Einzelsetting trat zutage, dass »sie eine Kugel im Nacken spürt«, die zu »etwas Schlimmen und zu ihrem Großvater väterlicherseits im Krieg gehört«. Dieser hatte - wie sie erst bei der anschließenden Recherche herausfand - im Krieg Strafgefangene misshandelt und sie teilweise auch mit Nackenschüssen getötet. Nachdem sie letztendlich die übernommene Trauer und Schuld systemisch bearbeiten konnte, ließen ihre Symptome so nach, dass sie mit Erfolg physiotherapeutisch weiterbehandelt werden konnte.

Im fünften Patientenbeispiel sind es *therapieresistente Rückenschmerzen und Probleme mit dem Ehemann und Vater,* die auf systemischem Weg bearbeitet wurden:

Eine Patientin, 56 Jahre alt, stellte sich zum einen wegen therapieresistenter starker Schmerzen im unteren Rückenbereich und operationsbedürftiger Bandscheibenvorfälle und zum anderen wegen ihrer Eheprobleme vor. Sie hatte jetzt vor allem den Wunsch, Frieden mit ihrem alten und kranken Vater zu finden, mit dem sie zeitlebens nur einen schlechten bis gar keinen Kontakt gehabt hatte. Durch die systemische Arbeit wurde klar, dass ihr Vater - bedingt durch die Vertreibung aus Schlesien und den Heimatverlust - so geschwächt gewesen war, dass er seine Rolle als Ehemann und Vater nicht richtig hatte ausüben können. Die Mutter hatte ihn auf Abstand gehalten und ihre beiden Kinder - die Patientin und ihre jüngere Schwester - um sich geschart. Die Patientin merkte, dass sie dadurch keinen Zugang zu ihrem Vater gefunden hatte und ihn sogar bis heute abwertete. Ihr wurde dann bewusst, dass sie dieses Muster in ihrer jetzigen Familie wiederholte, indem sie ihren Mann auf Abstand hielt und die drei Kinder an sich band. Nach der systemischen Arbeit besserte sich der Kontakt zum Ehemann und auch zum Vater merklich. Sie fuhr dann sogar mit ihrem Vater und ihrer Schwester zum ersten Mal in das väterliche Heimatland Schlesien. Auch die Rückenprobleme waren - ohne Operation - deutlich zurückgegangen.

Die Folgen von Kriegserfahrungen epigenetisch betrachtet

Die oben genannten Patientenbeispiele verdeutlichen, wie wir – oft noch mehrere Generationen später – an unerledigten Kriegsthemen unserer Vorfahren tragen und häufig fast deckungsgleich und im gleichen Lebensalter Muster und Verhaltensweisen »reinszenieren«. Wie lässt sich das erklären – vor allem, wenn wir die entsprechenden Personen weder kannten noch (Detail-)Wissen zu deren Schicksalen hatten?

Auch wenn wir den transgenerationalen Übermittlungsprozess von beispielsweise traumatischen Erfahrungen noch nicht in allen Einzelheiten erforscht und verstanden haben, so gibt es doch schon wichtige Bausteine diesbezüglich, wie z. B das Verständnis der Epigenetik. Dieses relativ junge Forschungsgebiet bietet Hinweise darauf, dass *erlernte* und *erworbene* Eigenschaften, Fähigkeiten, Erfahrungen etc. von einer Generation zur nächsten über die *Keimzellen* weitergegeben werden können (Lipton, 2014, S. 67 ff.). So gibt es z. B. Untersuchungen an Mäusen, die zeigen, dass negative Erfahrungen eines männlichen Elternteils auch ohne direkten Kontakt, nur über die Spermien an die nächste Generation weitervermittelt werden (Spork, 2014).

Diese Weitergabe findet nicht über eine Veränderung der Chromosomen selbst statt, sondern darüber, welche Bereiche auf der DNA (Gene) abgelesen werden oder nicht. Das Aktiv- oder Stummschalten von Genabschnitten auf der DNA ist auch kurzfristig veränderbar und wird durch *äußere* Einflüsse bewirkt. Diese biologisch zunächst sinnvollen Anpassungsmechanismen können sich im Positiven wie im Negativen auswirken. Neuere Untersuchungen zeigen, dass sogar schon im Mutterleib – je nachdem, welchen äußeren Bedingungen die Mutter und damit auch ihr Ungeborenes ausgesetzt sind – die Weichen gestellt werden, wie sich das Kind später physisch, aber auch psychisch und emotional entwickelt. Ist die Mutter während der Schwangerschaft häufigen Stress-, Gefahren- und Gewaltsituationen ausgesetzt, übt dies z. B. Veränderungen bei der Ablesung der DNA-Abschnitte aus, die für die Gehirnentwicklung und das Immunsystem des Ungeborenen zuständig sind (Müller, 2016). Diese Mechanismen sind wahrscheinlich dazu geeignet, das Kind an eine gewaltgeprägte Umgebung möglichst gut anzupassen: Das Immunsystem wird darauf ausgerichtet, besser mit Verletzungen und Entzündungen umzugehen und das Nervensystem soll Gefahren rasch erkennen und vermeiden.

So entwickelt sich oft eine Person, die eher ängstlich ist, aber dafür eine Bedrohung schnell wahrnimmt und bei Gefahr rasch (und oft »automatisch« und unüberlegt) reagiert. Dieser Weg wird dann häufig in der frühen Entwicklung verstärkt, wenn das Kind auf der Welt ist und tatsächlich Stress und Gewalt erfährt. Das Risiko für mangelnde Stressresistenz, Depressionen und andere Probleme im weiteren Verlauf steigt.

Folgen von früheren traumatischen Erfahrungen können sich im Laufe der Zeit auch wandeln, verschlimmern und sich in Form von chronischen Störungen zeigen (Starostzik, 2017). Häufig fallen diese auch erst im höheren Alter auf, wie beispielsweise bei den jetzt noch lebenden ca. 75- bis neunzigjährigen damaligen Kriegskindern. Mögliche Gründe könnten sein, dass in jüngeren Jahren entsprechende physische und psychische Symptome durch Arbeit überdeckt waren und jetzt, im Rentenalter, mit mehr Zeit und dem zunehmend in den Vordergrund tretenden Langzeitgedächtnis alte Erinnerungen wieder wach werden. Diese Generation hat es zudem gelernt, »die Zähne zusammenzubeißen« und sich nicht so wichtig zu nehmen. Darüber hinaus ist es heutzutage kein Tabu mehr, sich therapeutische Hilfe zu holen, zumal in den letzten Jahren vor allem auch die Schicksale der Kriegskinder und Kriegsenkel in den öffentlichen Fokus gerückt sind. Wenn sich die jetzt älteren Menschen trotz – möglicherweise kriegsassoziierter – psychischer und (manchmal »nur«) körperlicher Beschwerden dennoch nicht in Behandlung begeben wollen (wie mir das oft von deren betroffenen Kindern der meist 1950er bis 1970er Jahrgänge mit Unverständnis zugetragen wird), dann ist das meines Erachtens mit Respekt zu akzeptieren. Denn vielleicht schützen sie sich damit auch vor einer möglichen Retraumatisierung.

Interessanterweise lassen sich Gewalterfahrungen – auch schon während der Schwangerschaft der Großmutter – noch in der DNA der Enkelgeneration nachweisen (Serpeloni, Radtke, de Assis, Henning, Nätt u. Ebert, 2017; Universität Konstanz, 2017; Spork, 2018). Auch gibt es Hinweise darauf, dass Kinder die Ängste ihrer Eltern erben (Spork, 2016). Vielleicht lässt sich darüber auch – als Folge von zwei Weltkriegen – das relativ häufige Auftreten von Verhaltensauffälligkeiten, Ängsten, Depressionen und anderen Symptomen bei den jetzt lebenden Kindern und (jungen) Erwachsenen in unserem Land erklären, die nicht mit »Ursachen« aus der eigenen Biografie und dem jeweiligen Umfeld in Verbindung zu bringen sind.

Resilienz und Resümee

Es ist interessant zu sehen, dass Menschen gleich belastende – auch traumatische – Situationen offensichtlich unterschiedlich erleben und verarbeiten. So ist es nicht vorhersehbar, ob ein Kriegsereignis zu einer schweren Belastung wird, die sich lebensgeschichtlich auswirkt. Für die Entwicklung psychischer

Stärke spielen viele Faktoren eine Rolle, so auch frühkindliche Bindungserfahrungen: Wer geliebt worden ist und Vertrauen in andere Menschen entwickelt hat, kann schwere Situationen leichter durchstehen. Auch wird ein Ereignis als nicht so schlimm empfunden, wenn es mit anderen geteilt wird. Für die seelische Widerstandskraft, die Resilienz, haben sich sieben Schlüsselfaktoren als wichtig erwiesen: Akzeptanz, Optimismus, Selbstwirksamkeit, Verantwortung, Netzwerk-, Lösungs- und Zukunftsorientierung (WKO, 2017).

Wenn wir nochmal auf das erste Beispiel in diesem Beitrag zurückblicken und uns vergegenwärtigen, wie die 87-jährige Patientin ihre äußerst belastende Zeit in dem sibirischen Lager überstanden hat, sehen wir, dass sie so gut wie alle Schlüsselfaktoren der Resilienz beschreibt. Menschen, die in der Lage sind, schwierige Lebenslagen gut zu meistern, besitzen auch oft die Fähigkeit des »Reframings«. Dies bedeutet, einer (negativen) Situation oder Erfahrung einen neuen Rahmen zu geben. Als Folge der Wahrnehmung aus einem anderen Blickwinkel bekommt dieselbe Situation eine andere, oft positive Bedeutung, sodass sich damit auch die eigenen Wahlmöglichkeiten erhöhen. Allerdings scheint die persönliche Resilienz nicht unbedingt vor der transgenerationalen Weitergabe von traumatischen Erfahrungen und damit die Gesundheit des Systems zu schützen und es stellen sich neue Fragen.

Aber die Erfahrung, dass Menschen mit schwierigen Situationen auch positiv umgehen können und die Ergebnisse der Epigenetik und auch der jüngeren Hirnforschung lassen dennoch den hoffnungsvollen Schluss zu, dass wir offensichtlich nicht – wie bisher gedacht – unveränderbaren Bedingungen und starren Genen ausgesetzt sind. Sondern wir haben die Möglichkeit, *selbst* und *aktiv* Einfluss auf unser Schicksal und unsere Gesundheit zu nehmen – mit heilsamen und friedvollen Wirkungen bis in die nächsten Generationen hinein.

Wenn wir uns in einer negativen Situation die Frage stellen: »*Warum gerade ich?*«, so kann auch die Erkenntnis weiterhelfen, dass Leidvolles wie auch körperliche und psychische Symptome und Erkrankungen – zunächst vielleicht nicht sichtbar und verständlich, sondern erst rückblickend betrachtet – uns auch weiterbringen können. Das gilt besonders in unseren Zeiten und diesem Land, in dem uns im Gegensatz zu Menschen aus anderen Regionen viele Optionen zur Lösung von Problemen zur Verfügung stehen, so auch der hier beschriebene systemische Ansatz mit der familienbiografischen und transgenerationalen Betrachtungsweise. Unsere Vorfahren hatten vor allem in Kriegs- und Nachkriegszeiten kaum Möglichkeiten, intensive Diagnostik und Therapie und andere Hilfen in Anspruch zu nehmen. Daher gebührt ihnen und vor alledem, was sie unter den oft so erschwerten Bedingungen doch noch geleistet und zustande gebracht haben – jeder so gut wie er konnte – großer Respekt.

Literatur

Adamaszek, R. (2016). Familienbiografik. Therapeutische Entschlüsselung und Wandlung von Schicksalsbindungen. Berlin: epubli.

Ärzte Zeitung (2017). »Broken-Heart-Syndrom«. Männer und Frauen reagieren verschieden auf »gebrochenes Herz«. Zugriff am 26.6.2018 unter https://www.aerztezeitung.de/medizin/fachbereiche/innere_medizin/kardiologie/article/937048/broken-heart-syndrom-maenner-frauen-reagieren-verschieden-gebrochenes-herz.html?sh=2&h=565088222

Giannakopoulos, K., El-Battrawy, I., Schramm, K., Ansari, U., Hoffmann, U., Borggrefe, M., Akin, I. (2017). Comparison and Outcome Analysis of Patients with Takotsubo Cardiomyopathy Triggered by Emotional Stress or Physical Stress. Frontiers in Psychology. Zugriff am 26.6.2018 unter https://doi.org/10.3389/fpsyg.2017.00527

Lipton, B. H. (2014). Intelligente Zellen. Wie Erfahrungen unsere Gene steuern (13. Aufl.). Burgrain: KOHA- Verlag.

Müller, T. (2016). In der Schwangerschaft. Gestresste Mütter, ängstliche Kinder. Ärzte Zeitung. Zugriff am 26.6.2018 unter https://www.aerztezeitung.de/medizin/krankheiten/neuro-psychiatrische_krankheiten/article/909087/schwangerschaft-gestresste-muetter-aengstliche-kinder.html?sh=357&h=590154776

Serpeloni, F., Radtke, K., Assis, S. G. de, Henning, F., Nätt, D., Ebert, T. (2017). Grandmaternal Stress During Pregnancy and DNA Methylation of the Third Generation: an Epigenome-Wide Association Study. Translational Psychiatry. Zugriff am 26.6.2018 unter https://www.nature.com/articles/tp2017153

Spork, P. (2014). Mäuse vererben ihre Angst. Newsletter Epigenetik. Zugriff am 30.03.2018 unter https://www.newsletter-epigenetik.de/maeuse-vererben-ihre-angst/

Spork, P. (2016). Geerbte Angst. Bild der Wissenschaft, 2, 16–21. Zugriff am 26.6.18.2018 unter https://www.newsletter-epigenetik.de/geerbte-angst/

Spork, P. (2018). Grundlagenforschung. Erben wir Spuren der Gewalterfahrung unserer Großmütter? Newsletter Epigenetik, 28, S. 4. Zugriff am 26.6.2018 https://www.peter-spork.de/files/newsletter_epigenetik_2018_01_jan

Starostzik, Ch. (2017). Kriegskinder. Eine PTSD wächst sich nicht einfach aus. Ärzte Zeitung. Zugriff am 26.6.2018 unter https://www.aerztezeitung.de/medizin/krankheiten/neuro-psychiatrische_krankheiten/article/925162/kriegskinder-trauma-stoerung-waechst-nicht-einfach.html?sh=2&h=-1972152539

Universität Konstanz (2017). Aktuelle Meldungen. Von der Großmutter bis zum Enkel. Zugriff am 26.6.2018 unter https://www.uni-konstanz.de/universitaet/aktuelles-und-medien/aktuelle-meldungen/aktuelles/aktuelles/von-der-grossmutter-bis-zum-enkel/

Weizsäcker, V. von (2005). Gesammelte Schriften 10. Pathosophie. Berlin: Suhrkamp.

WKO (2017). Flexibel und belastbar. Das Wiener Resilienz-Modell in der Praxis. Zugriff am 30.03.2018 unter https://www.wko.at/site/ImpulsPro/WRM_Heft_2017_Ansicht.pdf

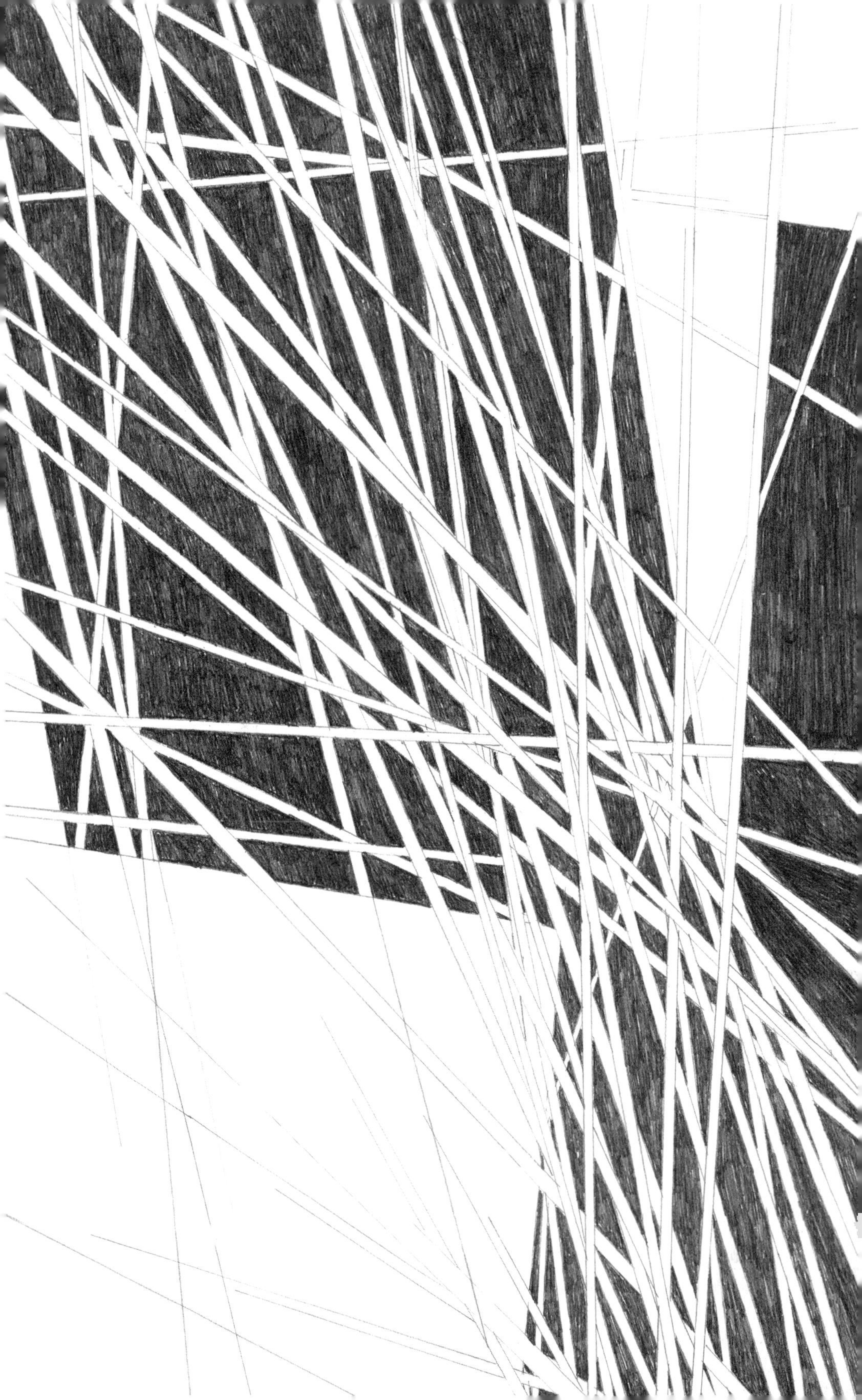

Horst Brömer, Sedin Habibovic, Naira Jusufovic,
Jelena Kragulj und Ljiljana Milacak

Weiterleben nach der Katastrophe: Konflikte und Friedenssuche in Bosnien und Herzegowina

Wir berichten als Autorengruppe von Krieg, Verlusten, Gewalt und Identitätsfindung im Übergang vom Jugoslawien zu den Folgestaaten. Die mehrjährige Ausbildung der bosnisch-herzegowinischen Fachkräfte in der therapeutischen Technik »Systemische Familienaufstellung« hatte ihren Anfang im Herbst 2011. Sie wird seitdem nach den Kriterien und dem Programm der DGfS von Horst Brömer geleitet und durchgeführt.

Während des intensiven Seminars am 11. November 2012 berichteten Teilnehmer und Teilnehmerinnen der Ausbildungsgruppe von ihren Tagen im Bürgerkrieg in Jugoslawien. Wir haben die Erfahrung im Nachhinein »Gesang vom Krieg und Frieden« genannt; denn wir gerieten als ganze Gruppe in einen »freien Raum des freien Redens und miteinander Seins«. Wir wurden mitgenommen von den Bildern und Gefühlen in einen Raum der Zugehörigkeit und gegenseitigen Achtung. Die vielfältigen Erfahrungen, die vielen gegenseitigen Stellvertretungen führten zu Prozessen der Anerkennung und Öffnung. Jemand sagte das so: »Als ich in den Schuhen des anderen stand, habe ich begonnen zu verstehen.«

Gesang vom Krieg und Frieden: Pjesma o ratu i miru

Die Sprechenden waren Mitglieder der Ausbildungsgruppe, Frau N. aus Zenica, Frau E. aus Sarajevo, Frau J. aus Sarajewo, Herr S., Herr D. u. a.

Mord und Sühne

Herr S.: »Ich könnte über meinen Prozess sprechen, wie Hass sich transformiert hat, zuerst in Angst und danach, dass ich den Menschen helfe, wie sie ihren Hass in etwas Gutes umwandeln können.

Ich möchte gern über einen meiner Patienten sprechen, auch ein Kriegsveteran, der momentan bei uns wegen seines Alkoholismus in Behandlung ist. Er war Diversant [feindlicher Agent], und ich glaube, er hatte auch an vielen Aktionen im Krieg mitgemacht. Ich glaube, er hat auch viele Kriegsfeinde umgebracht. Aber da ist ein besonderes Ereignis, was sich in seinen Erinnerungen festgemacht hat.

In einem Nahkampf war er schneller als der Kriegsfeind. Er hat ihn angeschossen und nicht sofort umgebracht. Dieser verwundete Soldat ist vor seinen Augen lange und langsam gestorben. Und das ist ein Ereignis, das er nicht vergessen kann. Es kommt immer wieder hoch. Nur der Alkohol hilft ihm bei diesen Erinnerungen, damit er das ein bisschen einfriert. Er hat Alkohol in wirklich großen Mengen zu sich genommen. Vor drei Monaten kam er zur Behandlung. Bei Kriegsveteranen gibt es immer dieses Scham- und Schuldgefühl, dass sie sich überhaupt zur Behandlung gemeldet haben.«

Mutter und Kinder im Krieg

Frau N.: »Ich war die ganze Zeit in Zenica. Es gab verschiedene traumatische Erfahrungen. Die ersten Granaten sind nahe bei meinem Haus heruntergefallen. Ich hatte keinen Schutzbunker, nicht im Haus und auch nicht in der Nähe. Ein Jahr lang haben wir fast ohne Nahrung überlebt.

Eine Granate hat das Haus meiner Großmutter getroffen, und sie war drinnen. Auch eine Granate fiel zwanzig Meter entfernt vom Ort, wo ich gearbeitet habe, und Menschen sind da ums Leben gekommen, und ich war zu dem Zeitpunkt im Gebäude.

Andauernd hatte ich das Gefühl, auf irgendwas zu warten. Das ist nur ein Teil. Viele meiner Freunde und Familienmitglieder wurden verwundet. Aber wenn ich versuche zu entscheiden, welche Ereignisse für mich am schlimmsten waren, dann ist es, als ich in Busovaca gearbeitet habe. Busovaca ist zwanzig Kilometer von Zenica entfernt.

Ich habe im Kindergarten gearbeitet und mein Kind war bei meiner Mutter. An diesem Tag wurde Zenica bombardiert. Wir haben gedacht, es ist alles dem Erdboden gleichgemacht worden, denn wir haben die Detonationen in Busovaca gehört. Und als ich in den Kombi gestiegen bin und nach Zenica fuhr, da war so eine Stille, schrecklich. Ich habe meine Tochter in der Schule gefunden. Meine Mutter hat sie in die Schule gebracht, denn auch meine Eltern hatten keinen Schutzbunker und in der Schule gab es einen. Sie saß hingekniet da und hat ganz fest ihre Puppe gehalten. Für mich war es am schlimmsten, dass ich meine Tochter nicht schützen konnte. Das war meine größte Frustration.«

Flucht und Vertreibung

Frau N.: »Da war noch ein Moment, der sehr schwierig für mich war. Als die Menschen aus Zepa geflohen sind und nach Zenica gebracht wurden. Ich war in der Gruppe, die die erste psychologische Hilfe hätte leisten sollen. Da kamen ungefähr 500 Flüchtlinge, ich weiß nicht in wie vielen Bussen, irgendwie nach Mitternacht. Aber ich habe noch nie eine schlimmere Stille gehört.

Wenn ich mich an diese Stille zurückerinnere, die alles zerstört, das ist etwas, was mich überflutet. Ich weiß, dass ich in einem Zeitabschnitt im Krieg richtigen Hass verspürt habe. Dieser Hass war so groß, dass ich nicht einmal aufrecht gehen konnte. Ich war zusammengerollt, mein Bauch tat so weh, dass ich mich nicht aufrichten konnte. Aus diesem Hass heraus kam zuerst ein Gefühl der Abwehr bei mir hoch, also wollte ich mich der ersten Armee anschließen, der Verteidigungsarmee. Ich habe gesagt: ›Es gibt keine Chance, dass sie einfach so kommen, um mich umzubringen, ich werde mich verteidigen‹. Da haben mir die Soldaten gesagt: ›Geh nach Hause und pass auf dein Kind auf‹. Dann habe ich mich dazu entschlossen, etwas zu machen, nicht passiv zu sein. Ich habe angefangen mit Kindern zu arbeiten. Aber ich habe richtigen Hass verspürt. Ich habe so sehr die Menschen gehasst, dass es schrecklich war. Und ich hatte so große Schmerzen im Bauch, dass ich nicht einmal richtig laufen konnte.«

Den Hass transformieren

Frau N.: »Und als diese Schmerzen so groß waren und ich an einem Morgen aufwachte, habe ich zu mir gesagt, aber N., du hast doch bis jetzt noch nie jemanden gehasst, wen hasst du denn jetzt? Dann wurde mir klar, ich hasse all diejenigen, die ich nicht sehen kann, die nicht in meinem Blickwinkel sind. Mein Hass hatte keinen Namen und Nachnamen. Dann habe ich mich gefragt, wieso ich diese Menschen hasse. Und als ich nur ein bisschen tiefer in mich reinschaute, wurde mir klar, dass ich einfach nur Angst hatte. Ich hatte einfach nur Angst um mein Leben und das Leben meiner Kinder. Das war etwas ganz Befreiendes für mich, weil ich da zum ersten Mal verstehen konnte, wieso manche Menschen Zenica verlassen haben und wieso manche Menschen auf mich schießen, einfach aus Angst.«

Wie der Krieg nach Sarajevo kam

Frau E.: »Ich war in Sarajevo die ganze Zeit. Als Frau V. nur das Wort ›Wasser‹ gesagt hat, das war schrecklich. Diesen Sommer gab es ja hier keinen Regen.

Ab und zu blieben wir für ein paar Stunden ohne Wasser, und da kriegte ich regelrecht Panik. Am Anfang, vor dem Krieg, als die Demonstrationen waren, war ich 18 Jahre alt. Hier in der Nähe ist ja diese Brücke, wo das erste Kriegsopfer – Suada – erlegen ist. Wir sagen ja, dass das der Kriegsanfang war. Ich habe dieses Bild von drei Personen, die Mützen auf den Köpfen hatten. Man konnte nur ihre Augen sehen, sie hatten Gewehre, ich weiß nicht, was für welche. Und sie haben nur auf die Zivilisten, auf ihre Knie geschossen.

Ich bin zum Polizisten gelaufen: Denn nur eine Nacht zuvor, wenn du am Abend die Musik nur ein bisschen lauter gemacht hast, kam sofort die Polizei, um für Ordnung zu sorgen. Wir haben uns ja sicher gefühlt. Also bin ich zum Polizisten gelaufen, um zu fragen: ›Wer sind denn diese Personen?‹ Und er solle sie doch stoppen. Und der Polizist meinte: ›Geht nach Hause.‹ Also ging ich nach Hause und kam an einem Lebensmittelgeschäft vorbei und ging rein, um Saft zu kaufen. Als ich reinkam, habe ich den Saft genommen und bin zur Kasse. Um mich herum haben die Menschen alles geklaut, ich konnte es nicht fassen – alle klauen. Ein Mann hat sogar die Kasse geklaut, es war schrecklich. Ich habe gesehen, wie vor meinen Augen alles zerfällt.«

Zerfall und Gewalt beginnen unmittelbar

Frau E.: »Diese Bilder verursachen immer noch Gänsehaut, und das war ja noch das Einfachste, das Schmerzfreie. Und ich gehe weiter nach Hause und in allen Geschäften wird gestohlen und man hat ja auch mich gefragt: ›Willst du vielleicht diese Schuhe?‹ Ich komme nach Hause und frage meine Eltern: ›Was passiert hier?‹, und meine Mutter sagt zu mir: ›Das ist Krieg!‹ Das war schrecklich.

Dann klingelt das Telefon und ich melde mich. Am Telefon ist eine Frau, die serbisch spricht und aus Belgrad anruft. Ich kenne ja diese Frau nicht einmal. Aber sie hat einen Sohn, der zu diesem Zeitpunkt die Wehrpflicht in der Jugoslawischen Armee, hier in Sarajevo, ableistet. Sie hat am Telefon geweint und gefragt, was passiert da in Sarajevo, mein Sohn ist da. […] An diesem Tag hat sich alles um 180 Grad gedreht und alles ging den Bach runter.

Die nächsten dreieinhalb Jahre habe ich mich gefühlt, als wäre ich in einem mentalen Konzentrationslager. Ich konnte mich in einem Kreis von zwei bis drei Kilometer bewegen. Weil die, die uns angegriffen haben, waren nur eine Straßenbahnstation entfernt, und wir hatten Angst, dass sie plötzlich vor unserer Tür stehen. In dieser Zeit haben wir nur wenige Worte benutzt: Wasser, Lunchpaket, umgekommen, verletzt usw.«

Nur noch überleben

Frau E.: »Es gab halt nur zehn Worte, über die gesprochen wurde, z. B. Wasser, Brot, Strom, Zigaretten, Kinder. Da gibt es viel Trauma und man bräuchte Tage, um das alles zu erzählen. Jetzt habe ich erst gemerkt, wie viel ich in mir trage. Ich hatte einen Bruder und habe mich freiwillig für die Armee gemeldet, nur um zu wissen, wo mein Bruder ist. Ich habe mich um ihn gesorgt. Und dann komme ich als Soldatin nach Hause und sage: ›Heute Nacht wird nicht geschossen‹; und alle können sich ruhig hinlegen, um zu schlafen. Alle aus dem Wohnhaus haben mir geglaubt, weil ich in der Armee war.«

Tod, Vernichtung, bleibende Verletzungen

Frau J.: »Ich möchte auch ein schönes Beispiel der Versöhnung mitteilen: Eine Familie aus Sarajevo, sie sind Moslems, haben sehr viele Verluste im Krieg gehabt. Ihren Vater hatte eine Granate getroffen, und er wurde zerfetzt. Nach drei Tagen wurde die Mutter verletzt, sie hat jetzt nur noch ein Bein, einen Arm und zwei Finger. Ihre Kinder mussten sich um alles kümmern, und die Älteste war gerade mal 16 Jahre alt. Diese Menschen haben das Recht, alle zu hassen, wie sollen die verstehen, warum ihnen das passiert ist.

Aber auf irgendeine Art und Weise haben wir uns kennengelernt. Ich komme aus einer gemischten Ehe. Mein Vatter ist Serbe und meine Mutter Kroatin. Mein Vater war die ganze Zeit im Krieg da. Er wurde an der ersten Linie als lebendes Schutzschild benutzt, weil er Serbe ist. Und immer, wenn die sauer waren, haben sie es an ihm ausgelassen. Er hat viele, viele Erniedrigungen erlebt, von denen er auch heute nicht spricht. Das wenige, was wir wissen, wissen wir von Nachbarn. Und ich weiß nicht, wie mein Vater überhaupt noch normal geblieben ist. Er wurde drei Mal im Krieg verwundet, konnte aber nie die Invalidenrente bekommen, weil ihm keiner diese Bescheinigung geben wollte, halt weil er Serbe ist. Er ist auch heute voller Splitter und hat aber kein Anrecht auf diese Art der Rente.«

Versöhnung

Frau J.: »Auf jeden Fall habe ich dann diese andere Familie kennengelernt. Irgendwie haben sich auch unsere Familien kennengelernt. Sie haben ein Stück Land in H., das verwalten die. Und weil sie nicht alles verwalten können, haben sie meine Eltern gefragt, ob sie ein Stück Land haben möchten, um das zu bepflanzen. Und so haben meine Eltern, als sie noch da gelebt haben, mit dieser Familie zusammen das Land bearbeitet.

Diese Menschen sind voller Liebe. Ihre Mutter ist wirklich eine Frau voller Liebe. Sie feiern alle Feiertage zusammen und wir haben sogar einmal während der Moslem-Fastenzeit für sie gekocht.

Meine Eltern haben ihr neues Haus in L. gebaut. Das Erste, was ich als Kind gesagt habe, war: ›Es darf nicht viele Treppen geben und die Türen müssen breit genug sein, damit A. [die Mutter der anderen Familie] mit ihrem Rollstuhl reinkommen kann‹. Und das war in meinem Herzen auch das Wichtigste. Ich glaube, dass es ein wunderschönes Beispiel für Versöhnung ist. Aber auch jetzt ist mir nicht klar, wie das möglich ist.«

Bin ich der Täter?

Herr D. (Republika Srpska): »Ich bin Kriegsveteran und bin offenbar der Einzige hier, der auf dieser Seite war, die hier Aggressor genannt wird. Das ärgert mich sehr. Alle Generationen aus meiner Familie, die ich kenne, sind wirklich in Bosnien aufgewachsen. Man hat auf mich geschossen, und ich war auch in der Situation, auf andere zu schießen. Während des Krieges hatte ich auch ein Kind, und ich hatte große Angst.

Ich hatte einen Bruder, der auch in der Armee war. Ich hatte einen Vater, der in der Armee war. Ich hatte kein Wasser, und ich hatte auch keinen Platz, wo ich mich hätte baden können. Manchmal vergingen bis zu sechs Wochen, bis ich nach Hause gehen konnte. Ich habe Reis gegessen. Tagelang Reis. Alles, worüber ich nachgedacht habe, war: ›Wie kann ich überleben? Wie kann ich anderen helfen?‹, und wo ich helfen kann.

Während des Krieges habe ich viel Energie aufgebracht, um ein Musikfestival zu organisieren. Ich habe versucht, Sachen zu machen, die an das normale Leben erinnern. Während des Krieges habe ich ein Theaterstück über Gewalt auf die Beine gestellt. Damals hatte ich auch eine These, vielleicht ist Gewalt auch eine Möglichkeit, wie man Liebe ausdrücken kann für diejenigen, die nicht wissen, wie Liebe auszudrücken ist. In diesem Theaterstück ging es um Gewalt, Mord, Vergewaltigung. Keiner hatte in dem Stück einen Namen.«

Vergeben?

Herr D.: »Ich habe keinen Glauben daran, dass es in diesem Land Vergebung geben wird, weil ich auch irgendwie niemals wütend war. Ich bin wütend darüber, dass jemand auf mich wütend ist. Ich habe auch wirklich mein Leben aufs Spiel gesetzt, wo ich nach meinen Freunden, die Moslems waren, in den Konzentrationslagern um Banja Luka herum gesucht habe. Ich habe sie nicht gefunden, aber Gott sei Dank, ich weiß, dass sie überlebt haben. In diesem Land sind die Täter und die Helden ein und dieselbe Person, abhängig davon, welche Seite von diesen Personen spricht.«

Bürgerkrieg – ein Krieg der Bürger?

Herr D.: »Ivo Andrić [bekannter bosnischer Dichter] hat es sehr gut gesagt: ›Krieg ist die Zeit, wenn die Klugen verstummen, wo die Dummen anfangen zu herrschen, wo die Armen auf einmal reich werden‹ (1982). Dieser Krieg war ein Bürgerkrieg, das war unser Krieg. Ich verstehe nicht, wenn jemand sagt: ›Es war eine Aggression‹: Denn wir sind es, die gegeneinander gekämpft haben. Wir Nachbarn, wir Menschen aus Bosnien haben gegeneinander gekämpft. Während meines Aufenthaltes in diesen Tagen bei meinem Trauzeugen hier in Sarajevo, der während des Krieges drei Mal verwundet wurde und hier in Sarajevo ins Gymnasium ging, habe ich mich gewundert, wie kann mein Freund ein Aggressor sein, der ist doch von hier, von Sarajevo: Er wurde hier auch verwundet. Ein Aggressor ist jemand von außerhalb; aber hier stimmt es nicht, denn wir haben alle gegeneinander gekämpft.

Also ich glaube nicht an die Vergebung, während so etwas noch in der Luft ist.

Ich bin mir hundertprozentig sicher: Würde ein neuer Krieg hier wieder stattfinden, und egal mit was für einer humanen Arbeit wir gerade beschäftigt sind, dass sofort meine Freundinnen T. und S. und ich auf verschiedenen Seiten kämpfen würden.«

Nichtwahrnehmen ist besser

Herr S.: »Ich glaube, das Problem dieses Landes ist, dass wir alles unter den Teppich kehren und deshalb kommt es immer wieder zum Krieg. Herr D. hat es super gesagt, wenn eine Kriegsfahne gehisst wird, dann gibt es keine Weisheit mehr. Es ist natürlich, dass da, wo du lebst, du dich auch verteidigen wirst. Und bis zum nächsten Mal, bis zum nächsten Krieg sind wir alle ruhig. Aber deshalb gibt es Geschichten, die an die nächsten Generationen weitererzählt werden, und wir kommen immer wieder auf vergangene Kriege zurück.«

Was ist Vergebung?

Herr S.: »Aber die Menschen verstehen nicht, dass Vergebung bedeutet, dass ich einfach nur die Person verstehe, weshalb sie das gemacht hat, obwohl ich nicht mit deren Handlung einverstanden bin. Ich versuche wirklich mit Menschen zu arbeiten, und es gibt Fortschritte. Denn würde ich nicht daran glauben, würde ich auch nichts machen. Ich bin mir nichtsdestotrotz sicher, dass es hier wieder zum Krieg kommen wird. So lange wir immer noch über Opfer sprechen; denn Opfer gab es nur in dem Moment der Tat. Wir sind keine Opfer mehr. Und solange wir auch andere in die Opferrollen reinstecken, Opfer hier, Opfer da, geht es nicht weiter. Du bist ein Überlebender, schau, was du jetzt machst. Darüber spricht man nicht bzw. da wird zu wenig darauf hingearbeitet. Das ist meine Sorge. Wenn es wieder Krieg gibt, dann werde ich schon alt sein. Und wo soll ich dann hin?«

Hier endet der »Gesang vom Krieg und Frieden«, in dem Zeitzeugen zum ersten Mal überhaupt und mit zunehmendem gegenseitigen Vertrauen von ihrer Zeit im Bürgerkrieg erzählten. Es folgen nun weitere Stimmen von Zeitzeugen: das Leben im ehemaligen Jugoslawien und die Hoffnung auf Hilfe und Frieden.

Bedrohung und Krieg: Sie machten alle mit

Herr S.: »1990 ging ich zur Militärschule in Zagreb (Kroatien). Das war meine erste Konfrontation mit einem anderen Leben. Das war mein erster kultureller Schock. Das Leben in Zagreb war inhaltsreicher und westlicher. In den Kaufhäusern konnten gute Kassetten mit moderner Musik und moderne Kleidung gekauft werden. Mich nannte man Bosnier und sich selbst Kroaten. Schulkameraden aus Slowenien bezeichneten sich als Slowenen. War ich verwirrt! Ich dachte, wir sind alle Jugoslawen. Bis Ende 1990. Zunächst verließen Slowenen die JNA (Jugoslawische Volksarmee), fast organisiert und ohne viel Aufsehen, danach die Kroaten aus dem Landesteil Kroatien. Irgendetwas passierte, was mir nicht ganz klar war.«

Kriegszeit: Nachbarn gegen Nachbarn

Herr S.: »Krieg ist eine enorm quälende Angelegenheit. In meiner Jugendzeit herrschte Mangel an Nahrung, Strom, Süßigkeiten. Wir waren von allen verlassen. Die bis dahin gemeinsame Armee fuhr mit Panzern auf den Straßen meiner Stadt Zenica. Panik kam auf. Kampfflugzeuge flogen über die Stadt. An dem ersten Kriegstag wurde ich im Dorf Mutnica aus dem Bus geholt (mit allen anderen Passagieren). ›Reservisten‹ mit halbautomatischen und automatischen Gewehren standen vor uns. Wir mussten in einer Linie stehen, mit Händen in der Luft, und ein junger Mann, ca. dreißig Jahre alt, mit Kokarde [ein militärisches Abzeichen] sagte: ›Die sollten alle ins Simos Keller.‹ Ein anderer sagte: ›Das machen wir nicht, sie sollen gehen, der Bus reicht aus.‹ Der andere war älter, und auf ihn wurde gehört. Das war definitiv das Ende meiner damaligen Identität.

Ja, und wir fühlten, dass uns die Welt im Stich ließ. Sie hat den Krieg nicht verhindert. Es gab keine Bruderschaft und Einheit mehr.«

Das Leben nach dem Krieg

Herr S.: »Noch bestehen zu viele Hindernisse für wahre Versöhnung: Es gibt noch so viele vermisste Personen, über die die Nachbarn Bescheid wissen, wo die Gräber sind; aber sie sprechen nicht darüber. Das Gesetz des Schweigens bestimmt unser Leben. Die Toten haben keine Ruhe und die Lebenden können die Toten nicht loslassen.

Kaum ein politisches Programm befasst sich tatsächlich mit den Menschen. Das Volk wird vernachlässigt. Westliche Institutionen haben keinen Einfluss bzw. sie nehmen ihre Möglichkeiten nicht wahr. Das können wir auch im realen Leben bestätigen.«

Identitäten im Nachkriegsjugoslawien finden

In diesem Kapitel steht die Frage nach Identität und Zugehörigkeit im Mittelpunkt.

Wer bin ich?

Frau N.: »Ich glaube, die Antwort [– wer ich bin –] schon vor 1992 gewusst zu haben. Ich glaube, dass ich die Antwort auch später wusste, dass ich sie auch heute weiß. Ich sage, ich glaube, weil andere hartnäckig versuchen, mir zu erklären, wer und was ich bin. Meine und deren Sicht stimmen nicht überein.

Ich weiß, dass ich von Gott geschaffen bin, eine Frau, geboren in der islamischen Religion, auf dem Balkan, in Jugoslawien, in Zenica, der Stadt, wo einst eines der größten Stahlwerke der Welt stand. Ich wuchs mit dem Gefühl der Zugehörigkeit zu meinem Land Jugoslawien und meiner Stadt auf. Ich liebte mein Land, meine Stadt und seine Schornsteine. Ich liebte diese Sicherheit, diese Verbundenheit und Leichtigkeit zwischen den Menschen, die Einfachheit.

Manch einer wird sich fragen, wie ich all das so habe spüren können, als Moslems kein Anrecht auf eine eigene Identität hatten. Die Wahrheit ist, dass die bosnischen Muslime erst im Jahr 1974 den gleichberechtigten Status der Völker innerhalb der jugoslawischen Gemeinschaft erhielten. Meine Eltern konnten sich bis 1974 als Serben, Kroaten oder als Unentschiedene deklarieren. Das war deren Erfahrung, die sie ins eigene Leben integriert hatten und über die sie ohne Bitterkeit sprachen. Sie erzogen mich als Jugoslawin und Muslimin.

Dann kam es zum Zusammenbruch Jugoslawiens. Der blutige Krieg kam nach Bosnien und Herzegowina. Es gibt verschiedene Ansichten über diesen Krieg. Manche sagen, es war ein Religionskrieg, manche, es war ein Bürgerkrieg. Manche nennen ihn ›Befreiungskrieg‹, manche wieder ›Okkupationskrieg‹. Ich weiß, es ist wichtig, das alles zu benennen; aber in Bosnien und Herzegowina (BiH) ist es sehr schwierig. Der Krieg begann, und dann folgte das Chaos, ein blutiges Chaos. Obwohl der Krieg zu Ende ging, besteht weiterhin das Ziel, dass BiH aufgeteilt wird. In nur ein paar Jahren Krieg verlor ich meinen Geburtsstaat, verlor ich Freunde, verlor ich Sicherheit, verlor ich Lebensjahre und das Gefühl der Zugehörigkeit.«

Neue Zugehörigkeit?

Frau N.: »Ich bin nicht mehr Jugoslawin, jetzt bin ich Bosnierin, Muslimin. Man versucht mich zu überzeugen, dass ich keine Bosnierin bin, sondern Bosniakin, und ich weiß, dass ich Bosnierin bin.

Hier sind Bosniaken, Kroaten und Serben konstitutive Völker, und es ist wichtig, ein guter Bosniake, Kroate und Serbe zu sein, es ist nicht wichtig, ein guter Mensch zu sein. Hier ist es wichtig, dass man betont, dass die Amtssprachen bosnisch, serbisch und kroatisch sind. Die Sprachen bzw. die Dialekte und Sprachfärbungen in Bosnien und Herzegowina sind als Träger nationaler Identitäten ein machtvolles Werkzeug, um andere in ihrem ›Anderssein‹ zu erkennen und auszugrenzen oder um sich zu einer Gruppe zugehörig zu fühlen.«

Die Sprache, die verbindet oder trennt

Frau J.: »Durch jeden Satz, den man bildet und ausspricht, offenbart man die eigene Dazugehörigkeit. Auch wenn es keine wesentlichen Unterschiede gibt und man sich zu 100 % untereinander versteht, kann man in der Wortwahl oder Satzgliederung heraushören und lesen, ob die Person Kroatisch, Serbisch oder Bosnisch spricht.

Wie man in der deutschen Sprache weiß, dass Brötchen und Semmeln das Gleiche sind, wird auch jeder wissen, dass die Bayern Semmeln sagen. Kann sich ein Kind aus einer Mischehe unterbewusst erlauben, sich auch sprachlich ganz abzugrenzen oder besteht die Gefahr, nicht mehr dazuzugehören? Will man bewusst immer wieder zeigen, dass man anders ist? Oder ist es einfacher, sich immer neu anzupassen? Bei der kroatischen Familie Kroatisch sprechen, bei der serbischen Familie Serbisch bzw. zumindest Serbokroatisch. Ist der innere Wunsch so groß, zur Familie dazuzugehören, dass man all dies auf sich nehmen möchte? Die systemische Erfahrung sagt: ›Ja.‹ Jedoch ist dies ein weiterhin bestehender innerer Konflikt, der ungelöst an die nächste Generation übertragen wird und als Belastung wahrgenommen werden kann.«

Die Konflikte weitergegeben oder auflösen?

Frau N. fragte sich: »Wie können die verschiedenen Nationalitäten oder ethnischen Herkünfte soweit integriert und akzeptiert werden, dass daraus die eigene, von Konflikten befreite Identität einhergehend mit seelischem Frieden entsteht? Was gilt es zu integrieren?«

In der systemischen therapeutischen Arbeit ist Integration im Sinne von Akzeptanz der Vergangenheit und der Geschehnisse bedeutsam. Das heißt, das Annehmen, dass die Tatsachen und das Erlebte der heutigen Generation und der Ahnen zur Familiengeschichte gehören, führt schließlich zur Wiederherstellung der familiären Ordnung. Die Integrierung der jugoslawischen Identität scheint nicht funktioniert zu haben, da es offenbar eher eine Assimilation gewesen zu sein scheint. In der früheren Geschichte sollte die Bevölkerung, die bis dato Serben, Slowenen oder auch Kroaten waren, Jugoslawen werden, in Bruderschaft und Einheit leben, eine neue Identität bilden. Doch die Ursprungsidentität blieb schlummernd wirksam und konnte bei erster Gelegenheit zum neuen, offenen Leben erwachen.

Tatsachen erinnern und wecken: die Verpflichtungen zwischen den Generationen

Frau N.: »Ich erinnere mich, als ich den Familienstammbaum für die Aufstellung machte: Ich realisierte, weshalb das Gefühl der Nicht-Zugehörigkeit zu diesem Ort da ist. Ebenso verstand ich, dass ich nichts über meine Vorfahren wusste. Ich weiß kaum was über die Eltern meiner Eltern.

Ich versuchte, etwas über die vorherigen Generationen herauszufinden, und war erstaunt, wie viel Migration während und nach dem Zweiten Weltkrieg da war und was die Eltern meiner Mutter miterleben mussten. Vier Kinder, geboren in vier verschiedenen Städten, damit sie am Ende Bosnien zu ihrer Heimat machten, obwohl alle in Herzegowina geboren sind.

Mich überraschte auch die Tatsache, dass der Vater und die Brüder meines Großvaters beim Versuch, das eigene Heim gegen Tschetniks zu verteidigen, mit Maschinengewehren umgebracht worden waren. Mein Großvater schaffte es, zu fliehen. Das wusste ich alles nicht. Auch nicht, dass mein Großvater im Konzentrationslager war und dass mit hoher Wahrscheinlichkeit meine Mutter im KZ-Lager gezeugt wurde. Während meiner Ausbildung zur Systemaufstellerin sagte Horst Brömer, dass die Vorfahren uns nicht die Aufgabe der Rache überlassen, und durch die Aufstellungsarbeit bestätigte sich das.«

Das Heute: 2017 und die eigene Historie anzuerkennen, hilft heilen

Frau N.: »Ich machte im Rahmen unserer Ausbildungsgruppe eine Aufstellung für meine Augen. Vor fünf oder sechs Jahren sagte mir der Augenarzt, dass meine Augen wie die bei einer alten Frau seien und dass am Augapfel irgendwelche Risse, die mich erblinden lassen könnten, bestünden. Die Aufstellung führte mich zu meinem Vorfahren, einem Soldaten, der mit noch zwei Soldaten in irgendeinem steinigen Gebirge ums Leben kam und vergessen wurde. Ich sah durch seine Augen! Als ich ihn in der Aufstellung sah und ihm dankte, verschwand der Wasservorhang von meinem linken Auge. Manchmal bete ich für ihn. Vor ein paar Monaten ging ich zu einem anderen Augenarzt, und er machte eine Tiefenaufnahme der Augen. Der Augenarzt sagte, dass meine Augen gesund seien. Ich fragte nach den Rissen. Er wiederholte, dass meine Augen gesund seien. Mir schoss der Gedanke durch den Kopf, dass es mit der Aufstellung im Zusammenhang stehen könnte. Mir wurde erneut klar, dass es im Heute nicht um Rache geht, sondern um die angemessene Erinnerung an meinen Vorfahren.«

Schlussbemerkungen: Woher kommt die Kraft der Versöhnung?

Unseren Gruppenprozess verstehen und erleben wir als einen Modellfall für einen Annäherungs- und Versöhnungsprozess. Dabei ist einer der Wege, Begegnungen zu ermöglichen. Der zunächst distanziert-respektvolle Umgang miteinander änderte sich. Durch die Aufstellungsarbeit und das »wissende Feld«, wo jeder Teilnehmer immer wieder in der Stellvertreterrolle Gefühlseinblicke und Weltwahrnehmung der Familienmitglieder der anderen im Raum sitzenden Kollegen erlebte, entstanden wahre Freundschaften.

So saßen nach einigen Treffen nicht mehr nur »die anderen, die von der anderen Seite« da, sondern es saßen hier einfach Menschen mit ihren Erfahrungen und familiären Geschichten. Durch die Aufstellungsarbeit konnten wir uns auf der Gefühlsebene verbinden, der Ebene, wo die einzig wahre Verbindung herrscht, und konnten so in gewissen Momenten über Erfahrungen, Erlebnisse sowie subjektive Wahrnehmungen des letzten Bürgerkriegs berichten. Die Tatsachen wurden benannt, wurden angeschaut, wurden respektiert. Und wir trugen in dieser Runde bewusst und unbewusst auf verschiedenen Ebenen zur wahren Versöhnung in den eigenen Seelen, in den eigenen Familien wie auch bestimmt auf dem interethnischen Niveau bei.

Versöhnung und Frieden erscheinen in Bosnien und Herzegowina möglich zu werden, wenn – wie wir das in vielen Aufstellungen erleben – alle Beteiligten gleichermaßen gehört werden. Dabei ist das Annehmen der anderen als Dazugehörende und gleichberechtigt Beteiligte ein wesentliches Merkmal bzw. eine entscheidende Haltung.

Die guten Einsichten in die jeweiligen Nachbarschaften zu bringen, stellt eine noch größere Herausforderung im Heute von BiH dar. Hier sind, so wie es hier in einem Beitrag als Hilferuf formuliert wurde, auch die »guten Kräfte von außen« gefordert, das heißt, vor allem wir Europäer.

Welche Gerechtigkeit und wer sollte diese herstellen können?

Dazu verfasste ein Mitglied unseres Teams folgende Worte, die für uns alle stehen:

Ich glaube, dass das Problem auf der Ebene der gegenwärtigen politischen Eliten nicht gelöst werden kann. Ein Waffenstillstand ist das maximale Maß an Frieden, auf das sie sich einigen können. Das wurde in Dayton erreicht. Es war kein Friedensvertrag, den sie unterschrieben hatten. Es war eigentlich (nur) ein Waffenstillstandsabkommen.

Die Lösung des Problems liegt bei den Menschen dieses Landes. Wie der deutsche Philosoph Karl Jaspers in seinem berühmten Essay über die Schuldfrage (1946) klug sagte: »Jeder Mensch ist für die Art und Weise verantwortlich, in der er regiert wird.« Die Menschen in Bosnien und Herzegowina müssen nüchtern werden und verantwortungsbewusst handeln, wenn sie Politiker wählen, die Entscheidungen treffen und das Land in ihrem Namen regieren. Aber bevor sie dazu in der Lage sind, müssen sie zuerst ihre eigene politische und moralische Schuld akzeptieren und zugeben, dass sie nationalistischen Kriegstreibern (unterstützt von den »friedliebenden« Weltmächten), die die ganze Nation in die Selbständigkeit führten, vor 25 Jahren die Macht zur Zerstörung gaben. Und vielleicht, wenn die Menschen mit ihrer eigenen Schuld, Scham und Dummheit konfrontiert werden, werden sie in der Lage sein, einen verurteilten Kriegsverbrecher (wie u. a. Ende 2017 im Internationalen Gerichtshof

Den Haag) für das, was er wirklich ist, anzuerkennen und ihn für seine Verbrechen bestrafen zu lassen. Und vielleicht werden wir nur dann genug Mut finden, die Vergangenheit hinter uns zu lassen, um Vergebung bitten und neue Führer wählen, die das Land auf einen neuen Weg des Friedens und der Koexistenz führen werden.

Literatur

Andrić, I. (1982).Wegzeichen. Berlin: Carl Hanser.
Jaspers, K. (1946). Die Schuldfrage. Heidelberg: Lambert Schneider.

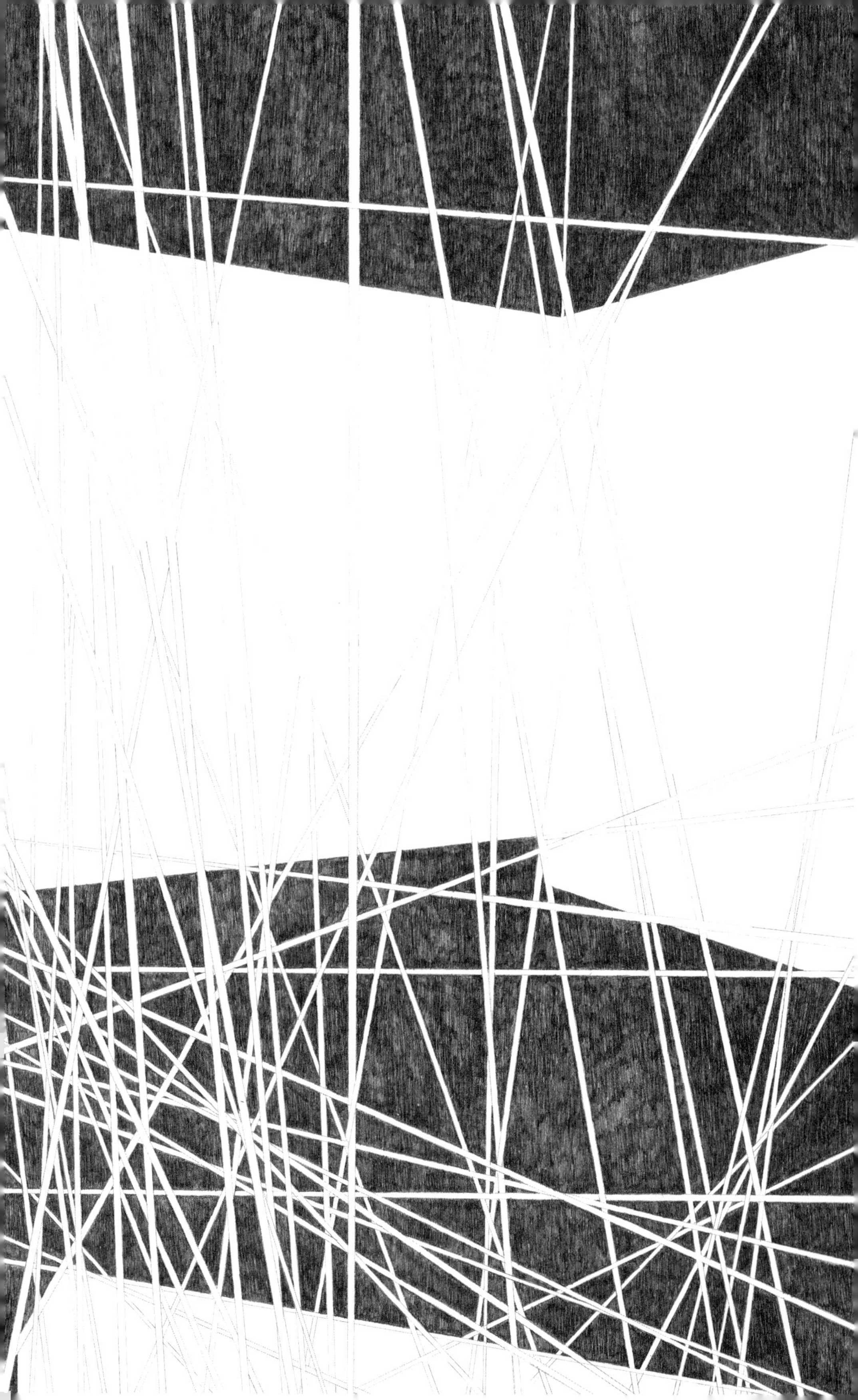

Diana Drexler

»Verstrickt, verdrängt, vergessen« – mehrgenerationale Themen in Beratung und Therapie

In meiner systemischen Ausbildung in den 1980er Jahren wurden wir angehalten, in unseren Beratungen Informationen über alle zu berücksichtigen, die zur engeren Familie gehörten und zusammenlebten. In den folgenden Berufsjahren empfand ich zunehmend die Notwendigkeit, außer der individuellen Lebensgeschichte weitere Informationen über Familiensysteme mit einzubeziehen, zum Beispiel die Herkunftsgeschichten der Eltern und in Patchworksystemen frühere Partner, insbesondere solche, die erst einmal nicht »auf dem Schirm« der Erzählung oder gar aktiv aus dem Erinnerungsraum ausgeschlossen waren. Seit der Beschäftigung mit der Aufstellungsarbeit ist es mir zunehmend selbstverständlich geworden, Lebensprobleme nicht nur horizontal, sondern auch vertikal zu betrachten und bei Bedarf Schicksale und Geschichten zu berücksichtigen, die im »Systemgedächtnis« gespeichert sind.

Das Konzept der mehrgenerationalen Sichtweise ist nicht neu. Schon seit den 1960er Jahren gibt es umfassende Forschungsergebnisse zu den sozialhistorischen Dimensionen transgenerativer Übertragungsphänomene. Sie betreffen z. B. die Tradierung von Ideologien, Erziehungsidealen und Wertvorstellungen und die Folgen von Kriegseinflüssen. Zahlreiche Studien belegen inzwischen auch transgenerationale Phänomene bei klinischen Symptomen und die Weitergabe von (nicht bewältigten) Schuld-, Scham- oder Opfergefühlen, sei es, dass die Betroffenen unter solchen Gefühlen gelitten oder sie bei anderen erzeugt – und beides nicht bewältigt haben. Beispiele dafür lassen sich besonders im Umgang mit den Folgen des Kriegs und in Deutschland mit der Nazizeit aufzeigen (siehe z. B. Huber u. Plassmann, 2012; Moré, 2013; Reddemann, 2015).

Grundannahme mehrgenerationaler Sichtweisen ist, dass sich sozialhistorische Ereignisse, aber auch besondere Schicksale in Familiensystemen in innerpsychischen Prozessen Einzelner »niederschlagen« können und dass es besonders unerledigte, konflikt- und schmerzhafte Themen und Affekte aus der familiären Vergangenheit sind, die durch multiple, intrafamiliäre Übertragungsprozesse bis ins Heute wirksam bleiben können. Aus dieser Sicht werden Partner, Kinder und Enkel in Konflikte gezogen, die weit zurückliegen, mit denen sie nichts zu tun haben, von denen sie bewusst nicht einmal wissen.

Im Folgenden möchte ich einige Aspekte transgenerationaler Übertragung am Beispiel deutscher Nachkommen des NS-Erbes aufgreifen und den Umgang damit in Beratung und Therapie diskutieren. Ich möchte es wagen, dafür Vignetten aus eigenen biografischen Erfahrungen zu verwenden. Dabei bin ich mir bewusst, dass diese Erfahrungen individuell sind und dass die Leserin vielleicht andere Erfahrungen hat und andere Schlüsse aus dem Berichteten zieht.

»Verstrickt, verdrängt, vergessen« – Teil I

Im Januar 2013 wurde nach dreijähriger Forschungsarbeit das Buch »Ausgeplündert, zurückerstattet und entschädigt – Arisierung und Wiedergutmachung in Mannheim« von Christiane Fritsche (2013) vorgestellt. Die Veröffentlichung sorgte für Aufsehen: Sie schrieb die Mannheimer Geschichte neu. Die »Arbeiterstadt« war immer stolz auf ihren Widerstand im »Dritten Reich« gewesen, nun kamen erschütternde Erkenntnisse ans Licht: An der sogenannten Arisierung, der systematischen Ausplünderung der Juden und Vernichtung ihrer wirtschaftlichen Existenz hatten sich Unternehmer, Institutionen der Stadt und der Evangelischen Kirche sowie zahlreiche Bürger beteiligt. 6.400 hier lebende Juden verloren fast ihren gesamten Besitz. Grundstücke und Gebäude wurden zu Schnäppchenpreisen ergattert, Hausfrauen der Nachbarschaft bedienten sich aus dem Hausrat von Deportierten. Achtzig Jahre nach der Wahl des NS-Regimes nannte die Studie erstmals entscheidende Akteure beim Namen, Verfolgte ebenso wie Täter und Profiteure, und machte deutlich: Arisierung war kein »von oben« oktroyierter Prozess, sondern wurde vor Ort von Mannheimer Beamten, Geschäftsleuten und Nachbarn, von normalen Bürgern also, getragen und vorangetrieben. Die Reaktionen auf die Veröffentlichung waren erschüttert und erschütternd, auch und gerade unter den älteren Mitbürgern, denn in Mannheim als mittlerer Großstadt mit damals etwa 280.000 Einwohnern konnte fast jeder Nachbar »dabei« gewesen sein. In der Folge gab es zahlreiche Initiativen, Diskussionsforen und neue Forschungsaufträge.

Dies ist eins von vielen Beispielen, wie sich die Umsetzung von ganze Generationen betreffenden (traumatischen oder schuldhaften) Erfahrungen in Bilder, Sprache und Handlungen über mindestens drei Generationen erstreckt und dass die Kommunikation über diese Ereignisse erfahrungsgemäß erst möglich wird, wenn der Einfluss der erstbetroffenen Generation schwächer wird oder entsprechende Personen verstorben sind. Es sind oft erst die Enkel – sowohl von Tätern als auch von Opfern – die sich der Aufarbeitung stellen können.

Die aufwendige und detaillierte Untersuchung von Fritsche zeigt außerdem exemplarisch, dass unser Gedächtnis es sich leicht macht, wenn wir nur in drei Kategorien denken: in der der dämonisierten Täter, der Widerstandskämpfer und der Opfer. In einem so gestalteten Gedächtnisraum sind die Nazis immer nur die anderen – und das schränkt Bewältigung letztlich ein.

»Verstrickt, verdrängt, vergessen« – Teil II

Vom Schweigen und der Unfähigkeit, nachzufragen, waren auch die Psychotherapeuten betroffen: Sie waren zum Teil selbst verstrickt oder hatten leidvolle Erfahrungen gemacht. So hatten die Veranstalter anlässlich des 60. Jubiläums der Lindauer Psychotherapiewochen im Jahr 2010 erstmals eine Darstellung der Tagungshistorie in Auftrag gegeben, und wieder war es ein junger Forscher, der österreichische Historiker Philipp Mettauer, der mit seinen Ergebnissen tiefe Betroffenheit, Verwirrung und Bestürzung bei den Veranstaltern und Tagungsteilnehmern auslöste. Er zeigte auf, wie die Gründerväter dieser weltbekannten Psychotherapietagung als Nervenärzte selbst in die Ideologie und die Taten des Nationalsozialismus verstrickt waren – und dass die notwendige Auseinandersetzung mit diesem Erbe ebenfalls sechzig Jahre lang ausgeblieben war (Mettauer, 2010).

Der Konsens des Schweigens über die Geschehnisse des Krieges zog sich durch alle Schichten der Kriegsgeneration und wurde auch von den Siegermächten mitgetragen. Das Schweigen hatte unter anderem auch eine Funktion beim Wiederaufbau nach 1945: Um möglichst schnell ein funktionsfähiges System zu errichten, war man auf die ehemaligen Eliten aus Nazideutschland angewiesen.

»Verstrickt, verdrängt, vergessen« – Teil III

2014 war ich zu einer Podiumsdiskussion zum oben genannten Thema »Verstrickt, verdrängt, vergessen. Warum stolpern wir über die Arisierung?« eingeladen worden. Ich dachte zunächst: »Ich erzähle ein wenig von meiner Arbeit«, und ahnte nicht, wie viele schlaflose Nächte mich die zwanzig Minuten »Impulsvortrag« kosten würden. Während der Vorbereitung zu dieser Veranstaltung wurde mir bewusst, dass ich nicht über meine Patienten berichten und mich selbst als Kriegsenkelin ausklammern konnte.

Ich bin in einem Dorf im Nordschwarzwald aufgewachsen. Vom Großvater mütterlicherseits hatten wir Kinder nur gehört, dass er in den letzten Kriegstagen auf dem Weg zum Schuster von den einrückenden französischen Truppen erschossen worden sei. Es gab keine Bilder und keine Erzählungen, und niemand hatte je nachgefragt.

Als Jugendliche provozierte ich am sonntäglichen Mittagstisch öfter Streitgespräche mit meinem Vater über den Krieg, gespeist aus meinem Halbwissen aus der Schule. Meine Provokationen erwuchsen weniger aus Interesse an den Ereignissen als vielmehr aus der Lust nach Provokation irgendwelcher Reaktionen von Seiten der Erwachsenen, hatte ich doch ein Stückchen ihrer Geschichte aus den Geschichtsbüchern, nicht aber von ihnen erfahren. Ihr Schweigen feuerte meine heftigen Angriffe und pauschalen Anklagen gegen »die Deutschen im Zweiten Weltkrieg« an, aber gleichzeitig habe ich nie ernsthaft versucht, Genaueres über unsere Familie in dieser Zeit zu erfahren. Dass meine Mutter jedes Mal schweigend den Tisch verließ, kannte ich als ihre übliche Reaktion bei Konflikten. Auf die Idee, dass der eigene Großvater verstrickt gewesen sein könnte, kam ich nicht. So respektierte ich einerseits das Tabu und habe – aus heutiger Sicht – gleichzeitig das Schweigen der Mutter vertieft und einen echten Austausch unmöglich gemacht.

Gerechnet an meiner langen Berufszeit als Psychotherapeutin ist es noch nicht lange her, dass ich mich der Geschichte meines Großvaters zuwandte. Ich erfuhr – allerdings nicht von meiner Mutter – dass er Ortsgruppenleiter der NSDAP gewesen war, Baden in den letzten Kriegstagen mit der Waffe verteidigt hatte und von französischen Soldaten erschossen wurde. Er hatte seinen halbwüchsigen Sohn damals in den Kampf mitgenommen. Dieser überlebte, starb im selben Alter wie der Vater mit 38 Jahren an einem Herzinfarkt und hinterließ wie er eine junge Frau mit vier Kindern, die zeitlebens allein blieb. Für meine Mutter – das kleine Mädchen von damals – war plötzlich und ohne Abschied der geliebte Papa weg, von heute auf morgen durfte nicht mehr über ihn gesprochen werden. Die Familie hatte sich unter neuen politischen Bedingungen auf Überlebensmodus und das ganze Dorf auf Schweigen eingestellt.

Seit ich mich erinnern kann, habe ich dieses Mädchen in meiner Mutter besser gekannt als die erwachsene Frau: ihre geradezu panikartigen Ängste, wenn Mann oder Kinder allein unterwegs waren, ihre Überfürsorge ohne körperliche Nähe, ihr stilles, aber spürbares Leiden bei jedem Konflikt. Weinen sah ich sie nie; was ich immer spürte, war ihr Schutzbedürfnis, ihre Verausgabungsbereitschaft bis zur Selbstaufgabe, ihre Aufopferung für alle Fremden, die sich im Dorf ansiedelten und in ihrem Garten ein Stückchen Land bekamen. Gelebte Trauer um den Vater oder gar eine Auseinandersetzung mit ihm, den sie zeitlebens vermisste, gab es nicht.

Es ist schwer einzugestehen, dass mich die Liebe zu meiner Mutter und zu dem Großvater, den ich nie kannte, auf der einen Seite und der Anspruch nach einer wahrheitsgetreuen Erforschung seiner Geschichte auf der anderen zeitweilen in fast unerträgliche Loyalitätskonflikte brachte. Sich dieser Geschichte überhaupt zuzuwenden und sie sogar zu erzählen, wurde mir erst nach dem Tod der Beteiligten möglich. Gleichzeitig wurde eine Klärung dessen, was »eigentlich« geschehen war, durch dieses Warten vereitelt: Zeitgenossen leben nicht mehr.

Während einer Psychotherapie einsetzende, tiefe Schuldgefühle über meine jugendlichen Attacken machten langsam eine neue Form des Zuhörens und Nachfragens möglich, und meine Mutter begann wenige Jahre vor ihrem Tod Kindererinnerungen über ihren Vater zu erzählen. So habe ich noch Erinnerungssplitter kleiner, glücklicher Erlebnisse von ihr mit ihm erhalten.

Es sei hier nur angedeutet, dass das Schweigen natürlich auch die weitere Familie und letztlich das ganze Dorf betroffen hat – und bis heute aufrechterhalten wird.

Unterschiedliche Gründe, die Vergangenheit auszuklammern

Kriegsbetroffene erleiden Traumata. Sie versuchen, die unerträglich scheinenden Gefühle los zu werden oder zu vergessen, sei es um emotional zu überleben, um andere nicht zu belasten oder weil die Zeit und Unterstützung für eine adäquate Bewältigung fehlt. Solche bewussten und unbewussten Überlebensversuche zeigen sich zum Beispiel als emotionale Abkapselung, Betäubung oder im Aufbau einer Pseudonormalität, unter der die davon betroffenen Kinder wiederum leiden, ohne etwas zu verstehen.

Im Nachkriegsdeutschland wurde jedoch auch lange verkannt, dass die Sprachlosigkeit in der ersten Generation nicht lediglich Folge von Kriegstraumatisierung war. Es gab komplizierte Vermischungen von Opfer- und Tätersein mit Folgen für die Kinder. Die Konfrontation mit Scham, Schuld und mit den Taten eines verbrecherischen Regimes, dem man zugestimmt hatte, mit dem man Sympathien gehabt hatte, bestimmte nach dem Krieg die Stimmung in den Familien, nicht aber die öffentliche Diskussion.

Man hat sich ins Funktionieren, in den Wiederaufbau gestürzt. Die Kriegskinder sollten früh selbständig und erfolgreich werden, haben Kummer, Verluste und nicht verarbeitete Schuldthemen der Eltern gespürt und versucht, diese zu schonen – oder zu bekämpfen. Die Tragik dieser Lösungsversuche besteht darin, dass sowohl das Wegsehen als auch die schonungslose Konfrontation die Verständigung nicht gefördert, sondern das Schweigen noch vertieft haben. Die pauschale Anklage der Elterngeneration ging nicht mit dem Einfühlen in die Bedeutung für die eigene Biografie einher.

Es gab also unterschiedliche Formen und Gründe, die Vergangenheit auszuklammern: die Unerträglichkeit dessen, was geschehen war bei den Opfern der Naziherrschaft, die Traumata bei der deutschen Bevölkerung – die aber auch den Blick auf die Opfer des NS-Regimes verstellt haben – und das aktive Verschweigen und Weiterleben der Ideologie (z. B. in Institutionen und Erziehungsidealen; siehe Assmann, 2013).

Man kann nicht oft genug betonen, dass die hier beschriebenen Vorgänge kein Automatismus sind. Viele Menschen besitzen, wie Salutogenese- und Resilienzforschung zeigen, enorme Ressourcen, um mit den beschriebenen Verstrickungen fertig zu werden, und in konkreten Fällen gilt es der Versuchung einfacher Ursache-Wirkungszusammenhänge zu widerstehen. Dass frühere Generationen prägende positive und negative emotionale Erfahrungen auf bisher erst teilweise geklärten Wegen an spätere weitergeben, ist wahrscheinlich für das Überleben unserer Spezies wichtig gewesen, und transgenerationale Übertragungen z. B. von Traumata stellen lediglich einen Spezialfall dieser Mechanismen dar. Die Frage ist, wie nachfolgende Generationen damit umgehen und welche Möglichkeiten es gibt, diese Übertragungsdynamiken zu verändern.

Was heißt das für die beraterische und therapeutische Praxis?

Im Folgenden werden einige Schlussfolgerungen zusammengefasst, die mir für den Umgang mit transgenerationalen Themen in Therapie und Aufstellungsarbeit wichtig geworden sind:

- Die Erfahrung zeigt, dass die Berücksichtigung von mehrgenerationalen Dynamiken und besonders von Ausschlussprozessen (Geheimnisse, Tabus) eine nachhaltige, positive Veränderung bezüglich belastender Lebensthemen bewirken kann. Deshalb ist eine routinemäßige Erfassung der wichtigsten Familiendaten schon zu Beratungsbeginn sinnvoll.
- Im deutschsprachigen Raum umfasst die relevante Zeitspanne für das Systemgedächtnis gravierende historische Wandlungen: Veränderungen von einer vorwiegend ländlich und familiär orientierten zu einer städtischen, Individuum zentrierten Gesellschaft, zwei Weltkriege und ihre Folgen, deutsche

Teilung und Wiedervereinigung, Veränderung der Geschlechterbeziehungen und eines patriarchalen Familienmodells bis hin zu fundamentalen Änderungen familiärer Strukturen (König, 2004). Die Therapeutin sollte historisches Wissen um diese Geschehnisse haben – es geht um geschichtliche und bezeugte Ereignisse und Traumata, nicht nur um innerpsychische Realitäten.

- Wissen allein wiederum heilt nicht, vor allem nicht, wenn es besserwisserisch und belehrend daherkommt. Deshalb steht an allererster Stelle der Respekt gegenüber den Möglichkeiten vor allem der älteren Generation, deren Lebensumstände sich jüngere Therapeuten nur noch schwer vorstellen können. Absolute Voraussetzung für das Sprechen ist Schutz vor Wertung, politischem Besserwissen und Bloßstellung. Das gilt auch für die Nachfahren von Tätern, bei denen Themen von Scham, Schuld, Aggression und liebender Bindung gleichzeitig bestehen. Darauf ist besonders im Gruppenkontext (zum Beispiel bei Aufstellungsseminaren) zu achten, denn es gehört eben auch zur Lebenserfahrung in totalitären Systemen, dass diese kein Schweigen und keine Privatsphäre duldeten und dass es (brutal) erzwungene Geständnisse gab.
- Deshalb scheint die Klärung und Berücksichtigung des Anliegens und die Entwicklung einer Lösungs- oder Zukunftsvision des Klienten besonders wichtig. Natürlich schauen wir in erster Linie auf die Gegenwart, aufs individuelle Leben und auf die Paargeschichte, und das reicht für Veränderungsideen oft aus – und in zweiter Linie entdecken wir manchmal gemeinsam, dass zum Beispiel die Partnerschaft unter Geschichten leidet, die jeder Einzelne mitgebracht hat und die sich zum Teil über Generationen in unterschiedlichen Variationen wiederholen. Ein Faszinosum der Aufstellungsarbeit ist, dass die Aktualisierung dieser Geschichten manchmal erst während der Aufstellung erfolgt und dann Anlass beim Betroffenen für weitere Nachforschungen gibt.
- Traumatherapien gibt es erst seit dem Vietnamkrieg, unser Traumawissen ist relativ »jung«. Das sollte unbedingt bei der Bearbeitung traumaassoziierter Themen berücksichtigt werden. Dazu gehört zum Beispiel, dass die Exposition gegenüber belastenden Ereignissen zu Reizüberflutung, Kontrollverlust und Retraumatisierung führen kann.
- (Selbst-)Erfahrung mit transgenerativen Methoden und Supervision unterstützen den eigenen, fortlaufenden Entwicklungsprozess, um die eigenen (familiären) Verstrickungen und Tabus zu klären. Für mich war die Therapie und Supervision bei Kolleginnen mit anderen therapeutischen Ansätzen als den eigenen besonders hilfreich – aus der Erfahrung heraus, dass man halt am ehesten die Eier findet, die man selbst versteckt hat …

An den Grenzen von Therapie

Wo immer wir es mit von Menschen verursachtem, kollektivem Grauen zu tun haben, stoßen wir an Grenzen der Ursachenforschung und der symptomatischen Behandlung. Hier sind (einzel-)therapeutische Prozesse an einem bestimmten Punkt überfordert. Dann ist das Einzige, was nach all den Jahren überhaupt wieder herstellbar ist, die historische Wahrheit. Diese Alternativlosigkeit braucht vielleicht etwas, das es bisher erst in Ansätzen gibt, eine Art »Psychotherapie des Gesellschaftslebens«. Erste Ansätze dazu sind zum Beispiel Wahrheitskommissionen, die es in Südafrika oder an der Elfenbeinküste (leider noch nicht im Irak, in Afghanistan, in Syrien) gab. Zeugnis ablegen, zur Sprache bringen, zur Kenntnis nehmen und Reue zeigen sind ein wichtiger seelischer und symbolischer Akt sowie aufklärerische und zugleich therapeutische Mittel des sozialen Wandels für alle Beteiligten.

Eine wichtige Voraussetzung für die Integration der Erfahrungen und die Verständigung über diese Erfahrungen scheint ein sicherer Raum zu sein, in dem das familiäre und kollektive Schweigen im doppelten Sinn aufgehoben ist und Verletzung oder Beschämung sich nicht wiederholen kann. Mein eigenes Beispiel zeigt, dass mir das als Jugendliche mit meinen Eltern nicht geglückt ist. Ein wirkliches Gespräch zwischen den Generationen wird erst möglich, wenn wir allen Betroffenen diesen Raum öffnen. Die Kriegskinder haben auf ihre Weise ihr Bestes gegeben, spektakuläre Schulddebatten machen sie für immer stumm. Für sie braucht es bis heute unglaublichen Mut, ihre emotionale Betäubung zu überwinden. Unsererseits bedarf es der einfühlenden Erinnerung an die Leiden der Opfer, der aktiven Einfühlung in die Welt der Täter und Mitläufer und der tätereinfühlenden Erinnerung an die Herrenmenschen in uns (Assmann, 2013).

Häufig geht es aber auch um Unsagbares. Harald Welzer zitiert Lyotard: »Ich kann nicht einmal mehr die Geschichte erzählen. Einzig vermag ich noch zu erzählen, dass ich diese Geschichte nicht mehr erzählen kann« (1997, S. 125). Hier gibt es nichts zu »tun«, außer mit den Betroffenen zu bleiben und das unaussprechliche Grauen gemeinsam zu tragen.

Für beide Beispiele braucht es Ansätze, die sozialen Wandel durch Zeugenschaft und Präsenz unter Berücksichtigung von Gefühlen und Seelenlagen und damit auch des kollektiven Unbewussten zu vollziehen versuchen. Dazu können Aufstellungsseminare einen wichtigen Beitrag leisten.

Wie geht es weiter?

Es muss anerkannt werden, dass wir in Deutschland inzwischen auf vierzig Jahre »vorbildliche« Erinnerungskultur zurückblicken. Diese hat jedoch, das mahnt Aleida Assmann (2013) eindringlich an, erst drei Jahrzehnte nach Kriegsende begonnen. In der beraterischen Praxis haben wir es vor allem mit Kriegskindern und -enkeln zu tun, über die Auswirkungen auf die vierte Generation gibt es noch wenig Erfahrungswerte.

Das NS-Erbe eignet sich in besonderem Maß, die Folgen von Schweigen, Verdrängen, Vergessenwollen aufzuzeigen, aber wir haben es längst nicht mehr »nur« mit den Folgen des Zweiten Weltkriegs zu tun – auch die Nachkommen von Betroffenen und Tätern im Umfeld des Stasiapparats kommen heute, fast dreißig Jahre nach dem Mauerfall, in Therapie. Wir haben unzählige weitere Beispiele für die Folgen von Täter- und Opfererfahrungen, von Kriegs-, Gewalt- und Leiderfahrungen sowohl in der europäischen Geschichte als auch in der Weltgeschichte, und Kriege, Genozid und Vertreibung finden medial oder real vor unserer Haustür statt. Viele Kolleginnen und Kollegen sind durch ihre Arbeit mit Flüchtlingen wieder mit Kriegsschicksalen befasst und müssen sich angesichts der unvorstellbaren Leidgeschichten auch mit den Risiken sekundärer Traumatisierung bei den Dolmetschern und sich selbst auseinandersetzen.

Was könnte unser Beitrag sein?

Es scheint wichtig, darauf zu achten, dass Erinnern nicht nur eine rückwärtsgerichtete Haltung bleibt. Dies würde die Auseinandersetzung damit verhindern, was wir heute kollektiv verschweigen, ausklammern, nicht sehen möchten. Auch wir müssen uns von unseren Enkeln vielleicht einmal fragen lassen, was unsere heutige Generation gegen Missstände getan, wo wir geschwiegen und was wir unterlassen haben.

Es gibt bisher wenige Vorbilder, wie wir als Psychotherapeuten einen verantwortungsvollen Umgang mit unserem problematischen Erbe bezüglich der Zukunft finden können und welche Konsequenzen wir für unser heutiges psychotherapeutisches und persönliches Handeln ziehen. Es sei bewusst provokativ formuliert: Die ausschließliche Beschäftigung mit den Untaten unserer Vorgänger und Ahnen kann auch eine Abwehrform eigener Versäumnisse sein.

Die Meinungen über die Pflicht zur Einmischung sowie die Möglichkeiten und Grenzen der sozialen und politischen Verantwortungsnahme von Arbeitenden in helfenden, pädagogischen und lehrenden Berufen gehen weit auseinander. Deshalb seien an den Schluss dieses Artikels einige Fragen gestellt, auf die ich selbst keine Antwort habe oder die mich ratlos und beschämt machen:

- Wie berücksichtigen wir die Bedeutung sozialer und politischer Probleme bei der Bewältigung seelischer Notlagen unserer Klientinnen? Und berücksichtigen wir sie überhaupt?
- Wenn unsere Arbeit in starkem Maß von politischen und ökonomischen Kontexten abhängig ist, haben wir Orte für eine gesellschaftspolitische Reflexion unseres eigenen Tuns?
- Gibt es überhaupt ein emanzipatorisches Potenzial von Beratung und Therapie oder laufen wir nicht längst wieder Gefahr, Handlanger oder zumindest stillschweigende Zuschauer ideologischer Vorstellungen zu werden?
- Wie stellen wir uns konkret zur Gleichgültigkeit gegenüber sozial anderen, zur Ausbeutung der Dritten Welt, zur Umweltzerstörung, zur offenen Fremdenfeindlichkeit und zu den nicht mehr zählbaren Flüchtlingen, die im Mittelmeer ertrunken sind?

Der 2011 verstorbene Psychoanalytiker Horst-Eberhard Richter könnte ein Vorbild sein. Er hat seine Disziplin immer als Wissenschaft von Mensch und Gesellschaft verstanden und mit seinem politischen Engagement viele ermutigt. Welchen Rat würde er uns wohl geben?

Literatur

Assmann, A. (2013). Das neue Unbehagen an der Erinnerungskultur. Eine Intervention. München: Beck.

Fritsche, C. (2013). Ausgeplündert, zurückerstattet und entschädigt. Arisierung und Wiedergutmachung in Mannheim. Ubstadt-Weiher: Regionalkultur.

Huber, M., Plassmann, R. (2012). Transgenerationale Traumatisierung. Paderborn: Junfermann.

König, O. (2004). Familienwelten. Theorie und Praxis von Familienaufstellungen. Stuttgart: Pfeiffer bei Klett-Cotta.

Mettauer, P. (2010). »Vergessen und Erinnern«. Die Geschichte der Tagung nach Quellen und Zeitzeugen. Vortrag am 21. und 28. April bei den 60. Lindauer Psychotherapiewochen 2010. Zugriff am 21.05.2018 unter https://www.lptw.de/archiv/vortrag/2010/mettauer-die-geschichte-der-tagung-nach-quellen-und-zeitzeugen-lindauer-psychotherapiewochen2010.pdf

Moré, A. (2013). Die unbewusste Weitergabe von Traumata und Schuldverstrickungen an nachfolgende Generationen. Journal für Psychologie, 21 (2), 1–29.

Reddemann, L. (2015). Kriegskinder und Kriegsenkel in der Psychotherapie. Folgen der NS-Zeit und des Zweiten Weltkriegs erkennen und bearbeiten. Eine Annäherung. Stuttgart: Klett-Cotta.

Welzer, H. (1997). Verweilen beim Grauen. Essays zum wissenschaftlichen Umgang mit dem Holocaust. Tübingen: Kimmerle.

II Dynamiken

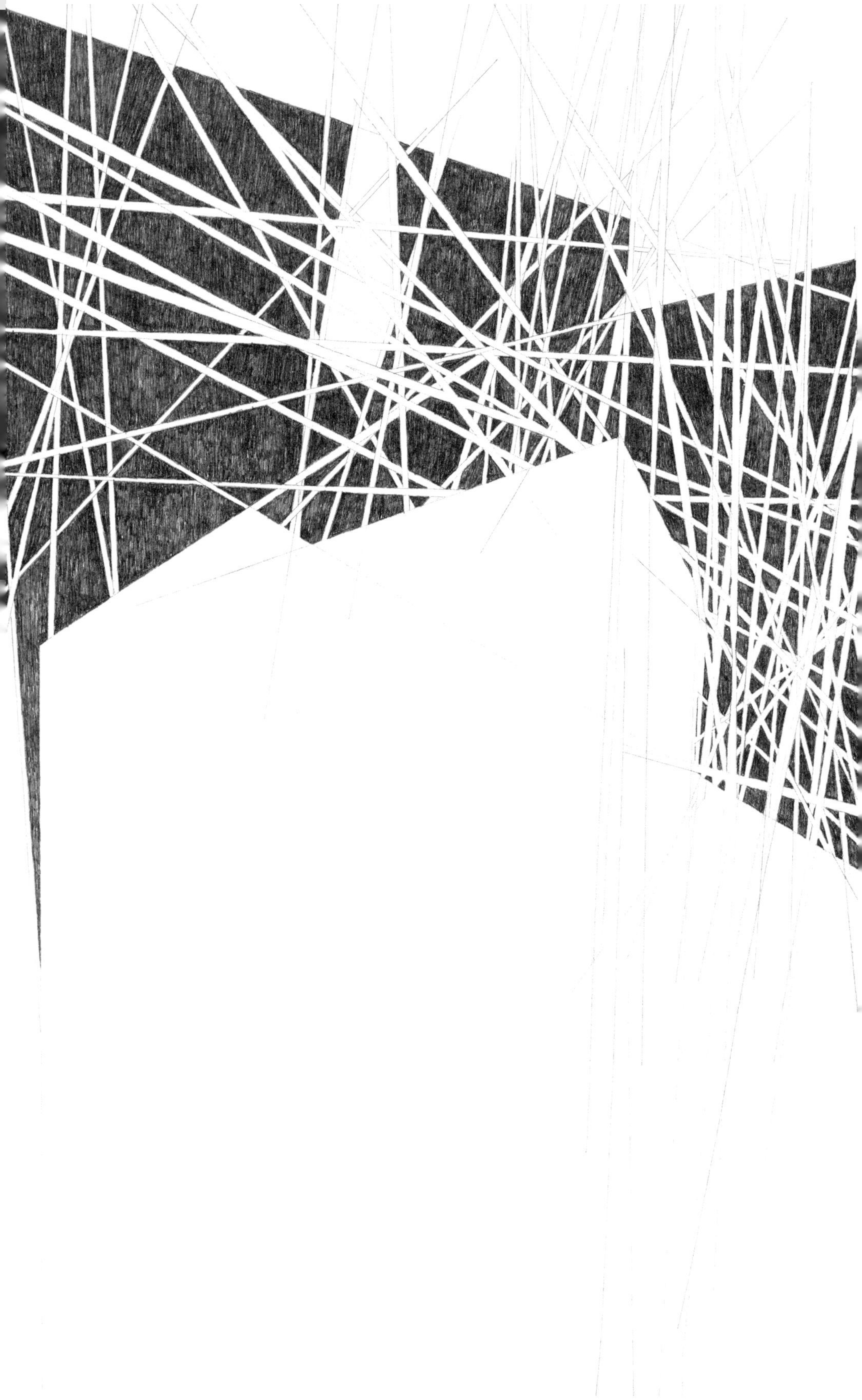

Mario C. Salvador

Die transgenerationale Weitergabe von Traumata

aus dem Spanischen übersetzt von
Deborah Althausen

Unsere gesamten Systeme (biologische, familiäre, kulturelle, nationale) sind intelligent. Sie versuchen an die Angehörigen des Systems wichtige Mechanismen und Lehren der Vorfahren weiterzugeben. In früheren Zeiten, vor der industriellen Revolution wurden die Nachfahren praktisch im gleichen Umfeld geboren und lebten dort, wie es schon ihre Vorfahren getan haben. Daher war dieses Erbe für die Nachfahren hilfreich, um die nötigen Abläufe zum Umgang mit dem, was auf sie zukam, abrufen zu können. Doch heutzutage ändert sich das Umfeld, zumindest in den westlichen Kulturen, in einer bisher unbekannten Geschwindigkeit, sodass sich unsere Nachfahren neuen Herausforderungen und einem sehr schnell wechselndem Umfeld stellen müssen. Die Abläufe, die unter früheren Umständen nützlich waren, sind es im gegenwärtigen Kontext nicht mehr. Daher müssen wir mehr denn je unser Erlerntes auf Obsoletes überprüfen, um an die Umweltanforderungen angepasst zu bleiben. Doch die Weitergabe nicht verarbeiteter traumatischer Erfahrungen der Eltern an ihre Nachfahren nimmt diesen die Flexibilität zum Lernen und zur kreativen und genussvollen Lebensgestaltung. In diesem Sinne sind Familienaufstellungen eine ausgesprochen verbildlichende Methode, um das Erbe der verschiedenen Systeme für die Lebensdynamik des Menschen zu veranschaulichen.

In meinen Seminaren zum »psychologischen Trauma und seiner Aufarbeitung« sage ich für gewöhnlich, dass jedes Trauma zwischen Personen mit einem transgenerationalen Trauma im Zusammenhang stehe. Das bedeutet, dass Eltern, die bei ihren Kindern aufgrund von Nachlässigkeit, Vernachlässigung oder Misshandlungen jeder Art Schaden und Trauma verursachen, selbst eine traumatische Vergangenheit haben. Das Gleiche gilt für deren Vorfahren. Die nicht bewältigte traumatische Vergangenheit unserer Vorfahren wird dabei über unterschiedliche Wege an die Nachfahren weitergegeben. Autoren, die sich mit der Bewältigung und Heilung der Traumatisierung in indigenen Kulturen Nordamerikas und Australiens beschäftigen, definieren ein historisches Trauma als das Erlebnis und die subjektive Erinnerung einer Person oder Gemeinschaft an Geschehnisse, die von Erwachsenen an Kinder durch sich wiederholende Prozesse weitergegeben werden, in Form »einer kollektiven psychologischen und emotionalen Verletzung […] im Laufe des Lebenszyklus und über Generationen hinweg« (Muid, 2006, S. 36, frei übersetzt, D. A.). Milroy (2005) seinerseits erklärt umfassend, wie ein Trauma zwischen den Generationen weitergegeben wird und welche Rolle die gemeinschaftliche Vernetzung dabei einnimmt:

> »Ein Trauma wirkt über mehrere Generationen durch verschiedene Mechanismen, die den Einfluss enger Beziehungen mit erziehenden Personen; den Einfluss der Elternschaft und des Funktionierens als Familie; die Verbindung mit der physischen oder psychischen Erkrankung der Eltern; die Entkoppelung oder Angliederung an die Großfamilie, Kultur und Gesellschaft beinhalten. Die Wirkung wird aufgrund eines kontinuierlich hohen Stress- und Traumazustands verstärkt, wozu gehäufte Trauerfälle und andere Verluste und Prozesse stellvertretender Traumatisierung gehören, bei denen die Kinder Zeugen der kontinuierlichen Wirkung des Ursprungstraumas sind, das ein Elternteil oder Familienmitglied erlitten hat. Selbst dort, wo die Kinder von den traumatischen Geschehnissen der Vorfahren geschützt sind, wirken die Traumata der Vergangenheit weiterhin auf die Kinder, in Form von Erkrankungen, familiärer Dysfunktionen, Gewalt in der Gemeinschaft, psychischer Morbidität und früher Mortalität« (S. XXI, frei übersetzt, D. A.).

Im obigen Zitat legt Milroy zum einen die verschiedenen Wege der Traumaübertragung innerhalb der Sippe und der Kultur dar. Zum anderen gibt es nach Green (1993) ebenfalls »eine starke Klarheit darüber, dass für misshandelte Kinder das Risiko besteht, die ursprünglich mit ihren Eltern erlebten Gewalterfahrungen in Folgebeziehungen mit ihren Partnern und Kindern im Sinne der Weitergabe von Gewalt von einer Generation zur nächsten zu wiederholen« (S. 582, frei übersetzt, D. A.).

Die Familie ist nicht nur eine Gruppe, die aus Individuen besteht. Sie ist ebenfalls ein Zusammenschluss von Individuen, die eingewilligt haben, einerseits teilweise darauf zu verzichten, über eigenes Verhalten und eigene Gedanken im Sinne einer eigenen psychischen Dynamik zu bestimmen, und andererseits ihre eigenen materiellen und psychischen Interessen mit der Gruppe Familie zu verschmelzen (Tisseron et al., 1997). Das bedeutet, um zu spüren, dass man zu einer bestimmten Familie gehört, müssen implizierte Regeln und

Werte akzeptiert werden, durch die sie identifiziert wird und die sie von jeder anderen unterscheiden. Die Familie wird als Realität gelebt, die über das Individuum hinausgeht und deren Identität um »einen Apparat der Familienpsyche« (Ruffiot, 1981), einer Familienpersönlichkeit, herum gebildet wird. Diese Familienpersönlichkeit wird, wie wir sehen werden, sowohl als epigenetische Übertragung als auch über die Beziehungen weitergegeben. Die erlebten Erfahrungen fließen in die Interaktion mit der Familie ein.

Zum Thema, wie das Erbe durch die Familie weitergegeben wird, beschreibt die kürzlich verstorbene Autorin russischer Herkunft mit französischer Staatsangehörigkeit Anne Ancelin Schützenberger in ihrem bekannten Buch »Oh, meine Ahnen! Wie das Leben unserer Vorfahren in uns wiederkehrt« (»¡Ay mis ancestros«, 2006, S. 63) das Phänomen der transgenerationalen Übertragung, ihre Auswirkungen auf die Nachfahren und Richtlinien zur Heilung gewissenhaft. Sie beschreibt:

> »… was das heißt […] ein loyales Mitglied einer vorgegebenen Gruppe zu sein, insbesondere der eigenen Familie. Jeder ist nämlich geneigt, den Geist, die Hoffnungen, die Wünsche, die Erwartungen seiner Gruppe zu internalisieren und ein Gesamt von spezifischen Haltungen einzunehmen, um sich an diese internen oder internalisierten Anordnungen anzupassen. Wenn man diese Art von Verpflichtungen nicht annimmt, fühlt man sich schuldig. Dieses Schuldgefühl stellt ein sekundäres System mit regulativer Kraft dar, ein negatives Feedback zu einem unloyalen Verhalten« (2005, S. 66).

Der Schuldmechanismus spielt daher eine wichtige Rolle dabei, die Erwartungen und Bedürfnisse der Familie zu prägen. Die systemischen Einflüsse und die Familienregeln schließen Vorschriften und Lasten mit ein, die aus der Kultur stammen, und jene ungelösten Traumata aus der Kultur des Landes, in dem man lebt. In Spanien beispielsweise tragen viele Familien das Trauma und das Phantom von im Bürgerkrieg ermordeten Familienangehörigen in sich: Menschen, die, aufgrund des Schweigens, das der Familie angesichts der Todesursache oder des Motivs für das Verbrechen von ihrem Umfeld auferlegt wurde, nicht in Ehren begraben werden konnten oder um die aus diesen Gründen nicht getrauert werden konnte. Familien, Erziehende und das politische System haben üblicherweise über peinliche oder unehrenhafte Angelegenheiten sowohl der Sieger als auch der Besiegten ein Schweigen verhängt. Gleichzeitig verbieten die Sieger für gewöhnlich über das Geschehene zu sprechen und verordnen so die Verschwörung des Schweigens, die eine Trauerarbeit und die Transformation und Assimilation der Erlebnisse verhindert. Die nationale Persönlichkeit spiegelt das Erbe bezüglich der Landesidentität und der Themen wider, die die Kultur und den Sinn für nationale und regionale Identität prägen.

Die Generationen, die wiederholtes Leid erfuhren, wie Gewalt, Verfolgung, Entwurzelung, Auswanderung, Sucht, Ethnozid und Krieg, versuchen zu vergessen oder den erlebten Schmerz zu verdrängen. Sie verursachen aufgrund der fehlenden Erlaubnis, den Schmerz auszudrücken, eine Vergangenheitsamnesie. (In Galicien, wo ich herkomme, gibt es zum Beispiel viele Familien, die durch Trennungen für immer zerrissen wurden, da in der Nachkriegszeit einige Familienangehörige nach Südamerika auswandern mussten, um ihren Lebensunterhalt zu verdienen. Denn das System zum Erhalt der Ländereien ermöglichte nur dem Erben ein Leben in gewisser Würde. Diese Familien wurden getrennt und viele von ihnen für immer.) Für unsere westliche Kultur der Industrieländer ist eine auf diese Weise erzeugte Vergangenheitsamnesie charakteristisch. Das Vergessen kann sich im Nachhinein in Form von Angststörungen, posttraumatischen Belastungsstörungen, Depression, dysfunktionalem Verhalten und laut einigen Autoren sogar als Psychose zeigen.

Aus dem Vergessen der Vergangenheit, besser gesagt, dem Pseudo-Vergessen, denn unser Körper speichert alles ab und lässt uns nicht vergessen, resultiert eine mangelnde Fähigkeit zur Entwicklung eines Gefühls für Zugehörigkeit und für unsere persönlichen Wurzeln. So kann der erlebte Schmerz nicht verarbeitet werden, der in neue Lebensstrategien umgewandelt werden muss, um das Leben in volleren Zügen leben, genießen und lieben zu können. Die Verletzung der Gruppen- und Familienidentität und des Individuums, wie es bei der Traumatisierung der indigenen Kulturen durch Kolonisierung und Zerstörung ihres Lebenssystems der Fall war, macht sich später im Organisationskern der Familiendynamik sowie sozialen und kulturellen Dynamik bemerkbar. Dies kann sich im Anschluss in Stresssymptomen äußern, die das Leben sogar in Form von psychischer oder physischer Krankheit mehr oder weniger stark beeinflussen können.

Die Traumatisierung der Generationen, der Schmerz, der aus mindestens drei vorhergehenden Generationen stammt und die entwickelten Abwehrmechanismen, die das Schweigen und die Familiengeheimnisse wahren sollen, beeinflussen den Einzelnen auf persönlicher und geistiger Ebene. Das führt zu einer Gesellschaft, die das Leid der Vergangenheit und der Generationen, die nicht mehr leben, weiterverwendet. Den Schmerz zu verarbeiten, der zuvor nicht bewältigt werden konnte, und aus ihm zu wachsen, scheint eine Aufgabe für die Menschheit zu sein. Unter diesem Gesichtspunkt sind die bösartigsten Komponenten des transgenerationalen Trauma-Erbes die (impliziten) somatosensorischen Erinnerungen, somatische Symptome, die nicht integriert werden konnten, und emotionale Spuren der Vergangenheit, die in den Generationen der Eltern, Großeltern, Urgroßeltern, Ururgroßeltern und so weiter niemals verarbeitet wurden. Diese nicht verarbeiteten Erfahrungen wurden von den Kindern und deren Nachfahren verinnerlicht. Die Nachfahren verfügen jedes Mal über weniger Informationen und Bezugspunkte, um ein gesundes Verständnis für die Vergangenheit zu entwickeln, das heißt, sie können sie lediglich als psychisches Phantom oder bizarre Symptome leben.

Epigenetische Übertragung

Kürzlich hat die epigenetische Forschung nachgewiesen, wie vergrabene Familiengeschichten, die ungelöst sind, aber im Unterbewusstsein der Familie, insbesondere der Eltern, lebendig bleiben, bereits auf das ungeborene Leben übertragen werden. Die Forschung zeigt, dass das Nervensystem des Neugeborenen und sein biochemisches Profil dem mentalen Zustand der Mutter während der Schwangerschaft entsprechen. Bei der Diskussion wissenschaftlicher Literatur äußert Field (zit. nach Badenoch, 2008, frei übersetzt, D. A.):

> »Neugeborene Kinder von depressiven Müttern zeigen später ein biochemisches/physiologisches Profil auf, das dem pränatalen biochemischen/physiologischen Profil der Mutter entspricht, einschließlich einem erhöhten Cortisolwert (Anzeichen von Stress), niedrigen Dopamin-/Serotoninwerten (chemische Substanzen, die Glücksgefühle und Ausgeglichenheit fördern), einer relativ hohen Aktivität der rechten frontalen Region im EEG und einer geringeren Aktivität des Nervus Vagus« (S. 455).

Der Molekularbiologe Bruce Lipton (2006) wies nach, dass unsere DNA sowohl durch positives als auch durch negatives Denken, Glaubenssätze und Emotionen beeinflusst werden kann. Nach diesem Autor können Emotionen der Mutter wie Angst, Wut, Liebe und Hoffnung die Genexpression der Nachkommen verändern. Ein Kind, das im Uterus Stress ausgesetzt war, kann anfälliger für ähnliche Stresssituationen sein, wie sie auch die Mutter erlebt hatte. Heute wissen wir, dass Emotionen biologisch kommuniziert werden können und dass sich drei Generationen dasselbe biologische Umfeld im Uterus teilen, denn alle Eizellen, die in einer Mutter befruchtet werden können, sind bereits vorhanden, wenn diese noch ein Baby im Uterus der eigenen Mutter ist. Das bedeutet, dass wir in biologischer Hinsicht bereits die emotionale Geschichte unserer Großeltern kennen. Wenn die Großeltern ein bedeutendes Trauma erlebt haben, dass nicht verarbeitet wurde, dann wissen die Enkel tief in ihrem Innern etwas über dieses Trauma.

In der epigenetischen Forschung weiß man heute, dass nur 3 % der DNA für die Übertragung physischer Merkmale zuständig ist. Die anderen 97 % werden als nichtcodierende DNA bezeichnet. Früher sprach man von Junk-DNA. Sie ist für Persönlichkeitszüge, Verhalten und die vererbbare Persönlichkeit zuständig und beinhaltet auch andere Umwelteinflüsse. Mit anderen Worten, handelt es sich um den Teil der DNA, der die Erlebnisse, die von unseren Vorfahren weitergegeben wurden, codiert. Wir wissen, dass die nichtcodierende DNA durch Stressfaktoren aus der Umwelt beeinflusst wird, zum Beispiel durch Gifte, unangemessene Ernährung sowie Emotionen, die Stress hervorrufen. In gewisser Weise enthält diese DNA Erbinformation, die uns auf das Leben außerhalb des Mutterleibs vorbereitet, indem sie uns Wesenszüge und Mechanismen bereithält, die wir benötigen, um uns an unser zukünftiges Umfeld anzupassen, damit wir überleben können. Ein Merkmal der heutigen Zeit ist, wie oben beschrieben, dass das Umfeld der Nachfahren in der Regel bereits stark von dem der Vorfahren abweicht, wodurch die geerbten Programme nicht aktuell sind und uns einschränken.

Rachel Yehuda versichert, dass uns die epigenetischen Veränderungen biologisch darauf vorbereiten, uns Traumata zu stellen, die unsere Eltern bereits erfuhren. Wir sind mit gebündelten Fähigkeiten ausgerüstet – Yehuda nennt sie Resilienz des Umfelds –, die es uns ermöglichen, auf Stresssituationen zu reagieren. Yehuda und ihr Team veröffentlichten 2015 eine Studie, mit der sie nachweisen, dass epigenetische Veränderungen von den Eltern auf die Kinder übertragen werden können. Sie fanden heraus, dass Juden, die während des Holocausts traumatisiert wurden, ein ähnliches genetisches Muster aufweisen wir ihre Kinder.

David Sack (2014) äußert seinerseits, dass Kinder, deren Eltern eine posttraumatische Belastungsstörung (PTBS) erlitten hatten, selbst eine PTBS entwickeln können, die dann sekundäre Traumatisierung oder Secondary Traumatic Stress Disorder genannt wird. Das Trauma der Eltern wird verinnerlicht und das Verhalten sowie emotionale Themen des Kindes geben das Verhalten und die Themen der Eltern wieder. In diesem Sinne beschreibt LeManuel Bitsoi, ein indigener amerikanischer Navajo-Forscher, dass die indigene amerikanische Jugend die Vergangenheit ihrer Vorfahren symptomatisch wiedererlebt und eine Selbstmordrate aufweist, die zehn bis 19 Mal höher ist als die anderer Bevölkerungsgruppen (siehe Pember, 2015). Gewalt, Krieg und Unterdrückung säen somit weiterhin ihre Samen, die das Trauma über Generationen hinweg am Leben halten, denn die Überlebenden vermitteln das Erlebte unbewusst an die nachfolgenden Generationen. Alles, was nicht ausgesprochen wurde, wird weitergegeben. Das Trauma reist sowohl durch die Gesellschaft als auch durch die Generationen.

Andererseits besitzen die frühen Bindungsprozesse aufgrund der Intensität der Beziehung zu den Eltern und aufgrund dessen, dass unser Gehirn in dieser Phase sehr undifferenziert ist, eine einmalige Kraft. Unser Geist hat eine geringe Fähigkeit, wenn überhaupt, diese Begegnungen zu filtern und zu organisieren. Unser Gehirn wird in dieser Phase buchstäblich strukturiert. Während der Kindheit haben wir ein viel höheres Bedürfnis nach engem Kontakt, sowohl aufgrund der emotionalen als auch aufgrund der körperlichen Abhängigkeit, und empathische Beziehungen helfen uns dabei, einen Sinn für das subjektive Ich zu konstruieren. In der perinatalen und postnatalen Phase stehen das Bindungssystem und die Verbundenheit in voller Blüte, was uns besonders stark für jede neue Erfahrung öffnet. Jedes Mal, wenn wir eine signifikante Beziehung mit jemandem eingehen, verinnerlichen wir einen Teil der anderen Person, genauer gesagt, identifiziert sich ein Teil von uns mit dem anderen und übernimmt seine Denkweisen, seine Gefühle und Verhaltensweisen, die häufig als die eigenen wahrgenommen werden. Im Wesentlichen fühlen und definieren wir uns nach unserem Verhältnis zum anderen.

Im Hinblick auf die epigenetischen Studien ist anzumerken, dass Tiffany Field und ihre Mitarbeiter (2006) jahrzehntelang die Auswirkungen von Depressionen bei Müttern auf ihre Babys vor und nach der Geburt erforschten. Des Weiteren untersuchten sie Stufen der Angst, Wut und Reizbarkeit. Sie fanden heraus, dass Neugeborene, deren Mütter während der Schwangerschaft deprimiert waren, weniger auf Gesichter und Stimmen reagierten, weniger das Bedürfnis zeigten, gewiegt zu werden, und weniger die Hand zum Mund führten (zit. nach Badenoch, 2008). Aus irgendeinem Grund wissen die Babys bereits bei der Geburt, dass sie nicht viel erwarten können, wenn sie sich an die Personen wenden, die für ihre Pflege zuständig sind. Der emotionale Zustand der Mutter, der selbstverständlich von ihrer Wahrnehmung der Umstände beeinflusst wird, von ihrer Vergangenheit, aber auch von ihrem Gefühlsleben in der Partnerschaft, kann auf den psychischen Anfangszustand des Fötus einwirken.

Anne McCarty (2004/2008) zitiert Emerson in ihrem Buch »Ich bin Bewusstsein: Babys von Anfang an als ganzheitliches Wessen willkommen heißen. Ein integratives Modell frühkindlicher Entwicklung« (»La consciencia del bebé antes de nacer«), als sie beschreibt, wie der Fötus Familienprogramme als »Syndrom des fötalen Therapeuten« aufnimmt. Denn viele Menschen treffen Entscheidungen, mit denen sie die Wünsche ihrer Eltern erfüllen oder einen Mangel ausgleichen, den sie im Uterus erlebten: Entscheidungen über Lebenshaltungen, die unsere Art der Auseinandersetzung mit dem Leben prägen sowie den

Weg, wie wir die ungelösten Bedürfnisse unserer Mutter oder unseres Vaters zu erfüllen versuchen oder inwiefern wir ab der Entstehung im Uterus Identitätsrollen innerhalb der Familie einnehmen.

Das Kind nimmt die Erwartungen auf, die in Bezug darauf in es gesetzt werden, wer und wie es zu sein hat; wem es ähnelt; wie es den Lasten des Namens, der ihm gegeben wird, wie es den Ängsten und Sehnsüchten der Eltern und der Sippe entspricht. Die Eltern begegnen dem Kind in dem psychischen Kontext, der den gegenwärtigen Beziehungsumständen entspricht, aber sie bringen ebenfalls Lasten aus ihrer eigenen Vergangenheit und deren Vorgeschichte sowie Regeln jeder einzelnen Herkunftsfamilie mit sich. Wir können hier von der Bildung eines perinatalen Drehbuchs als Grundlage für ein Lebensdrehbuch des Menschen sprechen, das das Bild von sich selbst, den anderen und der Welt organisiert. Aus Sicht der Bindungsforschung und Ethologie beschreibt Boris Cyrulnik (1989/2005) in seinem Buch »Sous le signe du lien« (»Bajo el signo del vínculo«), inwiefern künstliche Befruchtung die Konzeption und Gestation des Kindes beeinflusst. Und er schildert, wie ein emotionaler Leidenszustand der Eltern bei der Geburt das phantasmatische Kind beeinflusst:

> »Bereits vor der Geburt hat es schon eine Aufgabe: Es soll nicht für die Rente der Eltern aufkommen, sondern ihre Träume verwirklichen. […] Das Kind, das Beziehungen flicken soll; das Kind, mit dem ich meiner Mutter zeige, dass ich ohne einen Ehemann ein Kind aufziehen kann; das Kind, das zum Glücklichsein verurteilt wird, weil ich zum kleinsten Genuss unfähig bin; das Kind, das zum Erfolgreichsein verurteilt wird, weil mein Rauswurf aus der Schule die größte Erniedrigung meines Lebens war« (S. 44, frei übersetzt, D. A.).

Die Geschichte der Sippe wird unbewusst auf die Nachfahren übertragen und manchmal explizit, indem einigen Nachfahren die Rolle übertragen wird, begangene Fehler eines Vorfahren wiedergutzumachen und/oder abzumildern; das durch ein Mitglied verlorene Ansehen der Familie wiederzuerlangen; für die Familie den Ehrenplatz zurückzugewinnen, den sie einst innehatte; als Kind das Elternteil zu ersetzen, das die Eltern in ihrer Kindheit nicht hatten, oder ewig Kinder zu bleiben, damit die Mutter nicht erneut die Einsamkeit ihrer Kindheit erlebt. Das Bewusstmachen von Themen und Mechanismen unserer Familien lässt uns erkennen, wie viel von dem, das von anderen kommt, Teil unserer falschen Identität geworden ist. Wir sind das Ergebnis einer langen Verkettung von Geschichte und Vorgeschichte. Tief in unserem Unterbewusstsein und unserem Körpergedächtnis leben nicht nur unsere Eltern und Großeltern, sondern auch unsere Urgroßeltern und so weiter.

Familiengeheimnisse und Familienphantome

Nachkommen von traumatisierten Eltern binden sich auf unterschiedliche Weise an die Elternfiguren – normalerweise an die Mutter oder den Vater, aber manchmal auch an beide –, die bereits eine narzisstische Wunde tragen, und identifizieren sich unbewusst auf eine entfremdende Weise. Sie ist entfremdend, da sie die Nachkommen von sich selbst entfernt und nicht zu ihnen gehört. Das Kind beschließt, sich selbst in dem Versuch zu verleugnen, eine liebevolle Bindung aufzubauen. Es ist eine Antwort auf die fehlende Anerkennung, die der Elternteil nicht geben kann, und es geschieht auch, da ein Teil von ihm zu dem Zweck verschlossen ist, um die Erfahrung zu verleugnen, die in einer vorangegangenen Generation nicht ausgedrückt und verarbeitet werden konnte. Wir werden sehen, dass die *unausgesprochene* Erfahrung in der ersten Generation in der zweiten Generation *unnennbar* und in der dritten Generation *undenkbar* wird. Nicht verarbeitete Erfahrung führt zur Wiederholung von Erlebnissen oder zur symptombelasteten Generation. Durch diese Wiederholung wird die Hoffnung auf eine Lösung gehegt, in der Dinge verarbeitet oder wiedergutgemacht und aufgedeckt werden, die aus Scham oder Schmerz eines Vorfahren, der für die Sippe idealisiert wurde, verborgen wurden.

Zur Erläuterung beschrieben die ungarischen Psychoanalytiker Abraham und Török (1978) das Phänomen von *Gruft* und *Phantom*. Für sie ist jede Erfahrung traumatisch, die psychisch nicht verarbeitet werden konnte, das heißt, gekannt, gedacht, symbolisiert und letztlich in ein Werkzeug umgewandelt werden konnte, das zur Bewältigung des Lebens hilfreich ist. Diese nicht verarbeiteten Erfahrungen ballen sich zu neurologischen und psychischen Wunden und zerstören infolgedessen den Sinn für Kohärenz und Kontinuität des Ichs dieser Person. Von diesem Moment an werden die Erfahrungsfragmente getrennt, intakt gehalten, eingefroren und in einzelnen Regionen der Psyche eingeschlossen. Sie können auch als Teile des Ichs erlebt werden, die gleichzeitig abgestoßen oder abgelehnt werden, da sie nicht als eigen anerkannt werden. Menschen, die ihr eigenes Trauma nicht verarbeiten konnten, leben mit einer geraubten oder gefangenen psychischen Energie, die für die Beziehung zu anderen Menschen nicht zur Verfügung steht: Es bildet sich eine Gruft. Diese bezieht sich auf die Erfahrungen, die von den Menschen, die das Trauma erlebt haben, nicht verinnerlicht werden konnten (der Verlust durch den Tod von Kind, Partnerin oder Partner, Vater, Mutter, Geschwisterkind, Morde …). Die Gruft beherbergt und erhält den betrauerten Menschen oder den Täter oder das Opfer einer abgelehnten Gewalttat, so als würde der Mensch in unserer Psyche weiterleben.

Die Kinder erleben ihrerseits, dass ein Teil ihrer Mutter oder ihres Vaters abwesend ist, oder sie ahnen, dass es etwas gibt, dass sie nicht verstehen, oder sie leiden unter den unverhältnismäßigen Reaktionen des Elternteils. In gewisser Weise spüren sie, dass es etwas Unausgesprochenes gibt, das als Tabu oder Geheimnis gewahrt wird und das sie nicht verstehen können. Die Kinder nehmen diese unausgesprochene Energie als etwas Merkwürdiges oder als eine lebenseinschränkende Botschaft auf. Abraham und Török beschreiben, dass dieses Erlebnis der Eltern die Kinder dazu bringt, einen Fremdkörper in sich aufzunehmen, der als etwas erlebt wird, das unerklärlichen Gefühlen und manchmal auch psychischen und somatischen Symptomen Raum bietet. Da sich diese Aspekte radikal vom eigenen Ich abheben, nennen die Autoren das Konzept psychisches Phantom. Der Begriff Gruft bezieht sich auf nicht bewältigte selbst erlebte Traumata und der Begriff Phantom beschreibt die Auswirkungen der Familiengeheimnisse und Trauer, die von den Vorfahren nicht psychisch verarbeitet worden sind. Der Begriff Phantom impliziert, dass die Symptome nicht aus eigener Lebenserfahrung herrühren, sondern aus Konflikten, Traumata und Geheimnissen aus dem Leben eines Vorfahren. Dieses Verständnis ähnelt dem, was in der Familienaufstellung als Identifikation mit dem Vorfahren bezeichnet wird. Infolgedessen erlebt die Person ein Erbe des Traumas dieses Vorfahren: Erneut werden ungeklärte Themen des Familiensystems inszeniert.

Das beschriebene Phänomen ist bei der *Vorfahrentrauer* üblich. Dabei handelt es sich um nicht geleistete Trauerarbeit, in der die Vorfahren durch die Nachkommen als lebende Tote präsent bleiben. Sie haben es aus unterschiedlichen Gründen nicht geschafft, in der Psyche ihrer Nachkommen begraben zu werden. Die ungelöste Trauer bleibt in den Folgegenerationen gültig, fängt Teile der Psyche eines oder mehrerer Nachkommen ein und entfremdet sie. Sowohl in Therapien zur Traumabewältigung als auch in Familienaufstellungen können neben fehlender Trauerarbeit die verschiedensten Themen aufgedeckt werden, die ausgeschlossen wurden und sich in den Nachkommen wiederholen. Hier begründen sich Aggressionen und sogar Mord, das Sühnen der Schuld eines Vorfahren, zuweilen Selbstmord, eine Selbstausgrenzung als Echo eines ausgegrenzten Vorfahren usw.

Es ist ebenfalls auffällig, dass sich viele Geschichten im gleichen Alter wiederholen, in dem sie einem Vorfahren passiert sind: Bruch oder Verlust einer Partnerschaft, Krankheiten, Unfälle o. Ä. in einem bestimmten Alter, das einem Alter entspricht, in dem ein Vorfahre ein Trauma erlebte. Wir können dieses Phänomen an der psychischen Präsenz von Vorfahren innerhalb einer Sippe erkennen, die im Krieg starben, ermordet, verstoßen und aufgrund von Scham,

Angst oder unerträglichem Schmerz von der Sippe abgelehnt wurden. Indem die Nachkommen die Aufgabe als Träger für nicht bewältigte Angelegenheiten des Vorfahren übernehmen, bleibt ein Teil ihrer Psyche in einer Identifikation mit dem anderen gefangen, der sie entfremdet. Die Entfremdung entsteht dadurch, dass den Nachkommen die Möglichkeit, Zugang zur Wahrheit darüber zu erlangen, zu wem die Geschichte und der Schmerz gehören, und damit die Verortung im historischen Kontext, in dem alles ursprünglich geschah, verwehrt wird. In der Arbeit mit Familienaufstellungen kann man auf eine wirksame und überzeugende Weise Zugang zu den Erfahrungsaspekten erhalten, die wir in uns tragen, um den Verarbeitungsprozess anzustoßen. Aber wir können den Zugang auch bekommen, indem wir achtsam der Geschichte zuhören, die unsere körperlichen Beschwerden in den Therapien zur Traumabewältigung erzählen. Hierzu sehen wir weiter unten ein Fallbeispiel.

Die Gruft prägt nicht nur einen Teil, sondern das gesamte psychische Leben eines Menschen. Das bedeutet, dass ein Mensch sein Leben um diese Gruft herum anordnen wird (Gedanken, Gefühle und Verhaltensweisen) und Abwehrmechanismen entwickeln wird, mit denen er die Gruft verschlossen halten kann. Rand (1997) erläutert, dass es bei der Bildung der Gruft eine Erfahrung gibt, die versucht, aktiv zu bleiben, um sich irgendwann ausdrücken zu können, aber gleichzeitig aufgrund verschiedener Faktoren, wie Scham oder Schmerz, verborgen bleiben muss. Es handelt sich um Faktoren, die die Enthüllung bei einem Elternteil verursachen würde, oder es handelt sich darum, dass die Enthüllung einen Vorfahren, der eine Vorbildfunktion für die Sippe hat, bloßstellt oder darum, dass ein Vorfahre seinen Nachkommen Schmerz ersparen möchte, um selbst im emotionalen Gleichgewicht zu bleiben. Der Vorfahr verschließt sich also dem Schmerz, weil das familiäre Umfeld diesen nicht hören möchte oder das soziale Umfeld ihn verurteilen würde, wie es im Krieg bei den Opfern der Besiegten der Fall ist, wenn die Sieger ihnen nicht die Ehre eines Begräbnisses und der Erinnerung zukommen lassen. Dieses Verbergen zeigt sich als *unaussprechliches* und wird daher in der Gruft abgelegt.

Trotz allem besteht immer die Hoffnung, dass die Erfahrung neu bewertet und die zurückgehaltene Energie befreit werden kann. Diese Hoffnung kann der Grund dafür sein, dass jemand aus der Nachkommenschaft ein Symptom als Zeichen für etwas, das in der Gruft verborgen wurde, aufweist. Das Symptom impliziert die Sehnsucht danach, dass eventuell unter weniger bedrohlichen Umständen und Zusammenhängen die abgelehnte Erfahrung neu bewertet und befreit werden kann.

Abraham und Török (1978) zeigen, dass die Worte, die nicht ausgesprochen werden konnten, Vorkommnisse, an die nicht erinnert werden konnte, Tränen, die nicht vergossen werden konnten, im Geheimen erhalten bleiben. Die Notwendigkeit, durch die der Nachkomme das Geheimnis trägt, kommt nicht von etwas Beschämendem, dass derjenige, der heute am Problem leidet, erlebt hat, sondern von der Scham des geliebten Vorfahren, dem Vater, der Mutter oder eines Ahnen, der aus irgendeinem Grund die Erfahrung als geheim und beschämend erleben musste. Der Träger der Gruft trägt ein unausgesprochenes Geheimnis.

Nachhin (1997) beschreibt, dass, wenn ein Elternteil eine grundlegende Erfahrung seines eigenen Lebens ablehnt, das Kind nicht die Erlaubnis spüren wird, das auszudrücken, was das Elternteil nicht ausdrücken konnte. Das Thema wird *unnennbar.* Das ist das Phantom in der ersten Generation. Das Phantom in der zweiten Generation ist die Auswirkung auf das Kind des Phantomträgers, das heißt ein Enkelkind von dem, der das Thema in der Gruft vergraben hat. Nun wird das Unnennbare für diesen Nachkommen *undenkbar.* Die Menschen, die vom transgenerationalen Trauma in der zweiten Generation betroffen sind, verfügen über keine Referenten mehr, mit denen sie ihre Empfindungen begründen können. Sie können das Trauma als befremdliche Erfahrung ohne Verbindung zu Selbsterlebtem erleiden und werden Schwierigkeiten dabei haben, die Quelle ausfindig zu machen. In dieser Generation werden wir unspezifische, namenlose Ängste unbekannter Ursache antreffen, und seltsame körperliche Symptome. Haidée Faimberg (1996) legt dar, dass es sich um eine Art der Identifikation handelt, die drei Generationen komprimiert und den Zweck erfüllt, die Zugehörigkeit und Loyalität zur Sippe zu wahren. Sie definiert sie als entfremdende Identifikation, die die Geschichte eines anderen in sich trägt. Sowohl bei der Trauer als auch bei den Geheimnissen vorhergehender Generationen tragen die Nachkommen die Last, die aus einer Vergangenheit stammt, die nicht die eigene ist, und sie müssen in irgendeiner Form zusätzliche psychische Arbeit leisten, um das zu verarbeiten, das die vorangegangenen Generationen in der Schwebe ließen.

Das, was in der ersten Generation *unausgesprochen* war, wird in der zweiten Generation *unnennbar* und in der dritten Generation *undenkbar,* wodurch es über keinerlei verbale Repräsentanz verfügt, was verhindert, dass es symbolisiert und einem Ort in der Vergangenheit und der Geschichte, zu der es gehört, zugeordnet werden kann. Es ist vor allem in turbulenten Krisenzeiten üblich, dass sich das Elternteil, das Träger einer Gruft ist, beispielsweise mit überbordender Angst, Wut oder depressiven Krisen, Ausgleich schafft. In dem Fall muss sich das Kind bemühen, zu verstehen, was los ist, ohne dafür die nötigen Fakten zur Hand zu haben. Häufig beschreibt sich das Kind selbst als unangemessen oder seltsam, weil es Dinge fühlt, bei denen es nicht weiß, worauf sie sich beziehen. In diesem Sinne beschreiben Tisserson et al. (1997), dass das »Unnennbare Formen von Phobien, Zwängen, Lernstörungen usw. annehmen kann, die nicht nur mit dem Konflikt zwischen dem eigenen Wunsch und dem Verbot verbunden sind, sondern auch mit dem Wunsch nach Wissen und Verständnis und mit den Schwierigkeiten, die der Kontext für das erwähnte Wissen bedeutet« (S. 19, frei übersetzt, D. A.).

Gleiches gilt, wenn wir in der dritten Generation auf *das Undenkbare* treffen. Der Nachkomme kann an sich selbst Empfindungen beobachten, Gefühle, Bilder, Impulse für Handlungen, namenlose Ängste, körperliche Symptome, die fremd wirken, Symptome, die keinen Sinn ergeben und die nicht allein durch die eigene Lebenserfahrung erklärt werden können. Das liegt daran, dass es in der dritten Generation keine möglichen Verbindungen mehr zum Unausgesprochenen gibt.

Eine junge Klientin, die ich hier Paula nennen werde, berichtete von Zwangsgedanken über Selbstmord, darüber, sich mit Messern Schmerz zuzufügen oder sich aus dem Fenster zu werfen. Sie erzählte über Sorgen, dass etwas Schlimmes passierte, wenn sie nicht das tat, was sie sollte, Krankheiten u. a. Paula wies eine große Angst und Unsicherheit auf und fürchtete sich davor, verrückt zu sein oder als verrückt diagnostiziert zu werden. Im Gespräch fanden wir heraus, dass ihre Mutter noch vor ihrer Geburt einen älteren Bruder verloren hatte und einen zweiten Bruder bei einem Autounfall (Onkel von Paula) und dass die Großmutter immer in der Furcht lebte, dass den Familienmitgliedern etwas Schlimmes zustoßen könnte. Außerdem musste der Vater gegenüber dem eigenen Vater sehr unterwürfig gewesen sein, weil dieser sehr streng war und der Vater Gefahr lief, enterbt und vertrieben zu werden. In dieser Familie, im ländlichen Katalonien, sprach man nie von Gefühlen. Es gab keine Sprache für diese und so konnten die Familienmitglieder sich nicht über Schmerz und Angst austauschen. Wir können Paulas Obsession als einen Teil von ihr bezeichnen, der die Familienängste teilte. Sie konnte akzeptieren, dass sie die Furcht und Angst mit mehreren Familienmitgliedern teilte. In der Therapie suchten wir danach, wie sich diese Obsession körperlich äußerte. Paula beschrieb eine starke Empfindung in der Brust, die viele vermischte Ängste beinhaltete. Als wir die Achtsamkeit in Mindfulness auf die Empfindung in der Brust lenkten, erschien zunächst ein Bild von weit geöffneten Augen in Alarmbereitschaft, die in die Augen der Mutter schauten, die etwas Unbestimmtes suchte. Ich ordnete das als einen Teil der Mutter ein, den sie immer gesucht hat, etwas, das spürbar war, sich aber nie zeigte, etwas, das die eigene Mutter auch hatte. Im Anschluss erschien das Bild vom Gesicht der Mutter. Ich schlug vor, den Ausdruck der Augen, die ihre Mutter anschauten, beiseite zu nehmen, damit wir uns auf die Energie der Mutter konzentrieren konnten. Wir suchten danach, wie sie die Energie der Mutter in ihrem Körper spürte. Sie spürte ein Beben an der Seite des Herzens und wir baten darum, die Geschichte preiszugeben, die in diesen körperlichen Empfindungen gespeichert war. Paula konnte sich erinnern, wie sie sich als Baby in den Armen ihrer Mutter fühlte, an ihre Angst davor, herunterzufallen. Die Mutter fürchtete, dass ihr Kind so sterben könnte, wie ihr Bruder gestorben war, und sie vermittelte ihr immer Angst davor, dass ihr etwas passieren könnte. Nachher kam auch die Figur der Großmutter zutage. Auch sie hatte mit der Angst gelebt, dass ihrer Tochter und den anderen Familienmitgliedern etwas passieren könnte. Sie spiegelte die Angst davor wieder, mehr Kinder zu verlieren, da sie ein Kind während der Schwangerschaft und eins aufgrund eines Unfalls verloren hatte, sodass Paulas Mutter bereits die Angst ihrer Mutter aufgenommen und sie später in ihrer Angst, Paula zu verlieren, wieder aktiviert hatte. Hier haben wir die Bedeutung der Augen, die aus den Müttern blicken. In dem Maße, in dem die Geschichte aufgedeckt wurde, konnte sich Paula von der Familienangst differenzieren und sie gleichzeitig mit Verständnis und Neugier betrachten, während ihr Körper die gefangene Energie der Vorfahren entlud. Letztlich konnte sich die Energie in ein Gefühl der Befreiung und Ruhe umwandeln. In anderen Empfindungen stießen wir auf die Ängste, die vom väterlichen Zweig stammten: dass etwas Schlimmes geschähe, wenn sie nicht das täte, was sie sollte.

Im vorhergehenden Fallbeispiel können wir den Mechanismus sehen, nach dem die geerbte Geschichte der Familientraumata entladen wird. Sie stammten mindestens vom Schmerz von Paulas Großmutter, die eine Gruft für die Trauer um ihren ungeborenen und ihren verunglückten Sohn schuf, in einer Familie ohne Sprache für Gefühle (das Unausgesprochene). Die Mutter nahm bereits die Furcht und Angst von Paulas Großmutter in sich auf, ohne das dies jemals in Worte gefasst wurde (das Unnennbare), da es in der Familie nicht erlaubt war, über Gefühle zu sprechen. Also verinnerlichte Paulas Mutter das Phantom von Angst und Trauer ihrer Mutter. Das führte dazu, dass Paula bei ihrer Geburt auf eine verängstigte Mutter traf, die fürchtete, dass ihr Kind sterben könnte und so ihr psychisches Phantom auf die zweite Generation übertrug (das Undenkbare). Wir haben gesehen, dass Paula in die Therapie kam, weil sie aufgrund ihrer zwanghaften Todesphantasien, für die sie aus ihrer eigenen Biografie keine Erklärung hatte, fürchtete, verrückt zu sein.

Transgenerationale Heilung

Wir sind zweifelsohne Teil einer generationsübergreifenden und systemischen Verkettung (der verschiedenen Systeme unseres Lebens: Familie, Kultur, Religion, Land), zu der wir unseren Beitrag leisten und die wir in uns tragen. Das bringt Konsequenzen mit sich und bedeutet eine große Verantwortung für Eltern, Erziehende und Menschen mit Leitungsfunktionen. Denn die Botschaften und Bezugsgrößen, die von Eltern, Erziehenden und Menschen mit Leitungsfunktionen als aus vorhergehenden Generationen stammend übermittelt werden, tragen zur Bildung unseres Selbstbildes bei. Vorfahren und Nachkommen, die durch mindestens drei Generationen miteinander verbunden sind, sind die Pole, die die Möglichkeit zur transgenerationalen Weitergabe oder zum Bruch mit derselben haben. Nur wenn wir uns einer Gewissens- und Heilungsarbeit verschreiben, können wir einen Umwandlungsprozess anstoßen, der dazu führt und es ermöglicht, uns das, was uns übermittelt wurde, zu eigen zu machen, indem wir es bewusst verinnerlichen oder uns von ihm differenzieren, da es nicht zu uns gehört und nicht adaptiv ist.

Im Hinblick auf die Genesung äußert Haydée Faimberg (2009): »Wenn die geheime Geschichte ans Licht kommt, können Auswirkungen auf das Ich modifiziert werden. Das bedeutet, dass die entfremdende Spaltung modifiziert werden kann. Der Prozess der Auflösung entfremdender Identifizierung – Entidentifizierung – leitet die Rekonstruktion der Geschichte als ›Vergangenheit‹ ein. Somit ist die Entidentifizierung (und die durch sie ermöglichte Ent-Enfremdung) die Voraussetzung für die Freisetzung des Wunsches und die Konstituierung der Zukunft« (S. 30).

Im Entdeckungs- und Erwachensprozess unseres Bewusstseins müssen wir grundlegende Fragen beachten, die uns dabei helfen, uns darüber bewusst zu werden, wer wir wirklich sind. Einige nützliche Fragen können sein: Aus welchen Gründen wünschten sich unsere Eltern ein Kind? Wie war die Paarbeziehung, als das Kind gezeugt wurde? Was war der Plan oder das Vorhaben, mit dem sie das Kind bekamen? Welche signifikanten Botschaften wurden dem Kind von den einzelnen Elternteilen vermittelt? Welche Dramen oder Tragödien gab es in der Familiensippe?

Aus einer psychogenealogischen Perspektive besteht der Entwicklungsprozess zum differenzierten Individuum innerhalb der Sippe darin, sich vom Stammbaum zu differenzieren, sich zu verwirklichen oder sich einer vollständigen Entfaltung anzunähern, um im Anschluss zur Sippe mit einer Haltung der Selbstachtung und Vergebung zurückzukehren und den nachfolgenden Generationen ein neues Licht, frei von Last zu überlassen. Auf diese Weise werden wir zu einem schützenden und erleuchtenden Vorfahren für die Nachkommen. Den Prozess kann man als eine Reise von der Familie und dem Kollektiv zum Individuum betrachten, als den Weg, das einzigartige und besondere Individuum zu werden, das jeder von uns ist, um wieder zum Kollektiv zurückzukehren und diesmal unsere verständnisvolle Natur als Handlung in die Welt auszustrahlen. Das Individuelle verschmilzt erneut mit dem Kollektiven, dem Ganzen, um in der Welt einen transzendenten Beitrag zu leisten. Dem Gesundungsprozess eine Chance zu geben, ist ein unverzichtbarer Schritt, damit unsere Körper die Informationen, die wir über unser gesamtes Leben auf epigenetischem oder auf beziehungstechnischem Weg aufgenommen haben, entladen können. Dieser Heilungsprozess von dem, das nicht mehr adaptativ ist, macht uns als Eltern, Erziehende oder Therapierende zu den Überbringern einer Botschaft, die sich kontinuierlich zum Leben bekennt, anstatt es anzuhalten – eine Botschaft, die Räume schafft, in denen die Menschen sich natürlich entfalten und ihre eigene Geschichte frei von vergangenen Lasten schaffen können.

Literatur

Abraham, N., Török, M. (1978). L'écorce et le noyau. Paris: Flammarion.

Badenoch, B. (2008). Being a Brain-Wise Therapist. A Practical Guide to Interpersonal Neurobiology. New York: W. W. Norton & Company.

Cyrulnik, B. (1989/2005). Bajo el signo del vínculo. Barcelona: Gedisa.

Faimberg, H. (1988). »A l'écoute du télescopage des générations: pertinences psychanalytiques du concept«, Topique, 42, S. 223–38; spanisch in: A la escucha del telescopaje de las generaciones. Pertinencia del concepto. In R. Kaës, M. Enriquez, H. Faimberg, J.-J. Barane, Transmisión de la vida psíquica entre generaciones (S. 130–145). Buenos Aires: Amorrortu Editores, 1996. Deutsche Fassung: Faimberg, H. (2009). Teleskoping. Die intergenerationelle Weitergabe narzisstischer Bindungen. Frankfurt a. M.: Brandes & Apsel.

Field, T., Diego, M., Hernández-Reif, M. (2006). Prenatal Depression Effects on the Fetus and Newborn. A Review. Infant Behavior and Development, 29 (3), 445–449.

Green, A. (1993). Childhood Sexual and Physical Abuse. In J. P. Raphael (Ed.), International Handbook of Traumatic Stress Syndromes (pp. 577–592). New York: Plenum Press.

Lipton, B. H. (2006). The Wisdom of Your Cells: How Your Beliefs Control Your Biology. Audiobook. Part 3. Louisville: Sounds True, Inc.

McCarty, W. A. (2004/2008). La consciencia del bebé antes de nacer. Un comienzo milagroso. Editorial Pax México: Santa Cruz Atoyac.

Milroy, H. (2005). Preface. In S. R. Zubrick, S. R. Silburn, D. M. Lawrence, J. A. de Maio, F. G. Mitrou, R. B. Dalby, E. M. Blair, J. Griffin, H. Milroy, A. Cox, The Western Australian Aboriginal Child Health Survey. Measuring the Social and Emotional Wellbeing of Aboriginal Children and Intergenerational Effects of Forced Separation (pp. 1–8). Perth: Curtin University of Technology and Telethon Institute for Child Health Research.

Muid, O. (2006). Then I Lost My Spirit. An Analytical Essay on Transgenerational Theory and Its Application to Oppressed People of Color Nations. Ann Arbor, MI: UMI Dissertation Services/ProQuest.

Nachin, C. (1997). Del símbolo psicoanalítico en la neurosis, la cripta y el fantasma. In S. Tisseron, M. Torok, N. Rand, C. Nachin, P. Hachet, J.-Cl. Rouchy, El psiquismo ante la prueba de las generaciones. Clínica del fantasma (S. 63–93). Amorrortu Editores: Buenos Aires.

Pember, M. (2015). Trauma May be Woven into DNA of Native Americans. Indian Country. Zugriff am 22.05.2018 unter https://www.indiancountrytodaymedianetwork.com/2015/05/28/trauma-may-be-woven-dna-native-americans-160508

Rand, N. (1997). Invención poética y psicoanálisis del secreto en le fantome d'Hamlet de Nicolas Abraham. In S. Tisseron, M. Torok, N. Rand, C. Nachin, P. Hachet, J.-Cl. Rouchy, El psiquismo ante la prueba de las generaciones. Clínica del fantasma (S. 95–112). Amorrortu Editores: Buenos Aires.

Ruffiot, A. (1981). Appareil psychique familial et appareil psychique individuel. Hypothèse pour une onto-éco-genèse. Dialogue, 72, AFCCC, 31–43.

Tisseron, S., Torok, M., Rand, N., Nachin, C., Hachet, P., Rouchy, J. C. (1997). El psiquismo ante la prueba de las generaciones. Buenos Aires: Amorrortu Editores.

Sack, D. (2014). When Emotional Trauma is a Family Affair. Zugriff am 22.05.2018 unter https://www.psychologytoday.com/intl/blog/where-science-meets-the-steps/201405/when-emotional-trauma-is-family-affair

Schützenberger, A. (2005). Oh meine Ahnen. Wie das Leben unserer Vorfahren in uns wiederkehrt. Heidelberg: Carl-Auer.

Schützenberger, A. (2006). ¡Ay, mis ancestros! Vínculos transgeneracionales, secretos de familia, síndrome de aniversario, transmisión de traumatismos y práctica del genosociograma. Buenos Aires: Omeba.

Yehuda, R., Daskalakis, N. P., Bierer, L. M., Bader, H. N., Klengel, T., Holsboer, F., Binder, E. B. (2015). Holocaust Exposure Induced Intergenerational Effects on FKBP5 Methylation. Biological Psychiatry, 80 (5), 372–380.

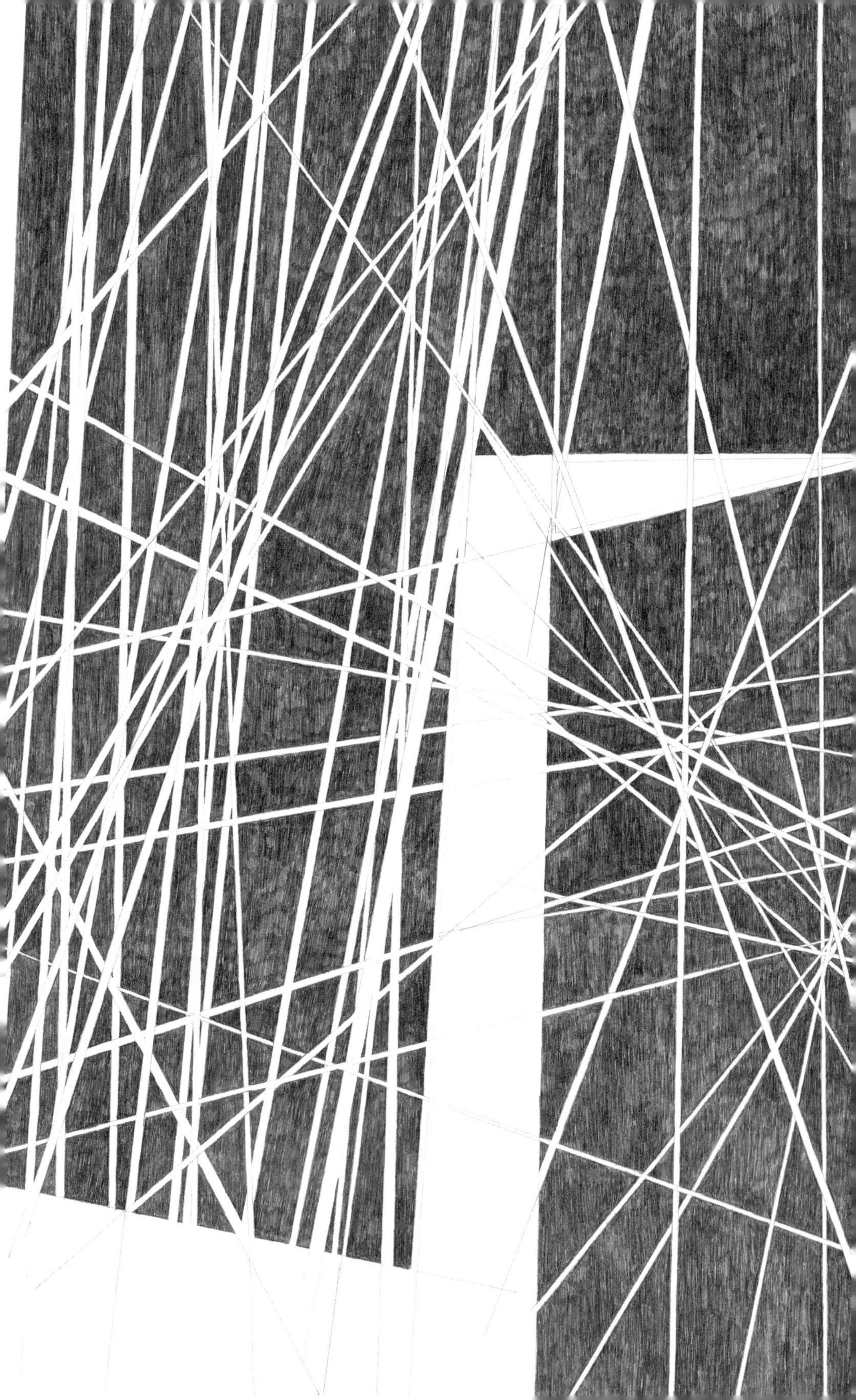

Cheng Lap Fung (Ah Fung)

Soziales Trauma und systemische Aufstellungsarbeit in China: das transgenerationale Konto

aus dem Englischen übersetzt von
Kay Niebank

Häufige Quellen von Trauma in China

Chinas moderne Geschichte charakterisiert sich sowohl aufregend als auch tragisch durch Chaos und Veränderungen, Revolutionen und Reformen. Herausragende historische Ereignisse, die mit massivem sozialen Trauma einhergehen, umfassen Kriege, politische Revolutionen, große Hungersnöte und die vorgeschriebene Ein-Kind-Politik. Relativ friedliche Zeiten kamen erst nach der »Politik der offenen Tür« in den 1980er Jahren; die kontinuierlichen Reformanstrengungen der chinesischen Regierung haben das Fundament für den gegenwärtigen chinesischen Wirtschaftsboom gelegt.

Soziales Trauma kann definiert werden als das Leiden eines wesentlichen Anteils der Bevölkerung an kollektiven traumatischen Ereignissen, deren Wirkung sich auch auf die nächsten Generationen erstrecken kann (Sotero, 2006). Nach der Erfahrung mit systemischer Aufstellungsarbeit (SAA) gibt es *vier* Hauptquellen kollektiven oder sozialen Traumas in China. Unabhängig von ihrem Ursprung hängen sie mit Ereignissen, Aufständen oder der Politik auf nationaler Ebene zusammen. Auswirkungen solcher Ereignisse betreffen Menschen auf persönlicher Ebene und die Familie ebenso wie die kollektive soziale Ebene. Vor diesem Hintergrund gibt es nicht nur Opfer, sondern es sind auch Täter oder dazugehörige Parteien mit gemeinsamer Verantwortung beteiligt. Es sind gerade die komplexen, miteinander verwobenen Merkmale des sozialen Traumas, die deren Erforschung so interessant machen.

Kriege

Neuzeitliche Kriege mit massiven Verlusten waren gewöhnlich die Bürgerkriege in China, ausgenommen der chinesisch-japanische Krieg im Zweiten Weltkrieg.

Anhaltende Kriege dauerten von 1911, als die mandschurische Qing-Dynastie zusammenbrach, bis zur Errichtung der Volksrepublik 1949 durch die Kommunisten. Es gab Kriege zwischen den Kuomintang und Kriegsherren sowie blutige Kämpfe zwischen den Kuomintang und der kommunistischen Partei. Dann beteiligte sich China in unterschiedlichem Ausmaß an einigen äußeren Kriegen wie dem Koreakrieg (1950), dem chinesisch-indischem Krieg (1960) und dem Vietnamkrieg (1970, 1979). Es gibt keine genauen Statistiken der Verluste in diesen Kriegen, aber Schätzungen von mehreren Dutzend Millionen Menschen. So massakrierten beispielsweise 1937 japanische Soldaten 300.000 Menschen in einer einzigen Stadt, in Nanking (Chang, 2012).

Damit ist dieses Thema für die systemische Aufstellungsarbeit jedoch noch nicht beendet. Manchmal bleibt der Einfluss von Kriegen im 19. Jahrhundert weiter bestehen. Die Fälle einiger Klienten reichen zurück bis zum Taiping-Aufstand von 1850–1864. Laut Schätzungen wurde die Hälfte der Städte in China zerstört und zwanzig bis dreißig Millionen Menschen kamen ums Leben (Westad, 2003). In einem typischen Fall war eine Klientin sich der völligen Gefühllosigkeit gegenüber Menschen um sie herum bewusst, sie fühlte niemandem gegenüber irgendeine liebevolle Verbindung. Obwohl ihre Eltern lieb zu ihr waren, konnte sie ihre Liebe nicht fühlen. Aufstellungen zur Quelle der Gefühllosigkeit enthüllten, dass ihre Vorfahren vor sieben Generationen in diesen Krieg verwickelt waren. Bisweilen können Einflüsse von Kriegen sogar noch weiter zurückreichen. Eine meiner Klientinnen, die an einer schweren Depression litt, als sie zu mir kam, war eine Nachfahrin von Dschingis Khan.

Die Große Hungersnot nach dem »Großen Sprung nach vorn«

Die Große Hungersnot ereignete sich um 1959–1961, gleich nachdem der »Große Sprung nach vorn« die gesamte Ökonomie Chinas in eine Sackgasse geführt hatte. Der ursprüngliche Zweck der Aufstände hatte darin bestanden, die agrarkulturelle Ökonomie des Landes in eine industrielle Ökonomie umzuwandeln, um gegenüber der Entwicklung des Westens aufzuholen. Die meisten Arbeitskräfte in der Landwirtschaft wurden angewiesen, Eisen und Stahl zu produzieren. Dieses simplifizierende Denken resultierte in der übermäßigen Produktion von Stahl und Eisen minderer Qualität, während gleichzeitig die Bauern die Ernte vernachlässigten. Die unausweichliche Folge war eine unzureichende Nahrungsversorgung für die Bevölkerung, die später zur tragischen Großen Hungersnot führte. Die Große Hungersnot hätte vermieden werden können, wären die politischen Ideale während des Großen Sprungs nach vorn nicht so radikal verordnet worden (Kung u. Lin, 2003). Die Zahl der verhungerten Menschen erreichte dreißig Millionen, was fünf Prozent der Gesamtbevölkerung Chinas zu jener Zeit entsprach.

Die reale Situation war für die Menschen jedoch weitaus schrecklicher als die Zahlen. Im chinesischen Internet lassen sich mühelos zahlreiche erschreckende Geschichten finden, die sich während der Großen Hungersnot abspielten. Die Menschen brauchten zuerst die landwirtschaftlichen Nahrungsmittel auf, dann begannen sie, jedes lebende Wesen zu essen, das sie finden konnten. Graswurzeln, Baumrinde und bestimmte Arten von Erde (Kwan Yin Tu) mussten als Essen herhalten. Viele Menschen, manchmal ganze Familien, begingen Selbstmord oder verhungerten. Kannibalismus war nicht ungewöhnlich (Zhou, 2012) und es gibt viele Berichte über Familien, die ihre Kinder gegen Essen eintauschten. Einige Eltern begingen Selbstmord, damit ihre Kinder sich von ihren Leichen ernähren konnten, während andere ihre bereits dem Tode nahen Kinder töteten, diese aßen und dann sich selbst umbrachten. Einer meiner Studenten erzählte mir, er habe einen Polizeibericht aus seiner Heimatstadt in der Provinz Hunan gefunden. Der Bericht wies über 1.800 Fälle nach, in denen während dieser Zeit in einer Stadt Menschenfleisch verkauft worden war. In meiner SAA gab es viele Fälle, die mit der Großen Hungersnot und Kannibalismus zusammenhingen. Entsprechend weisen Nachkommen von Überlebenden der Großen Hungersnot ernste emotionale Probleme auf, Depression, Gefühllosigkeit gegenüber Beziehungen, Magensymptome etc.

Politische Revolutionen

Die politischen Umwälzungen während der frühen kommunistischen Regierungszeit sind weltweit gut bekannt. Die Revolutionen in China umfassten eine Anzahl massiver Unternehmungen, um die »Volksfeinde« auszurotten. Landbesitzer, Kapitalisten, Offiziere der Kuomintang und Parteifunktionäre, Verräter, Intellektuelle und andere Stimmen innerhalb der Kommunistischen Partei Chinas (KPCh) fanden sich auf der Beseitigungsliste. Viele revolutionäre politische Aufstände ereigneten sich während der 1950er und mittleren 1970er Jahre. Öffentliche Demütigungen, Folter, Umerziehung in Arbeitslagern, Todesurteile und Verfolgung auf Verdacht waren häufig. Die berüchtigte Kulturrevolution erschütterte die chinesische Gesellschaft tiefgreifend. Es gab seinerzeit keine offiziellen Zahlen über die Verluste, sondern nur spätere Schätzungen von mehreren offiziellen Stellen und Wissenschaftlern. Nach diesen Schätzungen wurden etwa 500.000 Menschen getötet, eine weitere halbe Million Menschen wurde verletzt, während die Zahl der verurteilten Menschen 27 Millionen erreichte (Walder u. Su, 2003). Der chinesische Marschall Ye Jianying, der schließlich die Viererbande verhaftete und die Kulturrevolution beendete, schätzte grob ähnliche Zahlen, fügte jedoch eine andere Tatsache hinzu: Über einhundert Millionen Menschen waren von dem Aufstand betroffen. Noch zerstörerischer war, dass Menschen durch die bedrohlichen Umstände dazu gebracht wurden, ihre Angehörigen hinsichtlich ihrer politischen Einstellung zu belügen: Eltern, Brüder und Schwestern, Partner. Das zerstörte gewissermaßen das Grundvertrauen des menschlichen Seins. Das Motto der Kulturrevolution lautete: »Zerschlagt die Vier Alten!«, womit gemeint war: Zerschlagt alte Denkweisen, alte Kultur, alte Gewohnheiten und alte Sitten! Das Ergebnis war tatsächlich verheerend, da jeder das Ziel der Revolution werden konnte. So wurde beispielsweise das Haar von Frauen abgeschnitten, Bärte alter Männer abrasiert, alte Gebäude niedergerissen, alte Bücher verbrannt, Kulturerbe zerschlagen, Kapitalisten verfolgt etc. Interessanterweise war diese Bewegung keine direkte, verpflichtende Anordnung von einem der Führer, sondern kam hauptsächlich von unten, von selbst organisierten kollektiven Kräften, die auf sogenannte höhere Anweisungen des Vorsitzenden Mao reagierten. Massive Teile der Bevölkerung machten sich dieser Vergehen schuldig, in dem Glauben, loyal gegenüber dem Vorsitzenden Mao zu sein. Gleichzeitig litten massive Bevölkerungsteile unter dem Aufstand durch den Verlust ihres Besitzes, ihrer Karriere, geliebter Menschen, ihrer Würde, ihres Vertrauens in Menschen und sogar ihres Lebens.

Abtreibung

China führte 1979 die Ein-Kind-Politik ein, um das Bevölkerungswachstum zu kontrollieren. In den frühen 1980er Jahren wurde die Politik stringent durchgesetzt und die Rate der dadurch verursachten Abtreibungen erreichte eine Höhe von 56 % unter verheirateten Frauen zwischen zwanzig und 49 Jahren (Wang, 2014). In den 2000er Jahren erreichte die Rate ihren niedrigsten Stand (18 %) aufgrund der Tatsache, dass die Regierung die Politik gelockert hatte. 2016 gab die Regierung formell die Zwei-Kind-Politik bekannt. Chinas Bevölkerungsstruktur hat sich daher grundlegend geändert, sodass sie zu einer überalterten Gesellschaft wird, mit einer zu geringen Zahl von Kindern, um das soziale Wohlfahrtsprogramm zu tragen. Kulturelle Präferenzen zugunsten von männlichem Nachwuchs sorgten 2005 für ein Verhältnis von 120 Jungen zu 100 Mädchen (Edlund, Li, Yi u. Zhang, 2013). Die kombinierte Wirkung dieser beiden Faktoren wird die chinesische Gesellschaft teuer zu stehen kommen: Sie wird das enorme Wirtschaftswachstum verlangsamen, und Männer werden es schwer haben, Ehepartnerinnen zu finden. Zudem wies eine Studie nach, dass bei einer Verschiebung des Mann-Frau-Verhältnisses um ein Prozent die Zahl der Verbrechen um 3,7 % steigen wird (Edlund et al., 2013). Es wird allgemein angenommen, dass Chinas Regierung die Politik der Geburtenkontrolle bald ganz aufgeben wird.

Harte statistische Zahlen vermitteln uns, wie bereits gesagt, kein Gefühl für die Situation. In meinen SAA-Fällen hatten weniger als 20 % der Frauen keine Abtreibung. Den chinesischen Nachrichten im Internet zufolge gibt es im Land jährlich immer noch 13 Millionen Abtreibungen. Hellinger pflegte zu sagen, dass Abtreibung das Ende der Paarbeziehung bedeute (Hellinger, Weber u. Beaumont, 1998; Hellinger, 2001). Nach meiner Beobachtung und Erfahrung ist die Situation in China weitaus komplizierter. Wenn ich Abtreibungen Fall für Fall genauestens untersuche, ergeben sich unterschiedliche Dynamiken, die für jede Familie spezifisch sind. Abtreibungsfälle können in erzwungen, kontrovers, freiwillig und systemisch kategorisiert werden.

Erzwungene Abtreibungen bezeichnen Fälle, in denen Vertreter der Behörde für Familienplanung schwangere Frauen gewaltsam veranlassten, ihr Kind abzutreiben. Dies stellt ein wahres Trauma für Frauen dar und die betroffenen Frauen sind gewöhnlich voller Zorn und Hass gegenüber diesen Beamten für Familienplanung. Sie trauern um ihre Kinder und schließen sie tief in ihr Herz, lassen sie nicht gehen. Aber es gibt keinen offensichtlichen Effekt auf die Beziehung der Paare.

Kontroverse Abtreibungen finden gewöhnlich statt, wenn es sich bei den Eltern um Mitglieder der kommunistischen Partei handelt, die anderen Menschen mit gutem Beispiel vorangehen sollen. Oder die Menschen sehen möglicherweise schwere Strafen mit Bedrohung ihres Lebens, dem Verlust von Eigentum oder Karriereplänen auf sich zukommen. Diese Situation findet man gewöhnlich in den ärmeren Regionen Chinas, wo Menschen sich schweren Entscheidungen gegenüber sehen. Wenn beispielsweise ein Parteimitglied ein zweites Kind bekommen hat, kann er oder sie degradiert, nicht mehr befördert oder sogar entlassen werden. Es gab einige extreme Fälle mit tragischem Ausgang. Ein Teilnehmer meines Workshops ließ uns an seiner Geschichte teilhaben:

Der Teilnehmer arbeitete als Beamter für Familienplanung in einer entlegenen Region in China. Diese Region war bekannt für ihren Armutsstatus und auch die Geburtenkontrolle wurde streng gehandhabt. Eine arme Familie hatte heimlich ein zweites Kind bekommen, aber jemand zeigte sie bei der Behörde für Familienplanung an. Er und seine Kollegen mussten den Fall bearbeiten. Die übliche Praxis in der Region war, dass, wenn ein zusätzliches Kind entdeckt wurde, entweder die Familie eine hohe monatliche Strafe zahlen musste oder ihr Haus abgerissen wurde. Diese Familie war so arm, dass sie sich die Strafe nicht leisten konnte. Der Vater hielt das Neugeborene in seinen Händen und flehte um Gnade, aber vergeblich. Er bat die Beamten zu warten und ging ins Haus. Wenige Minuten später kam er mit leerem Blick zurück und hielt sein totes Baby in seinen Händen. Dieser Teilnehmer, zu der Zeit ein Beamter für Familienplanung, konnte es nicht länger ertragen. Er gab seine Arbeit auf und quält sich noch immer mit Schuld- und Schamgefühlen.

Freiwillige Abtreibung ist verbunden mit einer liberaleren Einstellung zu Sexualität. In den ersten vierzig Jahren der kommunistischen Herrschaft rottete die Regierung Prostitution, Drogen und verbrecherische Aktivitäten aus. Die Gesellschaft wurde streng, mit einer Art religiöser, idealistischer oder dogmatischer Disziplin überwacht. Sex wurde als Tabu betrachtet und öffentlich darüber zu sprechen war verboten. Die Politik der Offenen Tür brachte eine offenere Einstellung zum Sex mit sich und verschiedene Formen sexueller Beziehungen sind nun sehr verbreitet, einschließlich One-Night-Stands, wechselnde Partner und Affären, ebenso wie Zweitfrauen. Viele aus solchen sexuellen Handlungen resultierende Kinder wurden abgetrieben. In den Fällen verheirateter Paare ist Abtreibung mit dem ökonomischen Druck verbunden, das Kind aufziehen zu müssen. Die Lebenshaltungskosten in Beijing, Shanghai und Shenzhen, vor allem die Immobilienpreise, sind denen in New York, London oder Tokyo vergleichbar. Viele Paare ziehen es vor, ökonomische Ressourcen auf ein Kind zu konzentrieren und spätere Schwangerschaften abzutreiben, aber wie Hellinger (2001) prognostizierte, werden diese Paare leichter geschieden.

Systemische Abtreibungen werden gewöhnlich durch einen unbewussten Sühnedruck veranlasst. Dies gilt für eine große Zahl von Abtreibungen von Frauen aus ungeklärten Gründen. Hierzu zwei Fallbeispiele:

Eine Teilnehmerin erzählte mir in meinem Workshop, sie habe mehr als zwanzig Kinder abgetrieben! Ich sah mir ihre Familiengeschichte und die Aufstellung an. Es gab nichts in Bezug auf ihre Herkunftsfamilie, aber Hinweise auf Einflüsse in ihrer gegenwärtigen Familie. Dann berichtete sie mir, ihr Mann sei Polizeibeamter in der Tagschicht und übe bei Nacht die Kontrolle über Prostituierte aus. Ihre Aufstellung zeigte deutlich, dass sie die Wahrheit kannte, ihn aber nicht aufhielt. Diese Prostituierten haben viele Abtreibungen, da sie gewöhnlich keine Kondome verwenden. Die Abtreibungen der Teilnehmerin waren die Sühne für diese abgetriebenen Kinder.

Eine meiner Studentinnen arbeitete als Ärztin, aber nur für sieben Tage. Im Praktikum wurde sie angewiesen, in der ersten Woche ihrer medizinischen Karriere induzierte Abtreibungen durchzuführen. Jeden Tag trieb sie ein Baby ab und kündigte ihre Arbeit voller Schmerz und Schuld nach einer Woche. Später in ihrem Leben trieb sie sieben eigene Kinder ab.

Anhaltendes Trauma: frühe Trennung und Zurückgelassene Kinder

Frühe Trennung der Kinder von ihren Eltern ist auch ein sehr wichtiges Thema für die über Vierzigjährigen. Die unterbrochene Hinbewegung ist häufig ein Hauptfokus in einem Workshop, wahrscheinlich aufgrund der politischen Aufstände und des sozialen Systems bis in die 1970er Jahre. Unter Maos sozialistischem System wurden Arbeitsplätze durch den Staat zugewiesen und Menschen konnten überall hingeschickt werden, abhängig von den Bedürfnissen des Staates. Während der Kulturrevolution wurden viele Studenten, Intellektuelle, Beamte und andere in ländliche Gebiete, entfernte Provinzen und Arbeits-Erziehungslager geschickt. Selbst davor konnten Menschen nicht frei nach ihren eigenen Wünschen umziehen, sondern mussten die Anordnung der Partei akzeptieren. Viele Eltern mussten aus ihren Heimatstädten wegziehen, um Arbeit zu finden, ihre Kinder bei den Großeltern oder bei Adoptivfamilien lassen. In städtischen Bereichen Chinas war dieses Phänomen häufig anzutreffen.

Die Situation kann sich aufgrund der aktuellen ökonomischen Entwicklung, die dazu führt, dass erwachsene Eltern oder Väter gut bezahlte Arbeit in den Städten finden müssen, weiter verschlimmern. Üblicherweise bleiben Kinder dann bei ihren Großeltern oder Verwandten. Diese Kinder werden »Zurückgelassene Kinder« genannt, und die Anzahl der Betroffenen in dieser Gruppe belief sich 2010 auf über sechzig Millionen (段成荣, 吕利丹 et al., 2014). Die Gruppe dieser Kinder hat beträchtliche gesellschaftliche Aufmerksamkeit auf sich gezogen und die Regierung hat ihre Politik dergestalt geändert, dass Eltern ihre Kinder leichter in die Städte bringen können. In der Vergangenheit war dies schwierig, denn es gab in China ein Einwohnermeldesystem, das den freien Umzug innerhalb des Landes verhinderte. Wenn Eltern aus ländlichen Gebieten in der Stadt arbeiteten, konnten ihre Kinder aufgrund dieses Systems nicht in der Stadt zur Schule gehen. Chinas Regierung hat das System geändert, um es Eltern zu erleichtern, ihre Kinder mitzunehmen.

Es gibt Forschungsbefunde, die belegen, dass Zurückgelassene Kinder im Fall der Abwesenheit des Vaters, verglichen mit »normalen« Kindern (李晓巍 u. 刘艳, 2013) weniger fröhlich sind sowie eine geringere Bindung an ihre Eltern und weniger zufriedenstellende Beziehungen zu ihren Lehrern aufweisen. Aus der Perspektive der SAA kann diese unterbrochene Hinbewegung tiefgreifende Auswirkungen auf zukünftige Beziehungen der Kinder und ihr psychisches Wohlbefinden haben.

Kaiserschnitt und Dammschnitt

Kaiserschnitt und Dammschnitt machen deutlich, dass die Symptome der postpartalen Posttraumatischen Belastungsstörung (PTBS) nicht genug Aufmerksamkeit im Bereich der SAA erfahren haben. Der Kaiserschnitt ist ein medizinischer Eingriff, welcher Müttern im Falle einer schwierigen Geburt hilft, ihre Kinder zur Welt zu bringen. Es gibt jedoch weltweit einen wachsenden Trend (Betrán, Ye, Moller, Zhang, Gülmezoglu, Torloni, 2016) und der Kaiserschnitt entwickelt sich in vielen Ländern zu einer »normalen« Prozedur. China ist führend unter diesen Ländern. Die Kaiserschnittraten in Landes- und Provinzkrankenhäusern beliefen sich 2007 auf 46 bzw. 68 % (Wang u. Hesketh, 2017). Langzeitrisiken und -kosten sind noch immer unklar, und es gibt Berichte, die zeigen, dass 20 % der Frauen an PTBS leiden und 37 % der Kinder an einer traumatischen Geburt.

Der Dammschnitt ist ein anderer medizinischer Eingriff, um Müttern zu helfen, mittels vaginaler Geburt zu entbinden. Eine Studie zeigt, dass 50 % der Mütter in einem australischen Krankenhaus einen Dammschnitt hatten (De Souza, Dwyer et al., 2015), während 2007 bei 70 % der Mütter in einem Krankenhaus in China ein Dammschnitt vorgenommen wurde (Wang u. Hesketh, 2017).

Nach meiner eigenen Erfahrung leiden viele Frauen unter postpartalen PTBS, ohne sich dessen bewusst zu sein, und es besteht ein starker Zusammenhang mit den Symptomen der Post-Partum-Depression in SAA-Fällen. Meine Patientinnen berichten von konstanten Wundschmerzen, Schlafdeprivation, Schwierigkeiten beim Stillen (ungenügende Muttermilch), Emotionsschwankungen, Streitereien mit dem Ehemann oder der Schwiegermutter, Überzeugungen, von niemandem beachtet zu werden, deutlich verringerte sexuelle Aktivität und verschlechterte Paarbeziehung nach Kaiserschnitt oder Dammschnitt, besonders nach dem ersten Kind. Aus der Perspektive der chinesischen Medizin befinden sich künstliche Wunden durch Kaiserschnitt oder Dammschnitt in einem sehr wichtigen Energiezentrum. Wunden unterbrechen sehr wirksam den Energiefluss (Qi) und führen zu langfristigen Gesundheitsproblemen. Es ist inzwischen bei mir zu einem Standardverfahren geworden, nach der Art der Entbindung zu fragen, wenn Klienten mit Problemen in der Paarbeziehung zu mir kommen.

Die gute Nachricht ist jedoch, dass die negativen Auswirkungen anscheinend in der chinesischen Medizin erkannt worden sind. Von unnötigen Kaiserschnitten und Dammschnitten wird nun abgeraten und die Raten der Entbindung durch Kaiserschnitt haben sich in Landes- und Provinzkrankenhäusern auf 32 bzw. 44 % verringert.

Ein Trauma-Interventionsformat in der SAA

Multiple Problemebenen brauchen multiple Lösungsebenen. Das impliziert, dass auf das Individuum fokussierte Traumaarbeit und SAA einander komplementär sind und Hand in Hand arbeiten sollten. Genau das tue ich, und nach meiner Erfahrung sind Interventionen auf mehreren Ebenen effektiver, als eine Intervention mit einer einzigen Modalität zu nutzen.

Bei meinen SAA-Fällen ist der »Auftauprozess« ein gemeinsamer Nenner der Interventionen. Menschen, die ein Trauma erlitten haben, können auf den folgenden acht Ebenen eingefroren sein:

1. körperliche Ebene (Levine, 1997, 2005),
2. emotionale Ebene - schwere Verletzungen oder Schmerzen werden unterdrückt oder eingefroren,
3. kognitive Ebene – Amnesie ist häufig,
4. Persönlichkeitsebene – Teile sind fragmentiert, es existiert ein unbetreutes Inneres Kind,
5. Energieebene – man fühlt sich eiskalt, wenn man in der Nähe eines traumatisierten Klienten sitzt,
6. Beziehungsebene – man ist isoliert von den anderen, es existiert eine Gefühllosigkeit in den intimen Beziehungen,
7. Zeitgefühl –bei traumatisierten Klienten ist das Zeitgefühl immer noch in dem Zeitpunkt eingefroren, als sich das Trauma ereignete, und zeigt an, dass sie sich noch immer nicht sicher fühlen,
8. seelische Ebene – die Seele ist ein »eingefrorener Gefangener«.

Viele Disziplinen haben das Trauma untersucht und Interventionen können in mehrere Kategorien klassifiziert werden, z. B.:

- psychologisch, z. B. psychoanalytisch (Bohleber, 2007),
- somatisch (Levine, 2005; Payne, Levine u. Crane-Godreau, 2015),
- spirituell oder bedeutungssuchend (Updegraff, Silver u. Holman, 2008),
- gemeinschaftsverstärkend (Sotero, 2006).

Wie zu Beginn dieses Kapitels erwähnt, sind die meisten der in China zu findenden sozialen Traumata von Menschen gemacht, ausgenommen vielleicht die von Naturkatastrophen wie vom Erdbeben in Sichuan 2008 verursachten Traumata. Es gibt Täter und Opfer in vielen Situationen, wie etwa im Krieg, bei politischen Unruhen, während der Großen Hungersnot und bei Abtreibungen. Folglich muss sich die soziale Traumaarbeit gleichzeitig sowohl der Täter als auch der Opfer annehmen. In Kriegszeiten können Soldaten sowohl Opfer als auch Täter sein; von Zivilisten kann angenommen werden, dass sie Opfer sind. In politische Revolutionen sind jene verwickelt, die gedemütigt wurden, und die Roten Garden, die zuerst Täter waren, aber dann zu Gefängnisstrafen verurteilt wurden. Bei der Großen Hungersnot ist es offen gesagt schwer zu bestimmen, wer in solch extremem Kontext Täter oder Opfer war. Hinsichtlich der Abtreibung sind viele Parteien involviert: abgetriebene Kinder, Eltern, Ärzte, Beamte der Familienplanungsbehörde, die Erfinder der Ein-Kind-Politik – es wechselt einfach von Fall zu Fall.

Ein Problem der aktuellen Forschung zur Traumaarbeit ist, dass die meiste Aufmerksamkeit der Heilung der Opfer gilt. Nur wenige Studien oder soziale Interventionen wenden sich den Tätern zu, wie z. B. das Gacaca-System in Ruanda (Froming, 2015). In solchen Systemen werden Täter dazu gebracht, sich Opfern in Gemeindeversammlungen zu stellen. In einigen Fällen kann die Aussöhnung zwischen Tätern und Opfern erfolgen. Nach meinen eigenen Erfahrungen teilen Täter und Opfer einige Symptome auf vielen Ebenen. Tabelle 1 illustriert die Ähnlichkeiten und Unterschiede von Auswirkungen auf Opfer und Täter nach traumatischen sozialen Ereignissen.

Tabelle 1: Ähnlichkeiten und Unterschiede von Auswirkungen auf Opfer und Täter nach traumatischen sozialen Ereignissen

Unterschiedliche Ebenen menschlicher Wesen	Trauma – tatsächliche Erfahrung		Trauma – systemisch, von Vorfahren auf Nachfahren übergegangen/ größeres soziales System	
	Opfer	Täter	Opfer	Täter
Körper	eingefroren	eingefroren	eingefroren	eingefroren
Emotion	Gefühllosigkeit, unterdrückter Zorn, Angst, Kummer, Schuld der Überlebenden, Verletzung, Trauer, Schande	Gefühllosigkeit, unterdrückter Zorn, Schuld, Schmerz, Scham	Gefühllosigkeit, unausgesprochener Zorn, Angst, Kummer, Schuld der Überlebenden, Verletzung, Trauer, Scham	Gefühllosigkeit, unterdrückter Zorn, Schuld, Schmerz, Scham
Kognition	Amnesie, Flashbacks	Schlaflosigkeit, Flashbacks	Albträume	Albträume
Persönlichkeit	fragmentierte Teile	fragmentierte Teile	unbekanntes Selbst, multiples Selbst	unbekanntes Selbst, multiples Selbst
Energie	kalt, frierend	kalt, frierend	kalt, frierend, depressiv, gelangweilt, verschlossen, unruhig	kalt, frierend, depressiv, gelangweilt, verschlossen, unruhig

Unterschiedliche Ebenen menschlicher Wesen	Trauma – tatsächliche Erfahrung		Trauma – systemisch, von Vorfahren auf Nachfahren übergegangen/ größeres soziales System	
	Opfer	Täter	Opfer	Täter
Beziehung	distanziert, isoliert	distanziert, isoliert	distanziert, isoliert	distanziert, isoliert
Zeitgefühl	in der Vergangenheit eingefroren	in der Vergangenheit eingefroren	in der Vergangenheit eingefroren, Verwirrung	in der Vergangenheit eingefroren, Verwirrung
Seele	sich verbergend	sich verbergend	sich verloren fühlend	sich verloren fühlend

Man kann feststellen, dass sich die meisten Symptome für Opfer und Täter gleichen!

Es gibt Auswirkungen auf persönlicher und familiärer Ebene. Die Muster der Konsequenzen auf die Familien von Tätern oder Opfern sind sehr unterschiedlich. Das bedeutet, dass auch der Fokus und die Richtung von Heilung oder Intervention unterschiedlich sind. Einige nützliche Prinzipien für wirksame heilende Interventionen je nach Art der Klienten und Familien sind daher wichtig. Gestützt auf meinen eigenen Hintergrund und meine Erfahrungen habe ich das Format eines transgenerationalen Kontos formuliert, um komplexe Muster im sozialen Trauma zu erfassen. Dieses ergibt hoffentlich einige Hinweise auf die Arbeitsrichtung in unterschiedlichen Fällen.

Das transgenerationale Konto-Format

Das Konzept des transgenerationalen Kontos ist keine neue Idee. Das emotionale Konto war in einem Buch über »unsichtbare Verpflichtungen« (Boszormenyi-Nagy, 2014) vorgeschlagen worden, um die Muster und Konflikte zwischen Generationen in einem Familiensystem zu erklären. Die Beobachtung in der SAA ist jedoch, dass es viel mehr als nur ein emotionales Konto gibt. Trauma, Symptome, Besitz, Karriere und selbst »Schicksal« können in einer Familie über Generationen weitergegeben werden.

Um transgenerationale Muster zu erklären, muss unser Denkparadigma erweitert werden. Mein Hintergrund hilft mir dabei ein wenig. Ich habe an der Universität Wirtschaft und Finanzen studiert, und ich habe im Bereich Wirtschaftsentwicklung und Investment gearbeitet, bin also recht vertraut mit dem Rechnungswesen. Als Chinese habe ich auch einige Jahre Taoismus studiert. Nach der taoistischen Lehre gibt es zwei Arten von Ursache-Wirkungs-Mustern in der Welt. Bei der einen Art handelt es sich um transgenerationale

Muster, die andere betrifft das vergangene, gegenwärtige und zukünftige Leben. Das transgenerationale Ursache-Wirkungs-Muster ist der in der SAA aufgedeckten transgenerationalen Wirkung vergleichbar. Die Annahme dahinter ist, dass jede Familie auf die eine oder andere Art mit der äußeren Welt interagiert. Interaktion bedeutet den Austausch von Geben und Nehmen mit anderen Menschen, Familien, Gruppen, Institutionen, der Natur etc. Wenn eine Familie einerseits gute Werte schafft, um anderen zu dienen, könnten andere im Gegenzug etwas zurückgeben, damit die Familie gedeihen kann, die Nachkommen gesegnet sind und ihr Leben »einfach« bleibt. Wenn andererseits auch das Gegenteil zutrifft, ist die Familie wie »verflucht« und die Familienmitglieder leiden über Generationen. Zum leichteren Verständnis könnte man von »schlechtem Karma« reden.

Karma ist die Konsequenz einer menschlichen Entscheidung, nicht wirklich Bestimmung. Die Konsequenz ist unveränderlich, aber der Mensch kann stets eine neue Entscheidung treffen und neue Konsequenzen erschaffen. Schlechtes Karma verlangt nach Veränderung und ist nicht wirklich Schicksal.

Durch Integration der drei oben genannten Konzepte (das heißt emotionales Konto, Rechnungswesen und taoistisches transgenerationales Ursache-Wirkungs-Muster) habe ich das Transgenerationale Konto-Format des Familiensystems formuliert, um das Phänomen der Verwicklung und des sozialen Traumas zu erklären. Hoffentlich hilft das Konto-Format dabei, die Richtung der Interventionen bei sozialen Traumata zu verdeutlichen.

Durch die Anwendung eines ähnlichen Konzepts auf die Familie und durch Ausdehnung der Bedeutung von Guthaben auf »Lebensressourcen« wurde ein neues Format geschaffen, wie es in Abbildung 1 skizziert wird.

Das transgenerationale Konto weist aus, wie eine Familie insgesamt mit der Welt um sie herum interagiert. Zum familiären »Guthaben« gehören sowohl materielle als auch immaterielle, lebende und tote Güter. Familienmitglieder sind sowohl lebende als auch bereits verstorbene Personen. Wenn jemand ausgeschlossen bzw. vergessen wird, ist die Bilanz unausgeglichen. Es gilt der Buchführungsgrundsatz, dass etwas geschaffen werden muss, damit übertragen werden kann. In der SAA spricht man von Identifikation.

Liebe, Weisheit, Kultur und Tradition wie auch Reputation sind unsichtbare Vermögenswerte der Familie. Im Falle eines sozialen Traumas sind sie jedoch »eingefroren«, auf mehreren Ebenen des menschlichen Seins von Gefühllosigkeit überdeckt, wie in den vorangehenden Abschnitten bereits erwähnt. Gleichzeitig wird ererbter Segen in diesem Fall vielleicht nicht genauso wahrgenommen, wie in der anderen Spalte der Vermögensübersicht angedeutet. Da immaterielles Guthaben verdeckt ist, gehen Menschen möglicherweise davon aus, nur an

Transgenerationales Konto

»Familiärer« Lebens-Liebe-Besitz Kontoauszug

Familienguthaben
- Familienmitglieder
- Liebe
- Weisheit
- Kultur und Tradition
- Reputation
- Erbe (Barmittel, Immobilien, Geschäft)
- **Forderungen**

Verpflichtungen
- *unrechtmäßiger Besitz*
- *emotionale Schulden*
- *Lebensschulden*

Reinvermögen
- **Erbvermögen – Segen/***(Fluch)*

»Persönlicher« Erfolgsbericht

Beitrag
minus: Schädigung

Verdienst/*(schlechtes Karma)*

Abbildung 1: Transgenerationales Konto

materiellem und physischem Guthaben interessiert zu sein. Ihr Hauptfokus könnte sich auf Geld, das heißt auf die Jagd nach materiellem Reichtum, Konsum etc. richten.

Materielle Güter wie Bargeld und Immobilien sind natürlich wichtig für eine Familie. Wenn sie durch einen Beitrag, durch das Schaffen eines Verdienstes für die Welt, verdient werden, wird ein Segen für die gesamte Familie angehäuft. Werden sie jedoch durch einen Schaden für die Welt erlangt, resultiert dies in schlechtem Karma und die Familie ist »verflucht«. Ererbter Segen kann durch einen Fluch deutlich verringert werden. Doch kann in einer späteren Generation jemand »aufwachen«, um etwas zu erkennen und zu ändern. Hierzu ein Fallbeispiel:

Eine Dame empfand ständig eine Mischung aus Gefühlen wie Zorn, Furcht und Verletztsein, wusste jedoch nicht, woher diese Gefühle kamen.

Ihre ältere Schwester wurde vermisst und konnte nicht gefunden werden. Sie selbst war kinderlos verheiratet und ihr Leben in Ordnung. Ihre Eltern waren früh verstorben, hatten einige Abtreibungen und auch einen Sohn gehabt, der gestorben war, als sie jung gewesen waren. Die Klientin selbst hatte vor ihrer Heirat einmal als Prostituierte gearbeitet. Die SAA zeigte, dass die Gefühle, die sie verwirrten, mit ihrem Großvater mütterlicherseits zusammenhingen. Ihr Großvater war der Anführer einer Verbrecherbande in den chinesischen Kriegszeiten des chinesisch-japanischen und des Bürgerkriegs gewesen – Raub, Entführung und Vergewaltigung waren das Hauptgeschäft der Bande gewesen. Dann hatte sich ihr Großvater den Truppen der Kuomintang ergeben und sich nach Taiwan zurückgezogen. Er hatte zwei große Kisten mit Gold mitgebracht. Doch interessanterweise ging der Reichtum später aus merkwürdigen Gründen verloren. Und die Nachkommen hatten keine gute Arbeit, keine guten Ehen und kein gutes Leben. Die Gefühle der Klientin beruhten auf der Gruppe von Frauen, die entführt und vergewaltigt worden waren. Ihre frühere Arbeit als Prostituierte erwies sich als eine Art »Rückzahlung«. Die SAA zeigte, dass sie die Opfer sehen musste, doch genügte dies nicht zur Versöhnung. Ein ihr gemachter Vorschlag schien zu helfen: »Erledige Wohltätigkeitsarbeit, um den Frauen zu helfen, die Prostituierte waren.«

Schaden für die Welt kann auch in Form von Verpflichtungen ausgedrückt werden, z. B. unrechtmäßiger Besitz, emotionale Schulden, oder sogar den Preis von Leben (Menschen oder Tiere) umfassen. Das heißt, wenn die materiellen oder physischen Güter einer Familie auf unrechtmäßigem Besitz aufbauen, ist die Opferung geliebter Menschen oder anderer Leben ein natürliches Zahlungsmittel. Schulden müssen zurückgezahlt oder früher oder später beglichen werden. Die Natur ist geduldig. Wenn man nicht zurückzahlt, werden die Kinder dafür geradestehen. Ein weiteres Fallbeispiel verdeutlicht, wie dies nicht nur auf destruktive Weise, sondern auch auf konstruktive geschehen kann:

Einer meiner Bekannten war Milliardär und hoch angesehen bei der chinesischen Regierung und in der Öffentlichkeit. Sein Großvater väterlicherseits hatte Opium verkauft. Das von mir empfohlene Modell würde voraussagen, dass dies unmöglich ist, da wir so viele Fälle gesehen haben, in denen, wenn die Vorfahren dem Leben einen Schaden zugefügt hatten, ihre Nachkommen auf vielfältige Weise zurückzahlen mussten, gewöhnlich auf destruktive Art. Er jedoch leistete wirklich gute Arbeit, und sein Leben war ausgewogen. Ich war daran interessiert und befragte ihn, was er getan hatte. Es stellte sich heraus, dass er der größte Stifter für Schulen in China war und über tausend Schulen gespendet hatte. Ohne die SAA zu kennen, unternahm er instinktiv etwas, um dem Leben auf konstruktive Weise zu dienen. Was auch immer mit seinen Vorfahren geschah, sein Fall ist ein Beispiel aus dem wahren Leben für den Aspekt der »Hoffnung« im transgenerationalen Konto-Format.

Wenn einer Familie unrechtmäßig Besitztümer genommen werden, entsteht ein Debitorenkonto. Das heißt, die Familie ist als Kreditgeber befugt, von ihren Schuldnern eine Rückzahlung zu erhalten. Gleich nachdem die Kommunistische Partei Chinas das chinesische Festland übernommen hatte, gab es massive Nationalisierungsprogramme. In solchen Programmen wurde Land von Grundbesitzern, Gesellschaften oder Besitz von Kapitalisten, Kuomintang-Funktionären oder anderen »Volksfeinden« konfisziert und ungesetzlich enteignet. Wie das Format vorhersagt, wurde eine Forderung ausgestellt, die früher oder später beglichen werden musste. Viele meiner SAA-Klienten erlebten das Phänomen, reich zu sein, und waren verblüfft, wie »glückhaft« und auf wundersame Weise Geld und Gesundheit zu ihnen gekommen waren. Hierzu ebenfalls ein Fallbeispiel:

Eine meiner Studentinnen leitete einen Wohltätigkeitsfond. Ihr Großvater väterlicherseits war ein General der Kuomintang aus einer reichen Familie. Ihr Großvater mütterlicherseits war einer der größten Grundbesitzer in seiner Heimatstadt. In mehreren politischen Aufständen verlor ihre Familie alles. Ihre Eltern ließen sich scheiden und verhielten sich ihr gegenüber gewalttätig. Doch der Bürgermeister der Stadt, in der sie den Fond leitete, kam vor einigen Jahren auf sie zu. Er bot ihr 200 Morgen (fast 900.000 Quadratmeter) Land für ihre Projektentwicklung an. Der Sekretär des Bürgermeisters suchte sie drei Mal auf, um sie zu drängen, den Vertrag zu unterzeichnen. Sie erhielt das Land zu unglaublichen Vertragsbedingungen.

Wo wird dieses Konto geführt? Die Antwort lautet: In der »iCloud« (eine Metapher für das menschliche kollektive Bewusstsein im Internetzeitalter). Das menschliche kollektive Bewusstsein ist in der Lage, alle wichtigen Aufzeichnungen zu bewahren. Ganz gleich, ob jemand vom Leben ausgeschlossen wird: Niemand wird vergessen von der »iCloud«. Jedes Trauma und Leiden, jede Ungerechtigkeit und jedes geschädigte Leben, all dies ist auf der »iCloud«-Ebene des Unbewussten verzeichnet. Alle destruktiven Erinnerungen und unerledigten Angelegenheiten rufen den Seelen zu, aufzuwachen, sie zu sehen, sich ihnen zu stellen und etwas Konstruktiveres zu unternehmen. Das sind möglicherweise Herausforderungen an die Menschheit als Ganzes, eine höhere Bewusstseinsebene zu entwickeln.

Literatur

Betrán, A. P., Ye, J., Moller, A. B., Zhang, J., Gülmezodglu, A. M., Torloni, M. R. (2016). The Increasing Trend in Caesarean Section Rates. Global, Regional and National Estimates: 1990–2014. PLOS ONE, 11 (2). DOI: https://doi.org/10.1371/journal.pone.0148343

Bohleber, W. (2007). Remembrance, Trauma and Collective Memory: The Battle for Memory in Psychoanalysis. The International Journal of Psychoanalysis, 88 (2), 329–352.

Boszormenyi-Nagy, I. (2014). Invisible Loyalties. London: Routledge.

Chang, I. (2012). The Rape of Nanking: The Forgotten Holocaust of World War II. New York: Basic Books.

De Souza, A., Dwyer, P. L., Charity, M., Thomas, E., Ferreira, C. H., Schierlitz, L. (2015). The Effects of Mode Delivery on Postpartum Sexual Function: a Prospective Study. BJOG: An International Journal of Obstetrics & Gynaecology, 122 (10), 1410–1418.

Edlund, L., Li, H., Yi, J., Zhang, J. (2013). Sex Ratios and Crime: Evidence from China. Review of Economics and Statistics, 95 (5), 1520–1534.

Froming, W. J. (2015). Healing in a postgenocidal country. Peace and Conflict. Journal of Peace Psychology, 21 (4), 560.

Hellinger, B. (2001). Love's Own Truths: Bonding and Balancing in Close Relationships. Phoenix, AZ: Zeig, Tucker & Theisen Publishers.

Hellinger, B., Weber, G., Beaumont, H. (1998). Love's hidden symmetry: What makes love work in relationships. Phoenix, AZ: Zeig, Tucker & Theisen Publishers.

Kung, J. K.-S., Lin, J. Y. (2003). The Causes of China's Great Leap Famine, 1959–1961. Economic Development and Cultural Change, 52 (1), 51–73.

Levine, P. A. (1997). Waking the Tiger: Healing Trauma: the Innate Capacity to Transform Overwhelming Experiences. Berkeley, CA: North Atlantic Books.

Levine, P. A. (2005). Healing Trauma: a Pioneering Program for Restoring the Wisdom of Your Body. Louisville, CO: Sounds True.

Payne, P., Levine, P. A., Crane-Godreau, M. A. (2015). Somatic Experiencing: Using Interoception and Proprioception as Core Elements of Trauma Therapy. Frontiers in psychology, 6, 93.

Sotero, M. (2006). A Conceptual Model of Historical Trauma: Implications for Public Health Practice and Research. Journal of Health Disparities Research and Practice, 1 (1), 93–108.

Updegraff, J. A., Silver, R. C., Holman, E. A. (2008). Searching for and Finding Meaning in Collective Trauma: Results From a National Longitudinal Study of the 9/11 Terrorist Attacks. Journal of personality and social psychology, 95 (3), 709–722.

Walder, A. G., Su, Y. (2003). The Cultural Revolution in the Countryside: Scope, Timing and Human Impact. The China Quarterly, 173, 74–99.

Wang, C. (2014). Induced Abortion Patterns and Determinants Among Married Women in China: 1979 to 2010. Reproductive health matters, 22 (43), 159–168.

Wang, E., Hesketh, T. (2017). Large Reductions in Cesarean Delivery Rates in China: a Aualitative Study on Delivery Decision-Making in the Era of the Two-Child Policy. BMC Pregnancy and Childbirth, 17 (1), 405.

Westad, O. A. (2003). Decisive Encounters. The Chinese Civil War, 1946–1950. Stanford: Stanford University Press.

Zhou, X. (2012). The Great Famine in China, 1958–1962. A Documentary history. New Haven, CO: Yale University Press.

段成荣, et al. (2014). »城市化背景下农村留守儿童的家庭教育与学校教育.« 北京大学教育评论, 12 (3), 13–29.

李晓巍, 刘艳 (2013). »父教缺失下农村留守儿童的亲子依恋, 师生关系与主观幸福感.« 中国临床心理学杂志, 21 (3), 493–496.

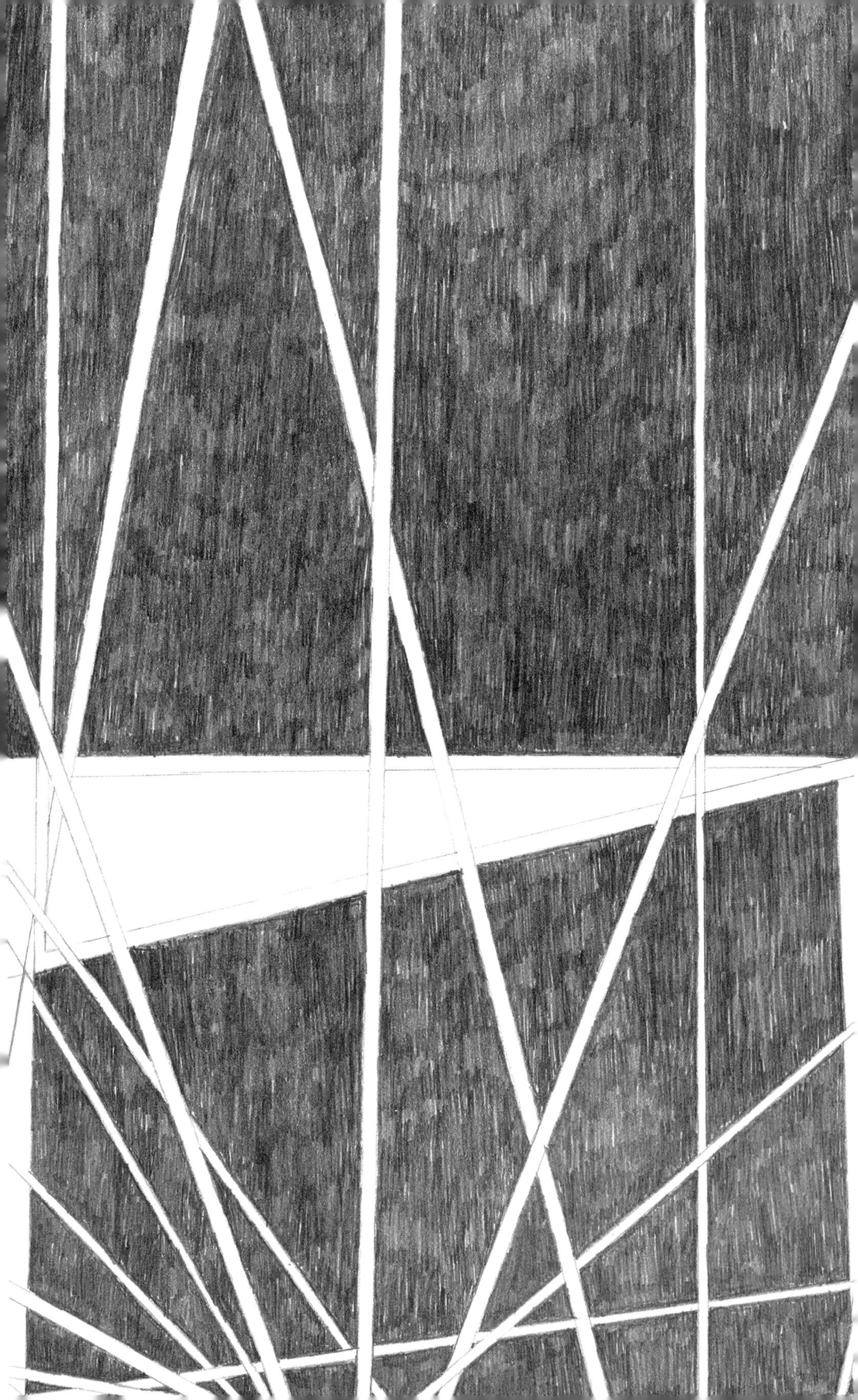

Claude-Hélène Mayer

Reflexionen über universelle und kulturspezifische Aspekte in der Aufstellungsarbeit

aus dem Englischen übersetzt von
Kay Niebank

In diesem Artikel reflektiere ich meine auto-ethnografischen Erfahrungen mit und in der Aufstellungsarbeit (AA), die ich in zwei sozio-kulturellen Makrokontexten, in Deutschland und Südafrika, gesammelt habe. Dabei erörtere ich die Frage nach der Universalität und Kulturspezifik von AA. Seit 1998 arbeite ich mit AA als Teilnehmerin, Ko-Aufstellerin und Aufstellerin. Dabei war ich vor allem in Gruppenkontexten in Deutschland tätig, habe jedoch auch als systemische Familientherapeutin in Einzel-, Paar- und Familientherapie mit AA gearbeitet. Im südafrikanischen Kontext war ich seit 2010 auf Workshops anwesend, vorwiegend als Teilnehmerin. Im Rahmen eines Kurses in Familientherapie an einer Universität in Südafrika habe ich Familientherapie und AA unterrichtet. Während der vergangenen Jahre habe ich mit AA in verschiedenen kulturellen Kontexten gearbeitet und mich gefragt: Was ist kulturspezifisch und was universell in der AA? Wie sieht es mit dazugehörigen Prinzipien aus, dem Prozess, den Themen hinsichtlich Makro-, Meso- und Mikroebene? Im Folgenden werde ich diesen Beitrag nutzen, um über Teile dieser Fragen aus auto-ethnografischer Perspektive nachzudenken.

Der Prozess

Der Prozess der AA wurde in der Literatur oftmals als ein therapeutischer Gruppenprozess beschrieben, der unterschiedliche therapeutische Ansätze verbindet (Mayer u. Hausner, 2015). Die Bewegung der AA breitete sich in den vergangenen Jahren über die Kontinente aus, nachdem sie zuvor von Bert Hellinger in den 1980er Jahren angestoßen worden war. Hellinger lebte in Kwa-Zulu Natal, einer südafrikanischen Provinz, und arbeitete 16 Jahre als deutscher Missionar mit der ethnischen Gruppe der Zulu, der vorherrschenden ethnischen Gruppe in der Provinz.

Die Frage, ob AA aus einer therapeutischen Haltung oder aus kulturspezifischen Heilmethoden und Weltsichten der Zulu entwickelt worden sei, wurde bereits früher gestellt, und es wurde darauf hingewiesen, dass Hellinger westlich beeinflusstes therapeutisches/wissenschaftliches Wissen mit Prinzipien aus der Weltsicht der Zulu verbunden habe (vgl. Mayer u. Viviers, 2016a).

In der deutschen und südafrikanischen AA konnte ich beobachten, dass der Prozess genutzt wird, um persönliche, familiäre, berufliche oder organisationale Themen zu klären, indem eine gegenwärtige Realität dargestellt wird (Livotov, 2007), bezogen auf Erfahrungen aus der Vergangenheit und darauf zielend, Lösungen für die Gegenwart und/oder Zukunft zu finden. Diese Lösungen können im individuellen und/oder kollektiven Kontext der (erweiterten) Familie oder des Systems (Schule, Organisation, ethnische Gruppe, Gesellschaft etc.) gefunden werden. Wie tief diese Lösungen im Individuum oder im Kontext verankert sind, scheint kulturspezifisch zu sein und vom Grad des Individualismus und Kollektivismus in der Gesellschaft abzuhängen. Dabei wird Kultur hier als »die Koordination von Bedeutung und Handlung innerhalb einer begrenzten Gruppe« (Bennett, 2017) definiert.

AA habe ich ähnlich erlebt, wie von Cohen (2004, 2008) und Livotov (2007) beschrieben: als gruppentherapeutischen Kontext, in dem der/die Aufsteller/-in Fragen stellt und die Gruppenmitglieder dabei unterstützt, ausgewählte Individuen, Aspekte, Symptome etc. aus dem System der Klienten darzustellen. Dieser Prozess und die Rolle des Aufstellers/der Aufstellerin mögen sich in Details – aber nicht grundsätzlich – unterscheiden, bedingt durch die individuellen Präferenzen des Aufstellers/der Aufstellerin und seinem/ihrem Bildungs-, beruflichen oder kulturellen Hintergrund.

In beiden Kontexten habe ich AA basierend auf Hellingers Ansatz erlebt, aber auch in Verbindung mit anderen Ansätzen, etwa als Ego-States, Psycho- oder Familientherapie, wie z. B. von Stephan Hausner (Gesundheit, Krankheit, Symptome) oder Mason-Boring (Naturaufstellungen) entwickelt.

Die grundlegenden Ansätze der AA sind vielfältig – in beiden Ländern. Präferenzen für bestimmte Ansätze existieren jedoch und könnten kulturell definiert sein: Im deutschen Kontext habe ich harsche Kritik bezüglich Bert Hellingers Ansatz beobachtet, der ich in Südafrika nicht begegnet bin – vermutlich weil Hellinger als »Vater« der AA angesehen wird, unterrichtet durch die Zulu, wodurch AA für den afrikanischen Kontinent kulturell relevant wird. Diese Tatsache ist deutschen Aufstellern/Aufstellerinnen oder Teilnehmenden kaum bekannt, stellt aber eine wichtige Säule für südafrikanische Aufsteller/-innen dar, die stolz auf das kulturspezifische Erbe des Ansatzes, basierend auf Aspekten der Zulukultur, und seine interkulturelle Anwendbarkeit sind.

Ausgewählte Prinzipien der Aufstellungsarbeit

Die Prinzipien der AA wurden als »universelle Prinzipien« bezeichnet, die auf repräsentativen Wahrnehmungen beruhen (Podirsky u. Würtenberger, 2011), wie die »Ordnung der Liebe« (Hellinger, Weber u. Beaumont, 1998), das gleiche Recht, zu einem Familiensystem zu gehören (Rentschler, 2013; Hellinger et al., 1998), das unbewusste Gruppengewissen, das Schuld und Unschuld beeinflusst, um das Überleben der Gruppe im Dienste des Lebens zu beschützen (Hellinger et al., 1998). Sie alle scheinen häufig Säulen der AA-Philosophie zu sein. Zudem wurde darauf hingewiesen, dass Prinzipien, wie etwa die große Seele, Archetypen und das Gleichgewicht innerhalb eines Systems (Rentschler, 2013), universelle AA-Aspekte sind. Nach Green (2008) sind die Rangfolge, das Geben der Eltern und das Empfangen der Kinder menschliche Grundbedürfnisse, die Gleichgewicht brauchen. Cohen (2006) erkennt wiederkehrende Prinzipien der AA im US-amerikanischen Kontext, wie etwa Seele, Gewissen, Zugehörigkeit, Gleichgewicht und Hierarchie sowie Existenz, fordert dafür aber keine Universalität.

Sind diese Prinzipien wirklich universell? Können sie in jeder beliebigen Kultur der Welt erfahren werden? Als Kulturanthropologin bezweifle ich das. Diese Prinzipien sind bereits (zumindest teilweise) vordefiniert durch ihren kulturellen Ursprung und den Gebrauch kulturspezifischer Begriffe wie »Ordnung der Liebe«, Schuld, Unschuld, Archetypen, Seele und daher mit kulturspezifischen Inhalten und Kontexten bestückt. Jedes Konzept trägt einen kulturspezifischen Inhalt, und es ist fraglich, ob diese Begriffe in jeder Kultur existieren, und falls ja, wie sie definiert und verstanden werden. Die Bedeutung von Konzepten könnte einen Inhalt tragen, der universell erfahrbar ist, jedoch kulturspezifisch beschrieben werden kann. So könnte z. B. Zugehörigkeit ein universelles Konzept sein, doch wie es verstanden, erlebt, emotional empfunden oder ausgedrückt wird, könnte sich den kulturellen Lernerfahrungen und der Sozialisation entsprechend unterscheiden und daher in unterschiedlichen Kulturen ein jeweils völlig anderes Konzept darstellen, das nur den gleichen Begriff trägt.

Universelle und kulturelle Konzepte müssen auf kognitiver, affektiver und Verhaltensebene empirisch analysiert und getestet werden, bevor wir von universellen Prinzipien sprechen können. Dennoch, so denke ich, existiert häufig der Wunsch, dass menschliche Wesen universell verbunden und in ihren Beziehungen durch die Ausstattung mit positiven, konstruktiven, universellen, humanistischen und lösungsorientierten Prinzipien geleitet sind, denen leicht für das größere Wohl des Individuums, der Gruppe und der Menschheit zu folgen ist. Daher frage ich mich: Sind diese Prinzipien wirklich universell oder nicht eher kulturspezifisch, aber geschaffen durch den universellen Wunsch nach Leitung und Lösungen für tief verwurzelte menschliche Probleme? Auch wenn Aufsteller/-innen AA in unterschiedlichen Kulturen einsetzen, sind wir bis jetzt noch nicht sicher, durch welches Kulturverständnis sie wirkt, womit Verbindungen geschaffen werden und wie ihre Wirkung aussieht.

Repräsentation und Resonanz

Die Repräsentation wird in der AA häufig durch Körperempfindungen sowie durch Gedanken, Bilder und Gefühle (Peterson, 2007) erfahren. Heilung kann durch die Bewegung von Stellvertretern im Feld erlangt werden und somit sich simultan in der »Seele des Klienten« zeigen (Rentschler, 2013). Die in der AA erlebte Resonanz wurde bereits in früheren Publikationen als menschliches Grundbedürfnis beschrieben (Bauer, 2008) und beispielsweise durch morphogenetische Feldtheorien erklärt (Sheldrake, Hellinger u. Schützenberger, 1999). Die morphogenetischen Felder werden als universelle Phänomene dargestellt, in denen durch die physische, mentale oder spirituelle Resonanz einer Person, Gruppe oder eines Systems Signale empfangen und zum Ausdruck gebracht werden (Mayer u. Viviers, 2016b). Wie kommt hierbei die Kultur ins Spiel?

Rosa (2016) erklärt Resonanz als ein ursprünglich akustisches Phänomen, das die Vibration eines Feldes/Körpers (Eigenschwingung) beschreibt und die Vibration und Frequenz eines anderen Feldes/Körpers stimuliert. Kollektive und individuelle Vibrationen finden einen Nachhall und diese Resonanzen können in Synchronizitäten von Gehirnwellen gemessen werden (Podirsky u. Würtenberger, 2011). Individuen mit ähnlichen Wellenlängen schwingen entsprechend gewöhnlich stark miteinander, während Individuen mit unterschiedlichen Wellenlängen weniger mitschwingen (Podirsky u. Würtenberger, 2011). Daher frage ich mich: Welche Rolle spielt Kultur in diesem Szenario von Wellenlängenvibrationen und Resonanz? Sind Wellenlängen kulturell beeinflusst oder sind sie universelle Merkmale?

Wenn Individuen mit ähnlichen Wellenlängen stärker mitschwingen als Individuen ohne ähnliche Wellenlängen, könnte man annehmen, dass – auf kollektivem Niveau – Menschen der gleichen kulturellen Gruppe leichter mitschwingen, weil sie gewöhnlich eine gemeinsame Sprache und deshalb ähnliche akustische Vibrationen teilen und (re-)produzieren, als Menschen unterschiedlicher kultureller Gruppen. Würden Individuen aus Kulturen, die ähnliche Situationen, historische Ereignisse und Krisen erlebt haben, leichter mitschwingen als Individuen aus Kulturen, die andere Erfahrungen gemacht haben? Könnte man annehmen, dass ähnliche (Re-)Aktionen auch ähnliche Vibrationen innerhalb von Kulturen erzeugen und daher Resonanzen einfacher teilen als andere? Zudem frage ich mich, wie individuelle und kulturelle Resonanzmuster die AA auf praktischer Ebene beeinflussen.

Kann man annehmen, dass Individuen, die der deutschen Kultur angehören, leichter mit weißen, afrikaanssprechenden südafrikanischen Individuen mitschwingen als mit schwarzen, afrikaanssprechenden südafrikanischen Individuen? Im südafrikanischen Kontext werden identitäre Zuschreibungen oftmals auf Grund der Geschichtes des Landes weiterhin rassisch klassifiziert und aus diesem Grund wird hier auf die Unterschiede zwischen schwarzen und weißen Südafrikanern hingewiesen (siehe dazu Mayer, 2005, 2017). Würde dies bedeuten, dass beispielsweise Individuen aus Kulturen, die andere unterdrückt haben (z. B. die Täter, mit Hellingers Worten) gemeinsame Vibrationen teilen oder diese leichter in Individuen aus anderen Kulturen stimulieren, die andere unterdrückt haben? Würden Deutsche mit einer kollektiven Geschichte als Täter im Ersten und Zweiten Weltkrieg und afrikaanssprechende Südafrikaner mit einer kollektiven Kultur der Einführung von Apartheid leicht (oder leichter) mitschwingen, aufgrund der gemeinsamen kollektiven Erfahrung, Täter zu sein? Würden Individuen aus Kollektiven mit einer Geschichte der »Täterschaft« innerhalb von Kulturen leichter mitschwingen? Oder würde die kollektive historische Erfahrung der Zugehörigkeit des Individuums die Resonanz nicht beeinflussen? Der Einfluss der kollektiven Erfahrungen (in Vergangenheit, Gegenwart und Zukunft) auf das Individuum und kulturelle Gruppenmitglieder muss wissenschaftlich untersucht und evaluiert werden, um diese Fragen in Hinblick darauf beantworten zu können, wie diese kollektiven Einflüsse sich auf die Resonanz in der AA auswirken, um über die hier angerissenen Reflexionen hinauszugelangen.

Aus auto-ethnografischer Sicht habe ich erkannt, dass Individuen mit deutschen Wurzeln häufig »Buren« in der AA repräsentieren, die Schuld erfahren haben oder auf andere Weise von Apartheid betroffen sind oder mit Täterschaft zu tun haben. Das kann jedoch auch nur ein zufälliger Eindruck sein.

In Hinblick auf mich selbst habe ich eine ähnliche Erfahrung gemacht: Obwohl AA-Gruppenmitglieder mich oder meine persönliche Geschichte nicht kennen – ich habe viele Jahre in afrikanischen Ländern gelebt – werde ich in Gruppen gewöhnlich ausgewählt, um afrikabezogene Themen in der AA in Deutschland darzustellen. Diese Erfahrung hat mich über Jahre hinweg beeindruckt: wie das Unbewusste zu »wissen« scheint und mit den (kulturellen) Erfahrungen des Individuums mitschwingt. Diese Erfahrungen bestärken meine Annahme, dass ähnliche individuelle oder kollektive (kulturelle) Erfahrungen kulturelle (gruppengebundene) Resonanzen (neu) erschaffen. Ich frage mich jedoch: Verbindet sich dieses (zum Schwingen gebrachte) Wissen mit einer Art »universellem Kollektiv« oder verbindet es sich mit den »kulturspezifischen Nuancen« innerhalb des Systems des Individuums oder des Kollektivs? Ich glaube, die meisten Menschen würden sich für Ersteres aussprechen. Ich bin jedoch nicht sicher, womit sich das Unbewusste nun verbindet, um zu »wissen«, da die Informationen inhaltlich nicht universell sind, sondern kulturspezifisch. Damit ergibt sich in diesem Zusammenhang eine andere Frage: Verbinden sich die Resonanzen in der AA mit den in diesem Leben erworbenen Resonanzen oder gar mit den Erfahrungen früherer Leben? Das ist für sich schon eine kulturspezifische Frage und hängt von der kulturellen Annahme ab, dass Zeit und Raum über das unmittelbare Hier und Jetzt hinaus zusammenhängen. Um sie beantworten zu können, muss geklärt sein, ob und wie sie dies tatsächlich tun.

In diesem Zusammenhang würde ich gern weiterfragen: Werden Repräsentationen in einer kulturspezifischen oder universellen Weise, die Resonanzen auszudrücken ermöglicht, geäußert? Es wurde angemerkt, dass Resonanz in physischen Wahrnehmungen und Reaktionen erlebt und ausgedrückt wird (Hellinger, 2001; Sparrer, 1999). Doch wie Individuen aus unterschiedlichen kulturellen Gruppen diese Resonanzen genau erleben, wie es sich anfühlt, was sie fühlen und wie intensiv diese Gefühle, Vorstellungen und Bilder in der repräsentativen Wahrnehmung sind, das wurde – soweit ich weiß – bisher noch nicht erforscht oder erfasst –, weder quantitativ noch qualitativ durch den Vergleich individueller Erfahrungen innerhalb kultureller Kontexte. Und welche Rolle spielt Intuition – der Raum zwischen Bewusstem und Unbewusstem – bei diesen Erfahrungen von Individuen innerhalb kultureller Gruppen bei Repräsentationen?

In südafrikanischen Gruppen scheinen Individuen das intuitive »Wissen«, die Resonanzerfahrung und Repräsentation eher zu akzeptieren und als »normal« und als gegeben hinzunehmen als in deutschen Gruppen. In der AA im deutschen Kontext habe ich hingegen erkannt, wie die Menschen zum einen darum ringen, die erlebten Phänomene zu akzeptieren, ohne sie zu rationalisieren oder zu intellektualisieren, und zum anderen nach Beweisen oder wissenschaftlichen Erklärungen verlangen.

Schamanismus und Magie

Innerhalb kultureller Gruppen und in der internationalen Forschung wurden Resonanz und AA mit Schamanismus und/oder schamanistischen Ritualen in Verbindung gebracht (Van Kampenhout, 2003). Das habe ich nicht nur in der südafrikanischen AA beobachtet – wo Schamanen häufig an AA-Sitzungen teilnehmen oder diese leiten –, sondern auch im deutschen Kontext. Wie diese Erfahrungen eingeordnet oder diskutiert werden, scheint jedoch kulturspezifisch zu sein. Während die Teilnehmenden der AA in Südafrika offen über die Vorfahren, die Resonanz und die Verbindung zu Schamanismus und Heilung sprechen, beschreiben Teilnehmer in deutschen kulturellen Settings diese Phänomene eher vorsichtig, beziehen sich auf wissenschaftliche Erklärungen statt auf Schamanismus, der häufig als »Esoterik« oder »unglaubhaft« beurteilt wird. Ich konnte jedoch Unterhaltungen über »mystische« Erlebnisse in AA in Deutschland und die damit einhergehenden Gefühle von Angst und Faszination hinsichtlich des »Unerklärlichen« mit anhören. Diese Reaktionen, Erklärungen und Interpretationen scheinen kulturspezifisch zu sein. In beiden kulturellen Settings habe ich jedoch gehört, wie sich Individuen auf »Magie« in der AA bezogen, wenn sie miterlebten, wie sich Haltungen von Individuen oder Systemen, Symptome oder Heilungsprozesse änderten. In Südafrika habe ich erfahren, wie sich insbesondere schwarze Südafrikaner auf eine höhere Macht oder die Manifestation göttlicher Energie in der AA bezogen, während ich nicht gehört habe, dass weiße Südafrikaner oder Deutsche vordergründig über Gott oder eine höhere Macht in der AA sprachen. Diese sprachen eher von »Energie« oder »dem Unerklärlichen«. Sind diese Beobachtungen kulturspezifische Erfahrungen oder nur kulturspezifische Beschreibungen einer universellen Erfahrung?

Heilung und Identität

In beiden kulturellen Kontexten scheint AA das Bewusstsein zu erweitern. Das könnte mit Aspekten von Spiritualität und Heilung zusammenhängen, mit systemischen Ansätzen und dem zugrundeliegenden menschlichen Bedürfnis, harmonische Beziehungen zu schaffen. Zudem könnte es dem kulturübergreifenden Anliegen dienen, Friede, Kontinuität und Balance zwischen Generationen zu schaffen. Die Art und Weise, wie diese jedoch geschaffen werden, ist kulturspezifisch. Mayer und Viviers (2016a) haben darauf hingewiesen, dass beispielsweise bei den Zulus, jedoch auch in anderen afrikanischen ethnischen Gruppen, Themen und Ereignisse *per se* eine kollektive Erfahrung sind, während sie in deutschen kulturellen Kontexten eher als individuelle Erfahrung angesehen werden. Hier werden sie durch den AA-Prozess vorwiegend als kollektiv wiedererfahren. Darum scheinen die Erfahrungen des Individuums und des Kollektivs kulturspezifisch zu sein und die Interpretationen dieser Erfahrungen ebenso.

Teilnehmende beider Kontexte scheinen Heilung und Ganzheit durch AA-Prozesse und Antworten auf die Frage: »Wer bin ich in meinem (Familien-)System?«, zu suchen (und zu finden). Identität und die Frage nach der Identitätsklärung scheint in beiden Kontexten wichtig zu sein. Ist es vielleicht ein universelles Bedürfnis, zu klären, wer eine Person ist? Oder könnte es sich eher um eine Frage der Selbstaktualisierung in spezifischen soziokulturellen Kontexten und Subkulturen handeln, in denen Individuen nicht um das Überleben ringen müssen? Würde dies dann einen universellen Trend in der AA mit soziokulturellen Eliten darstellen?

Identität ist in der AA mit unterschiedlichen Facetten verbunden, die sich auf Orte (oder Herkunft), Status der subkulturellen Gruppe, Migration und Überzeugung, Religion und Glaube beziehen. In beiden Ländern ist die Herkunftskultur wichtig für die (Selbst-)Definition. Wie die Gruppenkultur definiert wird, hängt jedoch stark vom Makro-Kontext ab. In Südafrika wurde die subkulturelle Gruppe »Colourds« 1908 von der Regierung als eine »kulturelle Gruppe gemischter Herkunft« festgeschrieben, während Individuen »gemischter Herkunft« in Deutschland häufig lockerer miteinander verbunden sind, ohne als Gruppe »festgeschrieben« zu werden. In beiden Ländern kann man jedoch beobachten, dass sich Menschen gemischter Herkunft selbst als »Zwischenwesen« erleben und nach Platz, Raum und Herkunft verlangen, ein offenbar universeller Drang, sich im Gefüge eines größeren kulturellen Systems zu definieren. Die Makrokultur übt jedoch einen starken kulturspezifischen Einfluss auf diesen Identitätsbildungsprozess von Individuen in Subgruppen aus.

Für Individuen aus Subgruppen, die in neue Makrokulturen migriert sind, spielt die Art, wie und warum sie migriert sind, in beiden Ländern eine Rolle in der AA: das (erzwungene) Verlassen des Heimatlandes, das erneute Niederlassen, der Wiedereintritt in das Heimatland früherer Generationen, das Verlassen der Familie »aus freien Stücken«, »Ausschluss« oder andere Familiendynamiken, Adoption oder gesellschaftliche Dynamiken wie Krieg, Änderung territorialer Zugehörigkeit, erzwungene Ansiedlung durch Regierungen oder Umweltveränderungen – all diese unterschiedlichen Hintergründe hinsichtlich der Migration beeinflussen die Identitätsbildung und die Definition von Selbst und Subgruppen in Makrokontexten und zeigen fortführend die Auswirkungen der Migration auf das einzelne Individuum. AA verdeutlicht entsprechend die Hintergründe der Migration und ihre Auswirkungen auf die Einzelperson und das System und schafft somit ein erweitertes Verständnis der Zusammenhänge auf bewusster Ebene.

In deutschen AA habe ich z. B. häufig mit den Themen Migration und Identität von »Russlanddeutschen« (Deutsche, die in der früheren Sowjetunion gesiedelt hatten und seit dem Zweiten Weltkrieg nach Deutschland übergesiedelt waren) oder von den Nachkommen sogenannter »Gastarbeiter« (Individuen, die sich seit den 1960er Jahren zum Arbeiten in Deutschland niedergelassen hatten) zu tun, während in Südafrika das Thema Migration in der AA häufig Südafrikaner europäischer (häufig freiwillige Migration), indischer (unfreiwillige Migration aufgrund von Sklaverei) und schwarzer und/oder farbiger Herkunft (Migration/Umsiedlung aufgrund der Apartheidspolitik) betrifft. Universell hat Migration einen Einfluss auf die Identitätsbildung, doch wie Migration und Identität interagieren, unterliegt kulturspezifischen Einflüssen.

Des Weiteren sind Religion, Glaube und Überzeugung wichtige Aspekte der Identitätsbildung in der AA und beziehen sich häufig auf die sozialhistorischen und politischen Umstände dieser Gruppe: In Deutschland habe ich mit Familienkonflikten gearbeitet, die auf der Religionszugehörigkeit beruhten (protestantisch/katholisch, christlich/muslimisch etc.), während ich in Südafrika unterschiedliche AA miterlebt habe, die sich mit jüdischen Identitätskonflikten im Kontext mit Holocaust-Erfahrungen im Zweiten Weltkrieg, Opfer-Täter-Interaktionen, Krieg und Verfolgung (z. B. in Deutschland, Israel, ihrem Herkunftsland etc.) beschäftigten und in der Geschichte bis zu den Kreuzfahrern oder dem Zweiten Weltkrieg zurückreichten. Wie Religionszugehörigkeit und Religion eine Rolle in der AA spielen, wird beeinflusst durch den soziokulturellen Kontext, die Verortung in der Geschichte (Zeit und Raum) und den makro-kulturellen Kontext. Zudem scheinen Religion, Glaube und Überzeugung eine universelle Rolle in der Identitätsbildung in der AA zu spielen. Wie sie jedoch erfahren, gelebt und bewältigt werden, hängt sehr stark von den spezifischen kulturellen Kontexten ab.

Andere Themen in der AA beziehen sich auf Geschlecht, Geschlechterrollen, Geschlechterentwicklung und den Einfluss des Geschlechts auf die Beziehungen. AA in Südafrika offenbart die Einstellung schwarzer südafrikanischer Frauen, die an Konflikten hinsichtlich der traditionellen und postmodernen Geschlechterrollen arbeiten (Mayer, 2017), und bezieht Erfahrungen mit Geschlecht und Gewalt, Patriarchat und Geschlechterkonzepten innerhalb der Familien ein.

In der deutschen AA beziehen sich Geschlechterfragen häufig auf die Work-Life-Balance von Frauen; auf Themen wie Geschlecht und Karrierewahl; das Problem, den richtigen Partner zu finden; Konflikte um Sexualität und Homosexualität. Ganz allgemein beeinflussen Geschlechteraspekte die Identitätsbildung und können zu Konflikten führen, die dann in der AA als Thema für Aussöhnung und Heilung eingebracht werden. Abermals scheint Gender ein universelles Thema in der AA zu sein, doch die Nuancen in den Einflüssen von Gender auf Individuen, Familien und Subgruppen sind kulturspezifisch.

Heilung und Ubuntu

Im südafrikanischen Kontext sehen die Teilnehmenden AA als eines der (kollektiven) Heilungsrituale an, das sie mit ihren Vorfahren und ihrer Familie verbindet, während Individuen im deutschen Kontext eher davon sprechen, durch AA »ihre persönlichen und individuellen Beziehungen zu ihrer Herkunftsfamilie oder ihrer gegenwärtigen Familie zu managen«. Beide suchen Heilung durch Denkmuster, die kulturdeterminiert und soziokulturell akzeptiert sind.

Darüber hinaus wird Heilung im südafrikanischen Kontext häufig als Ubuntu bezeichnet, eine universelle Lebens- und Heilkraft, die auf Beziehungen beruht (Washington, 2010), während Individuen im deutschen Kontext eher von Heilungsenergie sprechen. Diese Energie wird in diesem Kontext jedoch nicht weiter definiert. Beziehen sich die deutschen Individuen auf die Lebensenergie im Allgemeinen? Auf eine göttliche, von den Vorfahren stammende, individuelle, spirituelle oder physische Energie? Handelt es sich dabei um eine universelle oder kulturelle Energie? Ist Ubuntu universell oder kulturspezifisch? Es könnte an Ubuntu liegen, dass südafrikanische Teilnehmende an AA davon ausgehen, dass Lebensenergie in »allen lebenden Objekten« zu finden ist und alle »Objekte« miteinander verbunden sind, wie es in der AA erlebt wird. Es scheint eine Art »natürlichen Weg« zu geben, mit solch holistischen Verbindungen in afrikanischen Settings der AA umzugehen, während die wechselseitige Verbundenheit von Objekten in der deutschen AA eher eine »Option zur Erklärung« als eine tiefverwurzelte, inhärente Überzeugung des Kollektivs zu sein scheint.

Die Rolle der Vorfahren

Während beispielsweise in der Zulu-Kultur (Cohen, 2006) Vorfahren Teil der täglichen Lebensroutinen als lebende Geistwesen sind (Ngubane, 1977) – selbst wenn sie bereits verstorben sind –, werden Vorfahren in deutschen Kulturen gewöhnlich nicht als Teil der täglichen Lebensroutinen angesehen und es wird kaum davon ausgegangen, dass sie gegenwärtige Beziehungen beeinflussen. Während die Ahnen in der Zulu-Kultur Wächter der sozialen Ordnung sind (Lutheran World, 2004), werden sie in deutschen Kulturen nach dem Tod nicht notwendigerweise mit Einflüssen auf die soziale Ordnung in Verbindung gebracht. Daher scheinen der Einfluss der Vorfahren und die Bindungen zwischen den Generationen z. B. für schwarze Südafrikaner eine »natürliche Sache« zu sein, kommen aber für deutsche AA-Teilnehmende häufig überraschend. Bezüge in Beziehungen zu den Vorfahren herzustellen, scheint universell bedeutsam zu sein, doch wie diese Beziehungen aussehen, wie sie hergestellt werden und wie intensiv sie sind, scheint kulturell definiert.

Respekt

In Deutschland habe ich festgestellt, dass es als schwierig wahrgenommen wird, Familienmitgliedern Respekt zu erweisen. Teilnehmende heben die Wichtigkeit hervor, sich mit ihren Eltern auf Augenhöhe zu befinden, während Kinder in afrikanischen Kulturen dazu erzogen werden, ihre Eltern und Ältere zu respektieren und strikte Hierarchien zu stärken. Wie Respekt definiert und zum Ausdruck gebracht wird, ist kulturell beeinflusst. Respekt muss daher im Kontext universeller und kulturspezifischer Annahmen diskutiert werden. Gestützt auf seine Erfahrungen mit der Zulu-Kultur wies Hellinger darauf hin, dass Respekt gegenüber Eltern natürlich und vorgegeben sei (zit. nach Mayer u. Viviers, 2016a, S. 105). Können wir jedoch davon ausgehen, wenn wir Individuen aus unterschiedlichen Kulturen beobachten? Oder ist Respekt nicht eher ein kulturelles Merkmal, das geschaffen wurde, um eine gewisse soziale Ordnung in Familien und Systemen aufrechtzuerhalten? Könnte es nicht sein, dass unterschiedliche Kulturen diese soziokulturelle Ordnung des Respekts geschaffen haben, um Machtbeziehungen zu bewahren? Was legt Respekt als menschliche Grundhaltung fest, was als kulturelles Merkmal? Wenn Respekt eine Grundhaltung und ein Bedürfnis wäre – wie könnten wir dann den kulturellen Wandel in westlichen Gesellschaften erklären, die Entfernung vom Respekt vor den Eltern? Wie würde diese kulturelle Veränderung von Kollektiven in Richtung gleicher und weniger hierarchischer Beziehungen in Familien in der AA erklärt werden? Wie könnte sie zum Thema gemacht und interpretiert werden, wenn sie als universelles oder kulturspezifisches menschliches Merkmal definiert würde?

Themen in der AA

Es wurde beschrieben, dass bevorzugte Inhalte in der AA im kulturellen Kontext verankert sind (Mayer u. Viviers, 2015). In Südafrika umfassen diese Themen z. B. häufig Rassismus, Ethnizität, Vorherrschaft, Gewalt, Apartheid und Ausschluss von Familienmitgliedern. In Deutschland haben die Themen Bezug zu den Weltkriegen, Täter-Opfer-Konstellationen, Krankheit und Symptomen, Ausschluss von Familienmitgliedern etc. In beiden Kulturen üben kollektive sozialhistorische Erfahrungen, z. B. mit dem Ersten und Zweiten Weltkrieg in

Deutschland und der Apartheid sowie dem »Anglo-Boer war« (1899–1902) in Südafrika, einen starken Einfluss auf die AA aus.

In Südafrika arbeiten Menschen, die Vorfahren aus der burischen Kultur haben, in der AA häufig an kollektiven Erfahrungen als Täter; mit dem Phänomen kollektiver Schuld; damit, als Aggressoren bezeichnet zu werden; damit, dem »umgekehrtem Rassismus« zu begegnen und auch mit Erfahrungen von Schande und Demütigung. Teilweise können diese Erfahrungen mit denen deutscher AA-Teilnehmer verglichen werden, die an kollektiver oder individueller Schuld in der Familiengeschichte arbeiten (Erster und Zweiter Weltkrieg). Diese Erfahrungen mit kollektiver Vergangenheit werden innerhalb von Kulturen möglicherweise unterschiedlich gesehen: Während Schuld in südafrikanischer AA häufig als kollektive Erfahrung bezeichnet wird, wird sie im deutschen Kontext oftmals im Bezug zu einer spezifischen Person im Familiensystem gesehen. Diese Aspekte könnten durch kulturelle Präferenzen im Sinne kollektivistischer (gruppenbezogener) und individualistischer (individuumsbezogener) Erklärungskonzepte beeinflusst werden. Sie sind zudem beeinflusst durch die Zeit, die seit der kollektiven Erfahrung verstrichen ist und zur Heilung genutzt werden konnte: Während in Deutschland über siebzig Jahre seit dem Zweiten Weltkrieg vergangen sind, sind es in Südafrika nicht einmal 25 Jahre seit dem Ende der Apartheid. Universell oder kulturell definierte Zeitkonzepte könnten sich darauf auswirken, wie mit kollektiver und individueller Schuld umgegangen wird. Die kollektive und individuelle Wirkung der Zeit auf die Heilung benötigt jedoch weitere Forschung im Zusammenhang kulturspezifischer Kontexte.

Abhängigkeit, Missbrauch und Gewalt

Letztendlich tauchen die Themen Missbrauch, Abhängigkeit und Gewalt auch in AA in beiden kulturellen Kontexten auf. In Südafrika scheinen sie jedoch weit häufiger in der AA zu finden zu sein als in Deutschland. Dies mag nicht überraschen, wenn man das hohe Maß an Armut, das niedrige Bildungsniveau, die sozialhistorischen Umstände im Land und das damit einhergehende Gewaltniveau bedenkt. Und noch einmal sind die Phänomene Missbrauch, Abhängigkeit und Gewalt fest eingebettet in den kollektiven Kontext: Während diese Themen in Deutschland vielleicht auch mit sozial deprivierten Familien, Armut und niedrigem Bildungsstand verbunden sind, scheinen sie weniger häufig vorzukommen und wenn, dann kaum als kollektives Thema von Subkulturen erlebt zu werden. Im deutschen Kontext werden sie oftmals eher individuellen Umständen als kollektiven zugeschrieben.

Aus meinem Blickwinkel lautet daher eine wichtige Frage in der AA, ob Abhängigkeit, Missbrauch und Gewalt universelle Phänomene sind und – falls ja – in welchem Ausmaß und wie sie kulturell beeinflusst werden. Um diese Themen angehen zu können, muss klargestellt werden, ob es sich um universelle Prinzipien handelt oder ob kulturspezifische Prinzipien und kontextualisierte Lösungen nötig bzw. zu welchem Grad sie nötig sind.

Schlussfolgerungen

Zu Beginn ist aufgezeigt worden, dass es sich bei der AA um einen systemischen Ansatz handelt, der sich ins westliche systemische Denken einfügt wie in afrikanische Denkmuster. Es handelt sich um einen Prozess, der interkulturelles Wissen in sich vererbt und daher perfekt als eine Intervention zu sein scheint, die in südafrikanischen und deutschen Kontexten effektiv sein kann. AA mag – vielleicht – nicht für die Mainstream-Kulturen der beiden Gesellschaften geeignet sein – das müsste noch untersucht werden –, sondern eher für Individuen, die mit den beschriebenen Prinzipien, Werten und Ritualen mitgehen können.

Die Frage nach Universalität und Kulturrelativismus in der AA bleibt zu untersuchen: Wie (re-)agieren Kollektive und Individuen auf universelle und kulturspezifische Einflüsse in der AA und wie (re-)produzieren sie diese? Wie können wir diese Einflüsse erforschen? Wie können wir die diesen Einflüssen zugrundeliegenden »Prinzipien« in Experimenten evaluieren, mit qualitativen oder quantitativen Forschungsmethoden?

Am Ende meiner Überlegungen bleibe ich bescheiden: Ich kann weder zu einer wissenschaftlichen noch zu einer persönlichen Schlussfolgerung gelangen, was grundlegend universell und/oder kulturspezifisch ist und in welchem Ausmaß dies in der AA zum Tragen kommt. Ich hoffe, einige meiner Gedanken führen zu weiteren Reflexionen und Reaktionen, zu weiteren Diskursen und neuer (empirischer) Forschung, die durchgeführt wird, um in offene Räume des Wissens vorzustoßen. Dabei sollten Stimmen zu universellem und kulturspezifischem Wissen von Individuen und Gruppen aus unterschiedlichen kulturellen Gruppen und vielfältigen kulturellen Haltungen zu unterschiedlichen Zeitpunkten (Längsschnittstudien) einbezogen werden, um auf die grundlegenden Fragen ganzheitlich und aus verschiedenen kulturellen Blickwinkeln antworten zu können. Nur dann könnten wir in der Lage sein, unterschiedliche Perspektiven auf die AA zu vereinen und eingehender zu erforschen, wie weit universelles und kulturspezifisches Wissen dazu beiträgt, die gestellten Fragen zu beantworten und die Methode weiterzuentwickeln.

Literatur

Bauer, J. (2008). Prinzip Menschlichkeit. Warum wir von Natur aus kooperieren. München: Heyne Verlag.

Bennett, X. (2017). Culture. In einer E-Mail-Kommunikation am 30. April 2017 definiert.

Cohen, D. B. (2004). Bert Hellinger's Family Constellation Method and its Place in the Psychotherapeutic Tradition. San Francisco: Master's thesis, Saybrook Graduate School and Research Center.

Cohen, D. B. (2006). »Family constellations«: An Innovative Systemic Phenomenological Group Process from Germany Family Constellations. The Family Journal. Counseling and Therapy for Couples and Families, 14 (3), 226–233.

Cohen, D. B. (2008). Systemic Family Constellations and the Use With Prisoners Serving Long-Term Sentences for Murder or Rape. Doctoral thesis. San Franciso: Saybrook Graduate School and Research Center.

Green, S. (2008). Creating Organisational flow: Using Hellinger Constellation Work for Unblocking the Past. Zugriff am 27.05.2018 unter http://www.ochre.ie/Creating%20Organisational%20Flow%5B1 %5D.pdf

Hellinger, B. (2001). Love's Own Truths. Phoenix, AZ: Zeig, Tucker & Theisen.

Hellinger, B., Weber, G., Beaumont, H. (1998). Love's Hidden Symmetry: What Makes Love Work in Relationships. Phoenix, AZ: Zeig, Tucker & Theisen.

Livotov, P. (2007). Integration of Method of Systemic Constellations into Moderated Educational and Problem Solving Workshops with TRIZ for Technical and Non-Technical Tasks. Zugriff am 27.05.2018 unter https://www.researchgate.net/publication/242219831_Integration_of_Method_of_Systemic_Constellations_into_Moderated_Educational_and_Problem_Solving_Workshops_with_TRIZ_for_Technical_and_Non-Technical_Tasks

Lutheran World (2004). Ancestors and Healing in African Spirituality: Challenges to the Churches in Africa [Electronic Version]. Lutheran World. Zugriff am 27.05.2017 unter http://193.73.242.125/What_We_Do/DTS/Programs/Spiritualism-Africa_EN.pdf

Mayer, C.-H. (2005). Artificial Walls. South African Narratives on Conflict, Difference and Identity. An Exploratory Study in Post-Apartheid South Africa. Stuttgart: Ibidem Verlag.

Mayer, C.-H. (2017). A »Derailed« Agenda? Black Women's Voices on Workplace Transformation. Journal of International Women's Studies, 18 (4), 144–163. Zugriff am 27.05.2018 unter http://vc.bridgew.edu/jiws/vol18/iss4/11

Mayer, C.-H., Hausner, S. (Hrsg.) (2015). Salutogene Aufstellungen? Beiträge zur Gesundheitsförderung in der systemischen Arbeit. Göttingen: Vandenhoeck & Ruprecht.

Mayer, C.-H., Viviers, R. (2015). Exploring Cultural Issues for Constellation Work in South Africa. Australian and New Zealand Journal of Family Therapy, 36, 289–306.

Mayer, C.-H., Viviers, A. (2016a). Constellation Work and Zulu Culture: Theoretical Reflections on Therapeutic and Cultural Concepts. Journal of Sociology and Social Anthropology, 7 (2), 101–110.

Mayer, C.-H., Viviers, A. (2016b). Constellation Work Principles, Resonance Phenomena and Shamanism in South Africa. South African Journal of Psychology, 46 (1), 130–145.

Ngubane, H. (1977). Body and Mind in Zulu Traditional Medicine. London: Academic Press.

Peterson, J. (2007). Systems Theories and Systemic Constellations. Portland: Human Systems Institute.

Podirsky, K., Würtenberger, B. (2011). Quantensprung. Die Spiritualität der Wissenschaft entfaltet sich. In-forma-tion, Resonanz, Bewusst-Sein. Berlin: Berliner Wissenschafts-Verlag.

Rentschler, M. (2013). Family Constellations. Basic Principles and Ideas. Zugriff am 27.05.2018 unter http://www.theconstellationsgroup.com/articles/basic_principles.html

Rosa, H. (2016). Resonanz. Eine Soziologie der Weltbeziehung. Berlin: Suhrkamp.

Sheldrake, R., Hellinger, B., Schützenberger, A. A. (1999). Reviewing assumptions: A dialogue about phenomena that challange our world-view. Heidelberg: Carl-Auer.

Sparrer, I. (1999). Heilsame Rituale und systemische Resonanz. In W. Scheiblich (Hrsg.), Bilder, Symbole, Rituale. Dimensionen der Behandlung Suchtkranker (S. 137–163). Freiburg i. Br.: Lambertus.

Van Kampenhout, D. (2003). Images of the Soul: The Workings of the Soul in Shamanic Rituals and Family Constellations. Phoenix, AZ: Zeig, Tucker & Theisen.

Washington, K. (2010). Zulu Traditional Healing, African Worldview and the Practice of Ubuntu: Deep Thought for African/Black Psychology. The Journal of Pan African Studies, 3 (8), 24–39.

III Zeitachsen

Thomas Geßner

Zeitgeist

Ich komme mir vor wie jener blaue Fisch in der Südsee, von dem Sie sicher schon gehört haben. Sein Nachbar fragte ihn morgens, wie er denn heute das Wasser finde. Der blaue Fisch antwortete erschrocken: »Welches Wasser?« Er trifft damit die Voraussetzungen für meinen Versuch, über den Zeitgeist und seine Rolle im Zusammenspiel von Kollektivem und Individuellem nachzudenken. Wir werden das Wasser für kurze Momente verlassen müssen, um ein klein wenig vom uns umgebenden Zeitgeist wahrnehmen zu können.

Erinnern Sie sich, wann Sie zum letzten Mal auf Ihr Handy geschaut haben? Vor zehn Sekunden, vor zwei Minuten oder gestern? Ich vor zwei Minuten. Ich wollte wissen, wie kalt es draußen ist. Sieben Grad Minus. Und ich musste nachschauen, ob ich am nächsten Wochenende tatsächlich frei habe. Kalender, Mails, Nachrichten, WhatsApp, Blutdruck-App, 1.000 Stunden Musik, 27 Fotoalben inklusive der letzten erinnerungspflichtigen Mahlzeiten, ein Fotoapparat, eine Videokamera, ein Diktiergerät, YouTube, Hunderte von Adressen, amerikanische Militärtechnik (GPS) und ihre Anwendungen in Landkarten und Stadtplänen, Ortungsdiensten und Bewegungsprofilen, das Internet mit seinen Cookies (die mir noch immer Gemüseschäler auf den Minibildschirm zaubern, nachdem ich vor zwei Wochen einmal solche gesucht hatte), eine Fitness-App (unbenutzt), mein Bahnfahrplan inklusive Tickets und Verspätungsmeldungen, ein Stimmgerät, eine Lupe, eine Taschenlampe, einen Wecker – und ein Telefon: tatsächlich. Was ich meinem Handy noch immer übel nehme, ist, dass man sich nicht damit rasieren kann. Ein integrierter Föhn wäre ebenfalls praktisch.

Das Handy: Symbol der Freiheit und Suchtmittel zugleich, gestaltgewordene Unabhängigkeitserklärung und der feuchte Traum aller Geheimdienste in einem. Mein Tor zur Welt und genau darin der Schlussstein jener unsichtbaren Wand, die mich rettungslos von der Welt separiert. Das Handy bereitet mir in der Verbundenheit mit allem und jedem die höchsten Wonnen der Symbiose.

Gleichzeitig lässt es mich mutterseelenallein zurück, denn die Verbundenheit ist virtuell, sie besteht nur in meiner Vorstellung, im technisch-abstrakten Raum des Digitalen. In Wirklichkeit sitze ich allein mit mir und starre auf einen viel zu kleinen Bildschirm. Ich könnte sogar mit ihm reden. Das Handy antwortet mit sanfter Stimme, aber da lebt niemand. Oder vielleicht doch?

Geist und Zeit

Eine präzisere Illustration zum Zeitgeist als das Handy und seinen unfassbaren Platz in unserem Alltag finde ich nirgends. Daher könnte ich jetzt schon mit meiner kleinen Untersuchung aufhören. Die Schwierigkeit besteht jedoch darin, dass ich mit dem bloßen Gebrauch des Handys nichts über den Zeitgeist aussage, sondern ihn einfach vollziehe. »Der Zeitgeist bin ich«, sozusagen, in Abwandlung einer Ludwig XIV. zugeschriebenen Staatsdefinition. Ich kann nichts anderes *sein* als der Zeitgeist, ich kann nichts über ihn schreiben, ohne dass er selbst mir die Finger führt. Denn ich und Sie und wir alle hier sind seine Geschöpfe, während wir ihn immerfort mit unserem Alltagsleben herstellen und ausgestalten. Ich müsste einen Ort außerhalb der Zeit finden, um etwas über die aktuelle Zeit und über ihren Geist, über das, was sie belebt und beseelt, aussagen zu können. Es gibt diesen »Ort«, er ist immer da, aber dazu später. Vorher schaue ich genauer auf jene beiden Begriffe, aus denen sich der »Zeitgeist« zusammensetzt, auf »Zeit« und auf »Geist«.

Zu »Geist« fällt mir ein hebräisches Wort ein: »Ruach«, der »Geist Gottes«. »Ruach« schwebte zu Beginn der Genesis »über den Wassern«, als die Erde noch »wüst und leer« war. Gott pustete dem Menschen, welchen er später aus Lehm geformt hatte, seinen »Ruach« in die Nase, und »so wurde der Mensch ein lebendiges Wesen«. Als dann in der Antike die griechische Sprache nötig wurde, um den Hintergrund des hebräisch-aramäischen Jesus in Europa einordnen zu können, verstand man den »Ruach« Gottes mit Hilfe des griechischen Wortes »Pneuma«. Es bezeichnet wie sein hebräisches Pendant eine Mischung aus Eigenschaft und Tätigkeit: »lebendig« und »atmen«. Die deutsche Übersetzung von »Pneuma« heißt »Geist«, im Sinne von: »atmende Lebendigkeit«. Die Frage nach dem aktuellen »Zeitgeist« verändert sich nun: »Wo, wie und auf welche Weise hat diese Zeit ihre atmende Lebendigkeit?«

Um davon etwas sehen zu können, schauen wir auf den anderen Teil von »Zeitgeist«: Was ist »Zeit«? Im physikalischen Sinne scheint »Zeit« ein Ausdruck des Energieerhaltungssatzes zu sein, und zwar in seiner Grundfunktion der Entropie (ruhig weiterlesen, es ist nicht das, wonach es aussieht): Energie entspannt sich immer von einem höheren, konzentrierteren Niveau in ein niedrigeres, weniger konzentriertes Niveau. Ein Beispiel: Eben gerade stellt mir der Kellner frischen Kaffee hin, heiß und dampfend. Diesem Kaffee würde es niemals einfallen, noch heißer zu werden, indem er seiner Umgebung, etwa der Caféhausluft, Energie entzieht. Er tut das Gegenteil: Er passt sich der Umgebung an, gibt Wärme-Energie ab und erreicht langsam die Lufttemperatur hier im Raum. Um das zu schaffen, braucht er unfassbar viele winzige Momente hintereinander. In jedem dieser Momente gibt mein Kaffee ein kleines Quäntchen Energie ab, während die umgebende Luft (oder mein Magen) dieses Quäntchen übernimmt. Meinem Magen wird dabei wärmer, der Luft im Café ebenfalls. Genau diese Abfolge von Momenten des Energieausgleichs nennen wir »Zeit«.

Die physikalische Zeit entspringt seit dem Urknall dem Phänomen des Energieausgleichs, und sie geht immer in Richtung Entspannung. Eine weitere Funktion des *Energieflusses von der Konzentration zur Entspannung* heißt »Raum«. Sie ergibt den Platz für die Bewegung des Energieausgleichs. Auch der Raum »fließt« in Richtung Energie/Entspannung: Das Universum dehnt sich mit wachsender Geschwindigkeit offenbar immer weiter aus. Zeit und Raum sind die Bedingungen, innerhalb derer überhaupt etwas da sein kann, wir Menschen zum Beispiel und unsere Welt. »Zeitgeist« wäre damit auf unsere »atmende Lebendigkeit« in dem aktuellen Raum/Zeit-Fenster des knapp vierzehn Milliarden Jahre alten Universums eingegrenzt.

Nun sind »atmende Lebendigkeit« und »physikalische Zeit« zwei »Dinge«, die verschiedenen Welten angehören. Physikalische Zeit ist (wie der physikalische Raum) Grundbaustein der Welt der Formen, also dessen, was *da* ist. Atmende Lebendigkeit ist formlos, sie ist nicht *da*, sondern entfaltet sich in dem, was da ist, in uns Menschen etwa. Die Momente, in denen ich wahrnehmne, wie der Kaffee meine Zunge trifft und seine Wärme meinem Magen schmeichelt, finden außerhalb der Zeit statt. Sie sind mein »Leben«, nicht meine »Zeit«. »Zeit« (und »Raum«) sind physikalische Vorgänge. Die Lebendigkeit ist das, was diese Vorgänge wahrnimmt und in ihnen oder mittels ihnen stattfindet. Anders gesagt: »Lebendigkeit« ist meine Essenz, »Zeit und Raum« bilden meine aktuelle Form: ein mittelalter, männlicher Mitteleuropäer.

Wenn man unmittelbar lebt, ist man im »Jetzt«, das ist außerhalb der Zeit. »Zeit« und »Raum« sind tatsächlich etwas anderes als unsere »atmende Lebendigkeit« selber. Sie können diesen Unterschied wahrnehmen, wenn Sie sich von etwas vollkommen in Anspruch nehmen lassen, ohne dabei bewusst nachzudenken, wenn also Ihre atmende Lebendigkeit sich in etwas gerade Aktuellem verlieren, verströmen und wiederfinden kann. Dann spüren Sie keine Zeit, sie ist einfach weg, im Nu verflogen. Sei es im Zusammensein mit einem geliebten Menschen, sei es mit einem guten Buch, sei es bei einer spannenden Tätigkeit, sei es mit Gedanken, Ideen, Gefühlen, Körperwahrnehmungen usw. Die moderne Wissenschaft nennt dieses Phänomen »Flow«, die meisten spirituellen Schulen nennen es »Leben«.

Abhängigkeit und Kontrolle

Wo haben nun die kollektiven Erscheinungen unserer Gegenwart ihre Essenz, ihre Lebendigkeit, ihr Beseeltsein, und wie wirken sie in unser individuelles Leben hinein? Anders gefragt: Was macht der Zeitgeist mit uns? Nach meinem Eindruck hat unser Zeitgeist seine Lebendigkeit, sein Beseeltes, im Reich des Virtuellen. Er lebt in gedanklichen Bildern, in kollektiven Vorstellungen über uns selbst, über die anderen und die Welt. Der Geist unserer Zeit gibt uns ein klares Ziel vor: die möglichst umfassende Kontrolle über uns selbst, über die anderen und die Welt. Seine Vorstellungen (und damit die Vorstellungen der meisten heute lebenden Menschen) über das Dasein leiten sich aus diesem Ziel der umfassenden Kontrolle ab. Außerdem hat unser Zeitgeist die Eigenart, sich selbst sowohl über sein Ziel als auch über die ihn leitenden Vorstellungen im Unklaren zu lassen. Der Zeitgeist macht sich andauernd etwas vor. Er weiß nicht, dass er ein Kontrollfreak ist und dass er seine Vorstellungen über die Realität dazu benutzt, sich vor der echten Lebensrealität zu schützen, ja sich hermetisch von ihr abzuriegeln. Der Zeitgeist lebt mit sich selbst in Symbiose. Er kann sich nicht von seinem Ziel der Kontrolle und seinen daher rührenden Vorstellungen über das Leben unterscheiden. Er ist sich vollkommen unbewusst und daher gänzlich unbekannt. Der Zeitgeist ist sich selbst ein Fremder.

Ich beklage dies nicht, ich schaue nur hin und beschreibe, was ich sehe. Die Klage über die Verhältnisse ist eine Geste der gefühlten Ohnmacht, sie selbst gehört zum Standardrepertoire des aktuellen Zeitgeistes. Wie kommt der Zeitgeist auf sein Ziel der umfassenden Kontrolle? Wie komme ich überhaupt darauf, dass dies sein Ziel sei? Und welche Gestalt findet dieses Ziel in den kollektiven Vorstellungen unserer Zeit? »Kontrolle« bezeichnet ja unser natürliches Verhalten zur Abwendung von Ohnmacht und damit von Lebensgefahr, solange wir uns abhängig von einer Umgebung fühlen. Sie ist das wichtigste Instrument der abhängigen, unbewussten Liebe, also unseres Überlebenstriebes.

Ich kann hier nur kurz umreißen, was dabei aus meiner Sicht vor sich geht: Während der Kindheit leben wir in emotionaler Abhängigkeit von unserer primären Gruppe, der Familie. Das Wichtigste für Kinder ist die subjektiv gefühlte, uneingeschränkte Zugehörigkeit, denn sie bedeutet Sicherheit vor der Lebensgefahr des Verlorengehens. Unser emotionales Gewissen informiert uns zu jeder Zeit darüber, ob wir noch dazugehören, also in Sicherheit sind. Dann fühlen wir uns unschuldig und haben ein »gutes Gewissen«. Falls unsere Zugehörigkeit gefährdet ist, wir also unbewusst eine Lebensgefahr wahrnehmen, fühlen wir uns schuldig, samt »schlechtem Gewissen«. Bert Hellinger hat diese Dynamiken entdeckt und beschrieben (Hellinger, 2001).

Mit Hilfe unseres Gewissens bleiben wir als Kinder, von innen heraus gesteuert, immer im sicheren Bereich der Umgebung, von der wir abhängig sind. Wir sagen unbewusst zu ihr: »Für dich tue ich alles, egal, was es mich kostet, denn wenn es dir gut geht, bleibe ich am Leben.« Die emotionale Abhängigkeit führt dazu, dass wir uns gefühlsmäßig mit unserer Umgebung verwechseln und alles auf uns beziehen, was in der primären Gruppe geschieht. Wir leben in emotionaler Symbiose mit den Eltern und Geschwistern, manchmal auch mit den Großeltern oder noch früheren Generationen. Dies alles ist unvermeidlich, bringt uns während der Kindheit oft zu unglaublichen Anpassungsreaktionen und sorgt dafür, dass wir die kindliche Abhängigkeit schließlich überleben. In der emotionalen Abhängigkeit entsteht eine genau für diese passende Art und Weise der Selbst- und Weltwahrnehmung. Wilfried Nelles (2009) beschreibt sie als »Wir- oder Gruppenbewusstsein«. Die inneren Echos aus dieser Zeit der emotionalen Abhängigkeit und der damit verbundenen, zum Teil traumatischen Überlebensmuster bevölkern das Feld von Seelsorge, Therapie und Beratung und natürlich das der Aufstellungsarbeit.

Wir können jedoch keine Kinder bleiben, wir müssen das Nest verlassen. Diese Bewegung in das eigene Leben ist noch immer recht wenig im Blick, denn ihre Echos bilden den Kern des aktuellen Zeitgeistes. Der jugendliche Entwicklungsraum, welcher sich nach der Kindheit auftut, ergibt sozusagen das Wasser, in dem die blauen Fische schwimmen. Im individuellen Leben hört die Kindheit auf, wenn die Sexualhormone unsere Körper überfluten. Die Pubertät beginnt. Während der Entwicklungsraum für Kinder relativ eindeutig durch die emotionale Zugehörigkeit zur Familie definiert war, sieht die Jugend sich zwei gegensätzlichen Aufgaben gegenüber: Sie muss zum einen, um ihrem Fortpflanzungsimpuls folgen zu können, die Familie verlassen. Damit bringt sie das Kind, welches sie einmal war, in Lebensgefahr. Sie nimmt es aus der Familie heraus und entzieht ihm seine lebensnotwendige Zugehörigkeit. Die Jugend wird daher zum anderen, um jeden Preis verhindern, dass dieses Innere Kind sich je wieder so ohnmächtig und ausgeliefert fühlt wie damals.

Die Jugend und das in ihrer Entwicklungsaufgabe entstehende Ich-Bewusstsein (Nelles, 2009, S. 92 ff.; Geßner, 2018, S. 56 ff.) müssen es daher schaffen, ein eigenes Leben außerhalb der Herkunftsfamilie zu finden und gleichzeitig dem

Kind, das sie einmal waren, die innere Zugehörigkeit zu eben dieser Herkunftsfamilie zu erhalten. Die Jugend versucht zu wachsen, ohne schuldig zu werden. Sie muss sich ein autonomes Ich, ein individuelles Leben aufbauen, ohne die Regeln der Kindheit, der Zugehörigkeit und des emotionalen Gewissens zu verletzen, ohne also in innere Lebensgefahr zu geraten. Das ist notwendig und gleichzeitig unmöglich. Es geht nur, wenn man sich etwas über das Leben vormacht. Dazu verhelfen wir uns mit einem Trick: Wir nehmen das komplette emotionale Koordinatensystem der Kindheit als heimliches Gepäck mit, wenn wir das Haus der Kindheit verlassen. Wir verwandeln die emotionale Umgebung, von der wir als Kinder abhängig waren, in eine unbewusste innere Umgebung, auf die wir nun derart regieren, dass die körperlich-psychische Erinnerung an wesentliche Kindheitsereignisse, also unser »Inneres Kind«, weiter ungefährdet dazugehören kann.

Der Trick vollzieht sich unterhalb des »Radars« unserer bewussten Wahrnehmung. Er sichert unser Überleben, solange wir innerlich Jugendliche sind. Direkt im »Radar« der bewussten Wahrnehmung geschieht genau das Gegenteil: Wir versuchen, uns mittels rationaler Unterscheidungen über die emotionalen Dilemmata der kindlichen Vergangenheit klarzuwerden (andere emotionale Dilemmata als die kindlichen gibt es nicht) und alles genau entgegengesetzt zu damals zu machen, um ihnen in Zukunft zu entgehen. Dazu müssen wir die kindliche Ohnmacht in Macht verwandeln, also in echte Wirksamkeit, zum einen uns selbst gegenüber, zum anderen den anderen und der Welt gegenüber. Die Werkzeuge dazu liefert uns das Denken. Mit seiner Hilfe lassen sich rationale Modelle herstellen, die in der Lage sind, das emotionale Wirrwarr der Pubertät zu reflektieren und zu durchschauen.

Das Mittel, um Ohnmacht in Macht zu verwandeln, heißt Kontrolle. Wir kontrollieren uns selbst, die anderen und die Welt mit Hilfe des Denkens, mit Hilfe unseres Verstandes. Notwenigerweise fallen wir dabei auf unsere rationalen Modelle des Lebens herein und halten sie für die Realität. Wir identifizieren uns mit ihnen, sodass sie ein kollektives Phänomen werden, so etwas wie ein kollektiver Glaube. Der Zeitgeist hält überhaupt die Realität des Lebens für konstruierbar und damit für veränderbar, aber das ist offenbar ein unvermeidlicher und nicht zu überspringender Entwicklungsraum der kollektiven Jugend. In unserem Zeitgeist sehe ich die jugendlich-abhängige Liebe bei der Arbeit.

Unter »abhängige Liebe« verstehe ich alle körperlichen, emotionalen und gedanklichen Anpassungsbewegungen, die wir vom Moment der Zeugung an vollziehen, um in einer Umgebung zu überleben, von der wir uns als abhängig wahrnehmen. Die abhängige Liebe hat drei Stufen: körperlich (der Mutterleib, Ungeborenes), emotional (die Familie, das Kind) und gedanklich (das eigene

Weltbild, die Jugend). Das Ungeborene vollzieht die Anpassungsbewegungen, indem es seine Gestalt bildet. Während der Kindheit werden sie als Emotionen fühlbar, unter anderem auch als Liebe. In der Jugend dominieren sie unser Denken. Das Gewissen als »lebensrettender Zugehörigkeitsanzeiger« arbeitet auf jeder Stufe der abhängigen Liebe: im körperlichen Vollzug (Mutterleib), in der emotionalen Landschaft (Kindheit) sowie in der gedanklichen Treue zu rationalen Vorstellungen (Jugend). Analog zur Jugend macht sich der aktuelle Zeitgeist unbewusst abhängig von seinen Vorstellungen über das Leben und verhält sich zu diesen Vorstellungen wie Kinder gegenüber ihren Eltern: Treue zu ihnen entspricht der sicheren Zugehörigkeit, sichere Zugehörigkeit wiederum entspricht der Abwendung von Lebensgefahr (Genaueres zur Erweiterung der Hellingerschen Gewissenstheorie in Geßner, 2018, S. 145 ff.).

Ich möchte im Folgenden anschauen, wie die jugendlich-abhängige Liebe im kollektiven Kontext aus meiner Sicht wirkt, anders gesagt, wo und wie sich die »atmende Lebendigkeit« unserer Gegenwart zeigt. Dazu nähere ich mich drei prominenten Vorstellungen des Zeitgeistes. Es sind kollektiv wirksame innere Modelle der Realität: »Freiheit«, »Funktionieren« und »Lösung«.

Freiheit

Byung-Chul Han (Gresser, 2016), ein koreanischer Philosphieprofessor in Berlin, hält das Projekt der »Freiheit« in der modernen Leistungsgesellschaft für gescheitert. Es beginne als ein Gefühl des: »Yes we can«, unterliege aber regelmäßig der Macht des Kapitals. Bevor ich weiterschreibe, weise ich darauf hin, dass ich hier die Sprache der psychologischen Betrachtung verwende, nicht die Sprache von Politik, Moral oder Rechtswesen.

Freiheit im psychologischen oder seelischen Sinn ist nicht möglich, solange man »entkommen will«, sei es einer früheren Abhängigkeit, einer zu eng gewordenen Tradition, einer Bedrohung oder was auch immer. Freiheit im psychologischen oder seelischen Sinn hat keine Bedingungen, weder äußere noch innere. Der Satz etwa: »Wenn ich das und das geschafft oder hinter mir gelassen habe, dann bin ich frei«, knüpft Freiheit an eine Bedingung: »Wenn ich genügend Geld habe, wenn ich endlich zuhause ausgezogen bin, wenn die Mauern fallen, wenn die Unterdrückten dieser Erde sich endlich (nach meinem Programm) zusammenschließen, wenn der Klimawandel oder die Kriminalität oder der Krieg endlich global bekämpft würde, dann wäre ich frei.« Obwohl all diese Ziele eine Kombination aus größerem Bewegungsspielraum und erhöhtem Sicherheitsgefühl anstreben, haben sie nichts mit Freiheit zu tun, sondern mit Autonomie.

Autonomie, das Leben nach »eigenem Gesetz«, schaut immer in die Vergangenheit, um sich von ihr zu befreien. Sie bleibt dadurch bis in die Gegenwart mit dem ohnmächtigen »Damals« verbunden, und zwar genau dadurch, dass sie es zu überwinden und »loszulassen« versucht. Autonomie bleibt rückwärts gewandt, sie braucht das Vergangene als Orientierung und damit heimlich als Sicherheit. Die kollektive Idee der Autonomie wird im öffentlichen Diskurs tatsächlich irreführend »Freiheit« genannt, »frei sein von …«, »bürgerliche Freiheit«, »demokratische Freiheit«. Sie besteht auf mehr Spielraum bei gleicher Sicherheit wie im unfreien »Damals«, oder bei sogar erhöhter Sicherheit, und feiert sich, wenn sie dieses Gefühl erreicht oder verteidigt hat. Autonomie redet sich selber ein, echte Freiheit zu sein, um nicht wahrnehmen zu müssen, dass sie nur eine ins Gegenteil gewendete Abhängigkeit von »Damals« ist. Ihr Lieblingsspielzeug scheint im Moment das zu Anfang besungene Handy zu sein, am besten in seiner outdoortauglichen »Jack-Wolfskin-Version«, mit der man den prachtvollen Sonnenuntergang im Himalaja oder das tolle Essen beim Chinesen nebenan fotografieren und socialmediamäßig symbiotisch vervielfachen kann. Das Internet scheint mir die gedankliche Symbiose mit unseren rationalen Modellen technisch umzusetzen. Es ist damit eine präzise, wenn auch virtuelle Verdinglichung unseres Unbewussten. Es ist kollektiv zugänglich, bleibt aber unerkannt. Es wird damit in seinem Kontrollimpuls massenwirksam und gleichzeitig unkontrollierbar. Zur Wahrnehmung unserer technischen Umgebung als der aktuellen Gestalt unseres kollektiven Unbewussten verdanke ich Wolfgang Giegerich (1988) die entscheidenden Anstöße.

Freiheit hat keine Bedingung und keine Sicherheit. Freiheit bewegt sich in der technisch-digitalen Umgebung, ohne sich mit ihr zu verwechseln. Sie kommt von jenem »Ort« außerhalb der Zeit, von dem aus der blaue Fisch das Wasser als solches wahrnehmen könnte: aus der unmittelbaren Lebendigkeit, aus dem gegenwärtigen Augenblick. Mein gegenwärtiger Augenblick gehört nicht zur »Zeit«, wie wir gesehen haben, sondern er ist einfach mein Leben, wie es gerade stattfindet. Freiheit kann sich in diesem Augenblick ereignen, völlig unabhängig von äußeren oder inneren Umständen. Sie emanzipiert sich von nichts, sie bekämpft nichts, sie muss nichts loslassen oder lösen. Sie lebt einfach. Sie kommt aus dem Wachstumstrieb, welcher nach Entfaltung drängt. In meinen Anschauungen über die unbewusste Liebe nenne ich dieses Phänomen »Selbstliebe«. Sie verbindet uns mit der inneren Lebendigkeit, mit unserer Essenz.

Freiheit in diesem Sinne spielt im öffentlichen Diskurs kaum eine Rolle. Anders als Autonomie würde Freiheit den Zeitgeist unterlaufen, weil sie seine Modelle als solche erkennt und sich lieber auf Realien als auf Phantasien verlässt. Sie vertraut dem natürlichen Fluss des Lebens mehr als der (aussichtslosen) Kontrolle desselben. Freiheit fühlt sich immer sicher, daher muss sie auf keine Umgebung in abhängiger Weise *re*agieren. Freiheit kann *agieren,* einfach aus dem Moment heraus. Sie ist dem Denken, dem rationalen inneren Modellbau, nicht zugänglich und auch nicht verständlich, sondern führt darüber hinaus. Ein Ausdruck dieser Freiheit ist die phänomenologische Vorgehensweise beim Aufstellen. Sie überlässt sich ohne weitere Absichten oder Konzepte dem, was im gegenwärtigen Moment erscheint. Sie kann sich nach und nach auch in der persönlichen Lebensweise ausbreiten. Man wird dann aber ein Fremder unter den Fischen.

Funktionieren

Eine besondere Form von Kontrolle ist die Idee, dass man selbst, dass andere Leute oder auch technische Dinge wie Waschmaschinen funktionieren müssten, sich also entsprechend einer vorher ausgesprochenen Zuschreibung zu verhalten hätten. Damit ich »funktionieren« kann, muss die definierende Zuschreibung mächtiger sein als ich. Sie muss sich auf jemanden beziehen, von dem ich subjektiv auf Leben und Tod abhängig bin. »Funktionieren« bedeutet, ich passe mein Handeln, Fühlen und Denken so an, dass ich in dieser Abhängigkeit überleben kann. Es übt Kontrolle in zwei Richtungen aus: Ich kontrolliere *mich selbst* so, dass ich etwa als Kind weiter zur Familie gehören kann oder als Jugendlicher meinen inneren Lebensmodellen weiterhin treu bleibe, etwa meinen Idealen. Und ich kontrolliere *meine Umgebung* so, dass sie mich behält, mir die Zugehörigkeit und damit das Überleben erlaubt. Als Kind wäre meine »Umgebung« die Familie. Als Jugendlicher entsteht meine »Umgebung« durch die Übertragung meiner unbewusst und emotional verinnerlichten Familie auf alles, was ich sehe, also auf mich als »Umgebung« (etwa meine Körperlichkeit), auf die anderen (etwa meinen Liebespartner) und auf die Welt (etwa die Umwelt).

Das führt dazu, dass der Zeitgeist alles, was funktioniert, als gesund bzw. okay ansieht, während er alles, was nicht »funktioniert«, entweder für schwach, krank oder verrückt hält. Der aktuell vorherrschende Krankheitsbegriff als »Funktionsstörung« kommt aus dieser Vorstellung, ebenso die Vorstellung von »Trauma« als Störung, obwohl »Trauma« eigentlich genau das Gegenteil davon ist, nämlich eine lebensrettende Art und Weise, bedrohliche Störungen zu verarbeiten. Der Zeitgeist will »Störungen« immer beseitigen, ob in der Medizin, in der Politik oder in der Umwelt.

Die Vorstellung vom Funktionieren enthält in sich den Zwang zum Optimieren, da z. B. das innere Bild eines »funktionierenden« Ichs fortwährend auf mich als eine reale Person trifft und dann versuchen muss, diese Realität meiner inneren Vorstellung anzupassen. Im kollektiven Kontext geschieht dies ebenfalls, es wird andauernd »intensiviert, optimiert, flexibilisiert, effektiviert, angepasst, erneuert, zukunftsfähig und wettbewerbsfähig gemacht«, es wird »gestaltet, geplant und umgesetzt«. Im psychologischen Sinne sind dies ausnahmslos Kontrollbewegungen, um die Realitäten des Daseins gemäß einem inneren Modell oder Bild »in den Griff zu kriegen«. Zur Kontrolle über das eigene Leben gehört auch die Kontrolle über das Aussehen mittels Sport, Chirurgie und Kosmetik, über die physische und psychische Funktionalität (also Gesundheit und Leistungsfähigkeit), über das Geschlecht, das Alter usw. Außerdem gehört dazu die Vorstellung von Erfolg im Sinne von Wirksamkeit im selbst gewünschten Sinn, die Vorstellung vom freien Willen, von erfüllender Beziehung, erfüllender Arbeit usw. Die Königsdisziplin im Fach Optimierung schließlich heißt »Rettung der Welt«. Sie stellt die Nachwuchsakademie für Diktatoren jeder Art.

Natürlicherweise verliert der Zeitgeist wesentliche Realitäten des Daseins beim Optimieren desselben aus dem Blick. Zu diesen Realitäten oder »unbequemen Wahrheiten« gehören die tatsächlichen existentiellen Abhängigkeiten des menschlichen Daseins, etwa die nicht umgehbare Abhängigkeit von einem gewissen Grundgleichgewicht in den Resten unserer natürlichen Umgebung wie atembarer Luft, sauberem Wasser, ungiftigem Boden und genügend Insekten zum Bestäuben des Getreides. Weiterhin gehören die Gegebenheiten des Lebens wie Geburt, Tod, Geschlecht und Hautfarbe dazu, welche uns einfach zustoßen, ohne dass wir das Geringste daran ändern könnten: In ihnen »geschieht« uns das Leben (Nelles, 2018). Es gehört ebenso die einfache Tatsache dazu, dass wir alle Menschen sind, von einer Frau geboren, mit einem Recht zu leben, für lange Jahre auf Zugehörigkeit und Sicherheit angewiesen, wie die Tatsache, dass all dies auch durch noch so absolute (und damit tödliche) Modelle des Zeitgeistes, wie sie sich in den verschiedenen religiösen, kulturellen und politischen Extremismen zeigen, nicht außer Kraft gesetzt wird. Der Zeitgeist sieht diese menschlichen Gemeinsamkeiten nicht, wie uns die aktuellen Nachrichten auf dem Handy minütlich zeigen.

Verständlicherweise ertönt nun der Ruf nach der »Lösung« und damit nach einer Art endgültiger Optimierung des eigenen Funktionierens. Hier wird die Suche nach der »Lösung« als die am besten getarnte Kontrollbewegung des Zeitgeistes erkennbar. Natürlich hat sie in seiner Reparaturwerkstatt einen prominenten Platz gefunden, nämlich in Therapie und Beratung.

Lösung

Zunächst sucht man die Lösung in der Zeit, von der man sich lösen will: in der Vergangenheit. Die aktuellen Schwierigkeiten des Zeitgeistes entstehen ja erst, indem er die gegenwärtige Realität mit seinen eigenen (Überlebens)-Modellen verwechselt. Seine Modelle passen ins »Damals«, sie haben uns damals gerettet, aber sie sind heute nicht mehr gültig und vor allem auch nicht mehr notwendig. Ein kluger Mensch hat einmal sinngemäß gesagt, dass man aus der Geschichte nur eines lernen könne, nämlich dass man nichts aus ihr lerne. Das klingt fatalistisch, aber nur aus der Sicht des Zeitgeistes und seiner Optimierungsideen. Von außerhalb des Zeitgeistes ist dies die einfache und vor allem unausweichliche Wahrheit der abhängigen Liebe, eine Wahrheit unserer Zeit. Darüber hinausführendes »Lernen«, also das Verlernen der modellhaften Überlebensmuster unseres Zeitgeistes, geschieht nur in der Verbindung zum gegenwärtigen Moment und seiner relativen Sicherheit, im Unterschied zum bedrohlichen »Damals«.

Ich halte es daher für einen Irrtum, heutiges Unglück mit bestimmten Ereignissen oder Schrecken der Vergangenheit zu erklären, etwa damit, was uns als Kinder geschehen ist, oder damit, was unsere Eltern bzw. Großeltern getan oder erlebt haben. Heutiges Unglück kommt aus der Art und Weise, wie wir noch heute auf das Damalige innerlich reagieren, wenn uns Ähnliches begegnet. Es kommt aus unserem *aktuellen* Überlebenstrieb, welcher den damaligen Schrecken nicht vorbei sein lässt, um auf Ähnliches vorbereitet zu bleiben. Der suchende Blick in die Vergangenheit, verbunden mit der Hoffnung, in der Analyse der damaligen Ursachen die Lösung für heutige Probleme zu finden, kann im Gegenteil die Symbiose mit dem »Damals«, die unbewusste Identifizierung mit den damals hilfreichen Überlebens- und Anpassungsreaktionen weiter verstärken.

Der unablässige (und unbewusste) Blick in die Vergangenheit gehört zur pubertierenden Jugend. Sie hat keinen anderen, denn sie muss ja von dort wegkommen und sich mit allen Mitteln davor schützen, Ähnliches jemals wieder zu erleben. Die kollektive Entsprechung dazu entspricht dem Programm der Aufklärung und damit der Grundlage der sogenannten westlichen Werte. Sie heißt: »Aufbruch aus der selbstverschuldeten Unmündigkeit«. Natürlich kollidiert dieses im Grunde jugendliche Programm fortwährend mit den unbewussten Zugehörigkeits- und Sicherheitsbedürfnissen des kindlich-emotionalen Gruppenbewusstseins, wie wir etwa an der aktuellen Flüchtlingsdebatte bis hin zur Populismuskrise in Europa gut sehen können.

Das Dilemma zwischen Zugehörigkeit und Autonomie ist prinzipiell nicht lösbar, solange man es lösen will. Die »Lösung« besteht darin, es ungelöst zu lassen, die Vergangenheit zu lassen, wo und wie sie war, und sich der Gegenwart zuzuwenden. Die Gegenwart ist der einzige sichere Anker, um jenseits von Problem und Lösung eine Therapie oder Beratung oder in all dem eine Aufstellungsarbeit zu betreiben, die aus dem Zeitgeist, seinen Verwechslungen und Begrenzungen hinausführt und uns neu mit dem Leben verbindet, wie es durch uns geschieht. Der Zeitgeist selbst ist blind, wie alles, was aus abhängiger Liebe kommt. Er sieht nicht, worum es im Moment geht, er kann nicht wahrnehmen, was das Leben gerade gewährt oder fordert. Das Leben gibt üppige Ressourcen für alle und gleichzeitig die Möglichkeit, sich durch übermäßigen Ressourcenverbrauch das Weiterleben als Art zu verbauen. Das Leben gibt Schönheit und Freude in der Gegenwart für alle. Es gewährt gleichzeitig die Möglichkeit, beides komplett zu übersehen oder auch auszuradieren.

Mir scheint es beim kollektiven Zeitgeist um Ähnliches zu gehen wie bei der individuellen Pubertät: Hauptsache, man überlebt sie. Mit etwas Glück kommt man innerlich im realen Leben an und kann sich daran freuen. Übrigens, ich mag mein Handy. Als Kind habe ich immer von einem kleinen Handfernseher geträumt, mit dem ich heimlich unter der Bettdecke »Lassie« gucken könnte. »Lassie« ist überall, aber das kann man dem blauen Fisch nicht erzählen.

Literatur

Geßner, T. (2018). Wie wir lieben. Und was wir alles aus Liebe tun oder vermeiden. Köln: Innenwelt.

Giegerich, W. (1988). Die Psychoanalyse der Atombombe. Versuch über den Geist des christlichen Abendlandes. Bd. 1 u. 2. Zürich: Schweizer Spiegel Verlag.

Gresser, I. (2016). Müdigkeitsgesellschaft. Byung-Chul Han in Seoul/Berlin. DVD. Berlin: Matthes & Seitz Verlag.

Hellinger, B. (2001). Gewissen und Seele. Praxis der Systemaufstellung, 2, 9–15.

Nelles, W. (2009). Das Leben hat keinen Rückwärtsgang. Die Evolution des Bewusstseins, spirituelles Wachstum und das Familienstellen (2. Aufl.). Köln: Innenwelt.

Nelles, W. (2018). Das Leben geschieht. Wie Therapie und Spiritualität sich begegnen können. Eröffnungsband der Edition Neue Psychologie. Köln: Innenwelt.

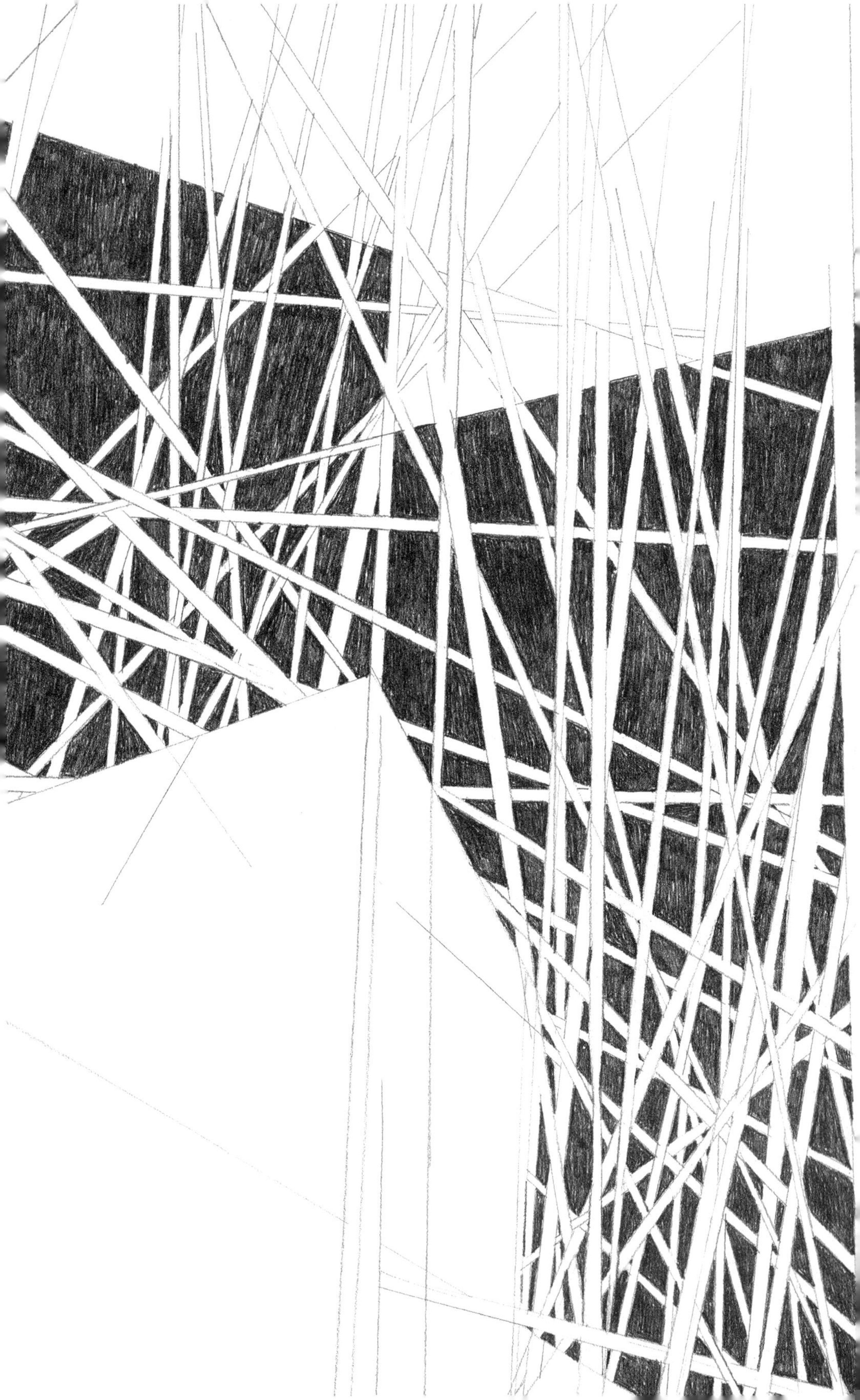

Harald Homberger

Wahrnehmen und Empfinden von Zeit in der Aufstellungsarbeit

»Ein jegliches hat seine Zeit, und alles Vorhaben
unter dem Himmel hat seine Stunde.«

Dieses Zitat aus dem Prediger 3.1 des Alten Testamentes und die folgenden Textstellen bis Vers 3.11: »*Alles hat er schön gemacht zu seiner Zeit, auch hat er die Ewigkeit in ihr Herz gelegt, nur dass der Mensch das Werk nicht ergründet, das Gott getan hat vom Anfang bis zum Ende*« (Die Heilige Schrift, 1998, S. 789) geben uns ein frühes Zeugnis menschlichen Zeitempfindens und den darin verborgenen Geheimnissen.

Das Erleben von Zeit gehört zu den kollektiven Einflüssen, in die wir Menschen hineingeboren werden und deren uns alle determinierende Bestimmtheit unsere Wahrnehmung kulturspezifisch prägt.

Wir erleben Zeit in einer linearen Ordnung. Von der Vergangenheit kommend, die erinnert wird, in eine Gegenwart, die erlebt wird, in eine Zukunft, die erwartet wird. Aus der Beobachtung der Naturrhythmen, wie Erdumdrehung, Sternenkonstellationen, Jahreszeiten und anderen Merkmalen, ist in der »Geschichte der Zeit« eine Ordnung entstanden, die sich in Uhrzeit und Kalendarium ausdrückt, eine für alle geltende, messbare und vergleichbare Objektivität festgelegt als Sekunden, Stunden, Tage und Jahren. Wir alle wissen, dass z. B. eine Minute aus sechzig Sekunden besteht, aber empfinden wir diese Zeitspanne als gleich, also von *gleicher Länge?*

Quantenphysikalisch ist zudem bekannt, dass das Erleben der Zeit-und des Raumes miteinander verschränkt sind (Görnitz u. Görnitz, 2016). So lässt sich eine Bewegung nur beschreiben als Veränderung in Zeit und Raum. Ein Beinahezusammenstoß zweier Autos wird in Zeit- oder Raummaßen gleichbedeutend ausgedrückt: »*Da haben nur Millimeter gefehlt … noch ein Sekündchen und es hätte gekracht …*« Die Verschränkung von Zeit und Raum drückt sich sprachlich auch in der gängigsten benutzen Raummetapher für Zeit aus: Es ist etwas *zu lang* oder *zu kurz* (Wittmann, 2015, S. 14 ff.). Und mit den beschriebenen Raummetaphern drücken wir noch zusätzlich als weitere Verschränkung eine emotionale Befindlichkeit aus. Wir können spüren, was in der Aussage: »Da haben nur Millimeter gefehlt«, nicht explizit gesagt ist: die emotionale Anspannung der Situation.

Das Wahrnehmen und Empfinden von Zeit erleben Menschen subjektiv unterschiedlich. Im Alltag dauert das Warten an der roten Ampel oder das ersehnte Kommen eines verspäteten Zuges möglicherweise *zu lang*. Hingegen Genussvolles, das wir gern *länger* empfinden möchten, wie z. B. eine wohltuende Massage, erleben und bewerten wir als zu *kurz*. Zeit vergeht wie *im Flug*, wenn wir uns mit unserer Aufmerksamkeit gänzlich mit einer Sache verbinden, z. B. ein spannendes Buch lesen oder einen geselligen Abend mit Freunden verbringen. Als *langweilig* wird hingegen eine nicht enden wollende Predigt empfunden, die uns emotional nicht anspricht, und die uns zudem gedanklich an einen anderen Ort sehnen lässt. Die Erkenntnis daraus ist, dass unser Gefühl, dass sich die Zeit *lang oder kurz* dehnt, verbunden ist mit der Lenkung unserer Aufmerksamkeit und der Bewertung dessen, was wir wahrnehmen. Verstärkt wird das Gefühl der Zeitdehnung durch emotionale Erregung. Das erste Vogelgezwitscher im Frühjahr, vorausgesetzt wir sind davon positiv berührt, wird als länger andauernd empfunden als z. B. das Hören einer Motorsäge, von objektiv gleicher Länge. Zeitdehnung erleben wir auch in der »Zeitlupen-Erfahrung« in einem Unfallgeschehen. Alles scheint sich *unendlich langsam* ablaufend zu ereignen (Wittmann, 2015, S. 18 ff.). In einer lang gedehnten Empfindung »steht die Zeit sogar still«, wie beispielsweise in einer tiefen sexuellen Vereinigung von Frau und Mann, in der das Zeitempfinden und die Körpergrenzen miteinander verschmelzen.

Das Zeitbewusstsein beruht weiterhin auf unserem Körpererleben. Aus der Neurobiologie (Hüther, 2010) wissen wir, dass die mentale Organisation von Zeit und Raum mit unserem Körpergefühl gekoppelt ist. Lenken wir unsere Aufmerksamkeit beispielsweise in der Meditation auf unseren Körper oder auf das Atemgeschehen, *verlangsamt* sich unser Zeitempfinden und es kann ein Gefühl von Gegenwärtigsein entstehen. Dieses Gefühl von Gegenwärtigkeit ist in der Neurobiologie untersucht worden.

Wir nehmen Umweltreize wie ein Uhrwerk in ca. Drei-Sekunden-Päckchen getaktet wahr und fügen die Päckchen im Gehirn zu einem zusammenhängenden Gefühl von Gegenwartserleben zusammen. Diese Päckchen sind nicht nur mit dem Gefühl von »gegenwärtig sein« verknüpft, sondern sind ebenso die Grundlage von unserem Ich-Gefühl, dem Gewahr werden unserer subjektiven Gegenwart (Wittmann, 2015, S. 54 ff.). *»Ich bin, jetzt, hier«*, ist der dieser Gefühlsgrundlage entsprechende Satz.

Aber unsere Erfahrung des permanenten Vorhandenseins unseres »Ichs« ist – aus der Sicht der Hirnforschung – eine Illusion. Das Zeit- und Raumempfinden kann sich auch in sogenannten außergewöhnlichen Bewusstseinszuständen ausdehnen oder verdichten. Unter der Einnahme von Drogen, wie z. B. Cannabis, LSD und vielen anderen bewusstseinsverändernden Substanzen kann sich das Körpergefühl z. B. ausdehnen … wir erleben dann, dass wir ganz groß oder verdichtet ganz klein werden. Die Zeit kann vom Empfinden her scheinbar still stehen oder rasen … oder eine beobachtete Schneeflocke schwebt scheinbar endlos lang zu Boden, den sie dann krachend, in mehreren Intervallen schwingend, erreicht.

Ein weiterer Bewusstseinszustand, in dem wir veränderte Zeit- und auch Raumempfindungen haben, ist die Nahtoderfahrung (Van Lommel, 2013). Auch hier werden im Erleben Zeit und Raum aufgehoben. Während einer Nahtoderfahrung kann man sich manchmal räumlich über seinem Körper sehen und gleichzeitig Gespräche in anderen Zimmern hören und sehen oder auch Menschen sehen, die in der Zeit oder im Raum noch weiter entfernt sind, z. B. einen anreisenden Verwandten, der noch 1.000 Kilometer entfernt ist, im Bewusstsein wahrnehmen. Das Besondere an diesen Erfahrungen ist, dass sie zum Beispiel auch in Zuständen erlebt wurden, die medizinisch als klinisch tot bezeichnet werden (Alexander, 2013).

Wir können sagen, dass ein verändertes Zeitbewusstsein immer Merkmal eines veränderten Bewusstseinszustands und dass unser Ich-Bewusstsein gleichbedeutend mit der Wahrnehmung von Zeit ist. Einfach gesagt: kein Ich … keine Zeit … keine Wahrnehmung von Zeit … kein Ich … Hier gibt es Berührungspunkte zur Meditation und dem prozessualen Geschehen im Bewusstsein während der Meditation, die seit ca. zehn Jahren auch Gegenstand wissenschaftlicher Forschung sind (Ott, 2015). In der Meditation ist das lineare Erleben von Zeit als Vergangenheit, Gegenwart und Zukunft verlangsamt und es kommt partiell zu Wahrnehmungen von Zeitlosigkeit. Der Sinn für Zeit kann sich ganz auflösen und auch der wahrgenommene Moment kann sich ausdehnen bis ein Gefühl von ewiger Präsenz entsteht. Die gedankliche Vorstellung von Vergangenheit, Gegenwart und Zukunft löst sich in eine Wahrnehmung von unbegrenzter Gegenwärtigkeit auf. Diese geht oft mit der Erfahrung von ausgedehnter Zeitempfindung, körperlicher Entgrenzung, Glücksgefühlen, Empfinden von Frieden und einem tiefen Gefühl von Verbundenheit ohne Wahrnehmung des Ich-Gefühls einher. Das »Ich« löst sich in dieser Erfahrung auf. Alles wird als gleichzeitig vorhanden, miteinander verbunden und nicht von einander differenzierbar wahrgenommen. Das Teil erlebt sich als Ganzes und nicht als ein Teil von einem Ganzen.

Welche Phänomene in Bezug auf die Wahrnehmung von Zeit können wir im Prozess der Aufstellungsarbeit beobachten?

In einer Aufstellung heben sich unsere gewohnten Erfahrungen von Zeit und Raum auf. Es geschehen im Moment der Aufstellung, z. B. im Jahr 2018 in Berlin, also in der Gegenwart, stellvertretend Ereignisse, die zu einer früheren Zeit, z. B. in den 1970er Jahren, in einem Krieg und an einem anderen Ort, z. B. in Polen, geschehen sind.

Die Stellvertreter können von Gedanken, Gefühlen, Seelenempfindungen, Körperwahrnehmungen und Handlungsimpulsen der Personen erfasst werden, die sie vertreten. Diese wollen sich – wenn der Stellvertreter seine Aufmerksamkeit in Form einer Introspektion, also einer mit allen Sinnen absichtslosen »Schau nach innen« ausrichtet – in ihm zeigen und, wenn er es geschehen lässt, ausdrücken. Sie sind sowohl auf die anderen im Raum aufgestellten Personen oder Strukturen als auf das formulierte oder verdeckte Anliegen bezogen, das aufgestellt wird. Sie wollen sich so zeigen, wie sie sich ereignet haben, sind also ein sich in der Gegenwart wieder einstellendes Spiegelbild der gemachten Erfahrungen der realen Person und des Ereignisses, das vertreten wird.

Im Aufstellungsgeschehen können wir sehen, dass emotional intensiv erlebte Erfahrungen stellvertretend emotional intensiv erlebt, körperlich nicht ausagierte und unterdrückte Bewegungen wieder in Bewegung kommen können oder sich lediglich in ihrer Erstarrung zeigen. Hier ist eine Erstarrung auch als eine sich spiegelnde Bewegung zu bewerten – nur ist sie stillstehend, eingefroren, abgespalten. Sie kann sich unter Umständen auch, wenn die zugrundeliegende kathartische Bewegung verdrängt wurde, scheinbar plötzlich, stellvertretend entladen. Traumatische Erfahrungen werden in der Stellvertretung mit der gleichen Zeitdehnungserfahrung erlebt wie von den Personen, denen das Trauma real widerfuhr. Es scheint so zu sein, dass der Stellvertreter, der eine Person vertritt, die traumatisiert wurde, dessen traumatische Erfahrung in der gleichen Erlebnisqualität stellvertretend spürt.

Das schließt ein, dass manche stellvertretende Bewegungen auch nur bruchstückhaft sichtbar werden, weil sie damals genau so als bruchstückhaft von der realen Person erfahren oder abgespalten wurden und deshalb im Aufstellungsgeschehen auf den ersten Blick unverständlich erscheinen. Tabuisierte, verdrängte und nicht gelebte Gefühle, nicht aufgedeckte Handlungen, traumatische Erfahrungen werden auch als solche in der Stellvertretung wahrgenommen und wollen sich in dieser Form ausdrücken. Verwirrte Gedanken und verletzte Seelenempfindungen der zu vertretenden Personen spiegeln sich auch im Stellvertreter mit der gleichen Erlebnisqualität als verwirrte oder verletzte Bewusstseinszustände.

Achtsamkeitserfahrung

Die oben genannte Beschreibung kann als phänomenologisch-systemische Sicht auf das Aufstellungsgeschehen bezeichnet werden. Diese Sicht basiert meines Erachtens im Kern auf einer bewussten Wahrnehmung der Bewusstseinsvorgänge, sowohl beim Aufsteller als auch bei den Stellvertretern, wenn sie gezielt in diese Sichtweise eingeführt sind. Sie kann auch als Erfahrung der *Achtsamkeit* beschrieben werden. Achtsamkeit, aus dem buddhistischen Geistestraining kommend (Nyanaponika, 1993/2007), definiert sich als eine bewusste Aufmerksamkeit für das, was sich in einem Moment in einem menschlichen Bewusstsein ereignet. Die Fähigkeit, mit der Aufmerksamkeit über eine längere Zeit, ohne Abschweifung, die Bewegungen des Bewusstseins zu beobachten ohne einzugreifen, zu unterscheiden oder zu bewerten, ist ein Schritt zur Erfahrung von Achtsamkeit.

Achtsamkeit ist im Kern eine reine Spiegelungserfahrung von gegenwärtigem Geschehen. Diese wird, da sie nicht aktiv ist, ohne eine Empfindung für Zeitabfolge erfahren und gleichzeitig mit der Empfindung eines erweiterten Raums. Das Raumerleben im Aufstellungsprozess weitet sich und aus scheinbar »leeren« Räumen, z. B. im Zwischenraum von zwei aufgestellten Stellvertretern, spiegelt sich im Bewusstsein bisher nicht wahrnehmbare Information. So spüren möglicherweise die Stellvertreter und die Aufstellungsleitung, dass in dem leeren Zwischenraum eine Person fehlt und der Leiter positioniert eine weitere Stellvertretung genau in diesen Zwischenraum.

Mit dieser Sicht auf das Aufstellungsgeschehen erklärt sich auch, dass eine Aufstellung *niemals* gleich sein kann, da sie *immer* eine ganz individuelle Situation von ganz individuellen Menschen spiegelt. Diese Erfahrung, es ist niemals gleich, begründet auch die Erfahrung des »Anfängergeistes«, die dem Zen entliehen ist (Suzuki, 1970/2016) und in der Aufstellungsarbeit, bisher nur unzureichend reflektiert, Eingang gefunden hat. Der Anfängergeist ist nicht nur eine einzunehmende therapeutische Haltung, sondern vor allem eine Spiegelung im Bewusstsein von dem, was im gegenwärtigen Moment geschieht. Sie begründet sich aus der Bewusstseinserfahrung durch das Einüben über eine längere Zeit.

Verschiedene Dimensionen von Zeit im Aufstellungsprozess

Im Aufstellungsprozess können wir verschiedene Dimensionen von Zeit beobachten:

1. Ist ein Mensch mit einem Familienmitglied einer vorherigen Generation verstrickt, kann er Gedanken, Gefühle, Erlebnisse etc. von der Person spüren, auch ohne sie gekannt, noch von ihr gehört zu haben. Dies ist im Erleben eine Verschiebung in der Zeit. Die vergangenen Ereignisse zeigen sich in der Gegenwart.

2. Ereignisse treten oft »zeitgleich«, wie synchronisiert, in der Biografie von Menschen auf. So können Menschen im gleichen Lebensalter von Symptomen erfasst werden, die die Menschen erlebten, mit denen sie verstrickt sind (z. B.: Enkelin stirbt mit 37 Jahren an Brustkrebs, ihre Mutter und ihre Oma erkrankten ebenfalls mit 37 Jahren an Brustkrebs).

Hierbei zeigen sich auch manchmal »Raumsynchronisationen«. Die Enkelin wechselt in der gleichen örtlichen Abfolge die Wohnorte wie ihre Großmutter, auch wenn ihr die Lebensgeschichte der Oma nicht bekannt war. »Ich weiß nicht, warum. Aber es hat mich unbewusst an diese Orte gezogen«, sind entsprechende Erfahrungen, die Menschen berichten können. Das ist eine »Zeit- und Raum-Verschränkungserfahrung«, induziert durch die Verstrickung mit der Biografie der Oma.

3. Nicht anwesende Personen werden durch den Prozess, den ihre Stellvertreter in der Aufstellung durchlaufen haben, berührt. Auch das ist eine Zeit und Raum übersteigende Erfahrung. In dem folgenden Praxisbeispiel sind die nicht anwesende Mutter als auch die nicht anwesende Schwester von dem Aufstellungsgeschehen berührt. Ebenso bildete sich in der Gegenwart der Aufstellung zukünftiges Geschehen ab. In der Alltagsrealität ereigneten sich später Handlungen, so wie sie in der Aufstellung »vorweg« wahrnehmbar waren.

In einem Seminar berichtet ein Mann, dass seine Mutter seit über drei Jahren im Koma liegt. Er hatte den belastenden Gedanken, dass seine Mutter nicht sterben kann, weil sie sich Sorgen um ihre Tochter, seine Schwester, macht. Er habe aus diesem Grund auch schon seine Schwester gebeten, der Mutter zu sagen, dass sie sich um sie keine Sorgen machen müsse. Dies habe seine Schwester aber abgelehnt. Als Anliegen formulierte der Mann, eine hilfreiche Bewegung zu sehen, die ihm und seiner Mutter in dieser Situation helfen könnte. Aufgestellt wurden: die Mutter, der Mann und seine Schwester.

Ohne Worte geschah folgendes: Die Mutter fiel sofort zu Boden. Der Vertreter des Mannes näherte sich seiner Mutter, setzte sich neben sie, formte mit einer Hand ein Blasrohr und blies der Vertreterin der Mutter mehre Male in das linke Ohr. Die Mutter schien davon augenscheinlich unberührt, war jedoch spürbar mit dem Vertreter des Sohnes tief verbunden. Die Vertreterin der Schwester stand abseits mit Blickrichtung auf das Geschehen, fühlbar getrennt von dem Geschehen.

In dieser Stellung verharrte die Aufstellungsbewegung. Nach ca. zwei Minuten habe ich als Leiter folgende Intervention getätigt: Ohne Worte habe ich sanft den Vertreter des Mannes ein wenig von der Mutter zurückgezogen, sodass die Schwester einen freien Blick zu ihrer Mutter hatte. Daraufhin kam die Aufstellung wieder in eine eigene Bewegung und die Schwester bewegte sich zu ihrer Mutter, nahm Kontakt zu ihr auf und es fand ein fühlbarer Aussöhnungs- und Verabschiedungsprozess zwischen Mutter und Tochter, ohne Worte, statt. Der Vertreter des Mannes zog sich sehr bewegt noch weiter zurück. Ein tiefer Frieden und Stille breitete sich im gesamten Raum aus. Daraufhin beendete ich die Aufstellung.

Der Mann gab Wochen später die Rückmeldung, er habe seiner Schwester und auch seiner Mutter nichts von der Aufstellung erzählt. Die Aufstellung habe ihn aber sehr tief bewegt. Sehr beeindruckt hätte ihn auch, dass sein Vertreter der Mutter ins Ohr geblasen hat. Genau so hätte er immer auf Anraten des behandelnden Arztes zu seiner im Koma liegenden Mutter Kontakt aufgenommen.

Seine Mutter sei schließlich friedlich gestorben. Unmittelbar zuvor habe seine Schwester sie besucht und, wie sie ihm erzählt hatte, sich mit ihr ausgesöhnt. Sie habe sich im Guten von ihr verabschieden können. Es habe sich alles für ihn so angefühlt, wie er es in der Aufstellung empfunden hatte.

4. Im Aufstellungsgeschehen zeigen sich oft vergangene Ereignisse, die nicht abgeschlossen wurden. Diese kommen in der Aufstellung im gegenwärtigen Moment wieder in eine Bewegung. Es entsteht dann eine noch nicht gewesene Bewegung, die das alte Ereignis fortschreibt, in eine andere Richtung bringt und als neu empfunden wird. Dies ist eine Bewegung von der Vergangenheit über die Gegenwart in die Zukunft. Hinzuzufügen ist, dass die überwiegende Mehrzahl der neuen Bewegungen vom Wesen her aber nicht neu sind, sondern sie sind nachgeholte bzw. zu Ende gebrachte Bewegungen, die vorher unterbrochen und gespeichert waren.

In einem Seminar in den USA stellte ein Mann seine langjährig diagnostizierte Depression auf. Einem Impuls folgend stellte ich ihn selbst und einen Vertreter für seinen Onkel auf, der im Zweiten Weltkrieg im pazifischen Raum gefallen war. Der Vertreter des Onkels sank unmittelbar kraftlos zu Boden, im Raum breitete sich eine für alle Anwesenden fühlbare Schwere aus. Der Mann kniete weinend neben seinem Onkel, der seine Augen weit und angstvoll geöffnet hatte. Ich wählte - einem weiteren Impuls folgend - noch weitere fünf Vertreter für Kameraden aus, die zusammen mit dem Onkel gefallen sind, und bat sie, sich neben dem Onkel hinzulegen. Diese zeigten sich allesamt sehr unruhig, ängstlich, schwermütig und ebenfalls mit weit aufgerissenen Augen. Alle schienen in der Stellvertretung ein Trauma zu spiegeln. Im Erleben schienen sie noch nicht »tot« zu sein.

Ich bat den Mann, sich zu allen auf dem Boden liegenden Soldaten zuzuwenden und seinem Onkel den Satz zu sagen, der in diesem Moment in mein Bewusstsein kam: »The war is over«.

Für seine Kameraden kamen andere Sätze, wie z. B. »You are a good guy«, »It`s done brother«. Nachdem der Mann diese Sätze gesagt hatte, schlossen die am Boden liegenden Stellvertreter von sich aus die Augen und ihr Atem beruhigte sich. Stille und Frieden erfasste alle die im Raum Anwesenden.

Drei Tage später zeigte mir der Mann einen Bericht der örtlichen Zeitung aus dem Jahr 1944. Seine Tante gab ihm unmittelbar nach der Aufstellung den Zeitungsausschnitt, ohne von der Aufstellung zu wissen. In dem Artikel wurde über den Tod seines Onkels und fünf seiner Kameraden berichtet. Die ihn bewegende Überschrift des kurzen Artikels neben dem Foto des Onkels lautete: »The war is over«. Und die Soldaten waren »good guys«, wie in dem Artikel weiter zu lesen war.

Das obige Praxisbeispiel zeigt, dass Vergangenheit und Zukunft sich im gegenwärtigen Erleben in der Aufstellung aufheben. Ein mit seinem Onkel »verstrickter« Mann, der an Depressionen litt, spürt in der Gegenwart das Leid seines Onkels und dessen nicht zu Ende gegangene Bewegung im Zweiten Weltkrieg. Im Aufstellungsgeschehen kommt das alte Ereignis zu einer Fortführung und einem Ende. Das bewirkte, dass sich nach einiger Zeit die Depression nachhaltig löste. Zudem wurde seine Tante zeitgleich durch die Aufstellung berührt. Sie brachte eine »Bestätigung« des in der Aufstellung erlebten Prozesses einige Zeit nach der Aufstellung in das Geschehen ein.

5. Die Zeiterfahrung, die eine Person während des realen Ereignisses hatte, wird auch in der Stellvertretung z. B. als »gedehnt« oder »zusammengezogen« wahrgenommen. So sind z. B. Vertretungen von Unfallgeschehen, Schockzuständen, körperlichen und seelischen Traumen, Nahtod-Erfahrungen, Koma, Angstzuständen, Depressionen u.v.m. immer auch verbunden mit verändertem Bewusstsein und dadurch mit veränderter Wahrnehmung von Zeit- und Raumerleben.

6. Manchmal wird die Zeitwahrnehmung in einer Stellvertretung als Ganzes aufgehoben, wenn z. B. stellvertretend eine transpersonale Erfahrung gespürt wird. Eine transpersonale Erfahrung tritt ein, wenn unsere fünf Sinneserfahrungen überstiegen werden. Auslöser kann ein lebensbedrohliches Ereignis sein, das in höchster Intensität gespürt wurde, ohne dass Abspaltungsprozesse stattfanden, wie es bei einer traumatischen Erfahrung geschieht. Hier vollzieht sich im Gegensatz zur Bewusstseinseinengung eine Bewusstseinserweiterung bzw. eine Aufhebung des in Gegensätzen wahrnehmenden Bewusstseins. Es wird alles als miteinander verbunden und als gleichzeitig geschehend, ohne Zeitbewusstsein, wahrgenommen.

Hierzu ein Praxisbeispiel aus einer selbst erfahrenen Stellvertretung für ein stellvertretend transpersonales Erleben. Die gesamte Aufstellung ist in dem Buch von Bert Hellinger »Entlassen werden wir vollendet« (2001) verschriftlicht.

Ich vertrat einen russischen Offizier, der mit fünf Kameraden sechs deutschen Soldaten gegenübergestellt wurde und alle sollten ihren Impulsen folgen. Schon einige Zeit vor der Aufstellung wurde ich in der fünften Reihe sitzend bereits von zwei Impulsen erfasst. Ich hatte das Gefühl, ich würde rekrutiert, zog meine Jacke aus und sagte meiner neben mir sitzenden, verwunderten Kollegin den für nicht mit der Situation der Zuschauer übereinstimmenden Satz: »Das ist jetzt ganz wichtig!« Drei Minuten später wurde ich zur Stellvertretung aufgerufen und aufgestellt. Beim Einstimmen in die Vertretung erlebte ich eine besondere Bewusstseinserfahrung. Ich nahm wahr, dass sich die Hallendecke öffnete und ich sah einen Sternenhimmel. Ich roch Erde und einen besonderen Geruch von Tabak (bei einem ersten späteren Aufenthalt in Russland habe ich ihn wiedererkannt). Im Erleben war ich auf einem Kriegsschauplatz und definitiv nicht im Aufstellungssaal. Um es zu verkürzen: Es fand zwischen den Soldaten ein Kampf statt, der in der Realzeit der Aufstellung ca. zehn Minuten, für mich aber gefühlt Stunden dauerte. Mit dem empfundenen »Anführer« der deutschen Soldaten hat sich ein gefühlter Zweikampf entwickelt.

Wir standen uns ganz nah gegenüber und ich hatte nur den Satz im Bewusstsein: »Du musst ihn töten, sonst bringt er uns alle um.« In dem mehrminütigen gegenseitigen In-die-Augen-Schauen fand im Erleben dieser Kampf statt. In den Augen spiegelten sich Leben und Tod, tiefes Einverständnis und Mitgefühl zu allem, wie es ist. Das Zeiterleben hob sich auf, mein eigenes Ich war nicht vorhanden. Es war nur der Kampf auf Leben und Tod irgendwo in Russland in einer Kriegssituation spürbar – scheinbar nicht endend wollend. Im weiteren Verlauf »gewann« ich den Kampf, innerlich zerbrochen, irgendwie gereift, mit dem Gefühl einen hohen Preis gezahlt zu haben. Noch unter dem Eindruck der erlebten Aufstellung habe ich als Quintessenz beim Erfragen durch den Aufstellungsleiter lediglich geantwortet: »Ich weiß gar nicht, was ich dazu sagen soll.« Ich habe erst sehr viel später realisiert, dass ich in der Aufstellung eine stellvertretende transpersonale Bewusstseinserfahrung gemacht habe.

Mit diesem Erfahrungsbericht möchte ich auch die mögliche Wahrnehmung für ungewöhnliches Erleben in der Stellvertretung sensibilisieren. Die Stellvertreter erscheinen manchmal in einer Aufstellung zeitlich und räumlich dissoziiert. Meines Erachtens spiegeln sie in der Regel keine eigenen Dissoziationen, sondern Dissoziationen der Personen oder der Ereignisse, die sie stellvertreten.

7. Aufstellungen können meines Erachtens auch zukünftiges Geschehen abbilden.

Manche Bewegungen sind auf den ersten Blick nicht klar einzuordnen, nicht nur, weil sie in der Familie nicht bekannt sind, vielleicht ein Geheimnis oder ein Tabu spiegeln, sondern weil sie als gesamte Bewegung noch nicht geschehen sind. So verfüge ich über Hunderte von Rückmeldungen von Ereignissen, die in einer Aufstellung sichtbar wurden und sich erst viel später realisierten. Die beiläufige Rückmeldung der Seminarteilnehmer bei einem erneuten Kontakt: »*Jetzt ist das eingetreten, was ich in meiner Aufstellung gesehen habe*« weist manchmal darauf hin, dass die Fragestellung des Anliegens eine Zukunftsoption inne hatte. In welche Richtung unserer gewohnten Wahrnehmung der Zeitachse – also ob in die Vergangenheit oder in die Zukunft – sich in der Gegenwart der Aufstellungsprozess entfaltet, liegt im explizit oder auch implizit formulierten Anliegen des Klienten und im entsprechenden Aufgreifen des Aufstellungsleiters. Hier ein vereinfachtes Beispiel: Eine Frau formuliert ihr Anliegen, eine erfüllte Partnerschaft zu leben. Stellt man nun die Frau und einen möglichen Partner auf, kann sich vieles zeigen:

- Geht die sich zeigende Bewegung in die Vergangenheit, kommen eher frühere, nicht verarbeitete Beziehungen oder Verstrickungen in den Blick, z. B. der »Ex-Partner«, der Vater, ein früherer Verlobter der Mutter oder der Geliebte der Oma etc.
- Es kann aber auch sein, dass die Frau diesbezüglich ihre Vergangenheit bearbeitet und abgeschlossen hat und der »Passende« noch nicht in ihr Leben getreten ist. Dann wird sich vielleicht in der Aufstellung eine – aus sich selbst entfaltende – zukünftige Bewegung zeigen, die zum Beispiel zu Rückmeldungen führt wie: »*Ich bin jetzt in einer Partnerschaft und stell dir vor … er hat das Gleiche gesagt, er hat so geschaut, den gleichen Pullover angehabt wie derjenige in meiner Aufstellung.*« Oder es kommen andere Rückmeldungen wie: »*Jetzt ist unser Baby da, so wie wir es in der Aufstellung gesehen haben*«, »*Mein Bruder ist vor zehn Monaten gestorben, und zwar vor meinem Vater,*

genauso wie ich das in der Aufstellung gesehen habe«, »Meine Loslösung von der Firma, einschließlich wie meine Chefs sich verhalten haben, hat genauso stattgefunden, wie es sich in der Aufstellung ereignet hat.«

Diese Erfahrungen berühren und vertiefen meines Erachtens einen anderen Aspekt unserer Wahrnehmung und Auffassung über das, was in einer Aufstellung geschehen kann. Zukünftige Ereignisse können sich im Verlauf einer Aufstellung so abbilden, wie sie später eintreten. Dies sind beobachtbare Phänomene, die es zu erforschen gilt. Hierbei bedarf es möglicherweise einer Einbeziehung der quantenphysikalischen Erfahrungen der Zeit/Raum-Verschränkung und des In-Bezug-Setzens dieser Bewusstseinserfahrung im Aufstellungsgeschehen.

Aufstellungsleiter benutzen in Aufstellungen manchmal als Aufstellungstool eine »Umdefinition von Zeit«, die in der Zeitachse nach vorn oder nach hinten gerichtet ist. Hier ein Beispiel für eine umdefinierte Zeitachse nach vorn: In einer verdeckten Erkenntnisaufstellung zu einem Sachthema fühlen sich die Stellvertreter ein und berichten dann über ihre Wahrnehmung, ohne zu wissen, wen oder was sie vertreten. Mit einer Ritualgeste des Aufstellungsleiters, dem Berühren der Schulter der Stellvertreter, definiert er mit dem gleichzeitig nur innerlich kommunizierten Satz: »Das Gleiche – fünf Jahre später«, das Zeiterleben für das Aufstellungsgeschehen neu. Da diese »Verschiebung der Zeit um fünf Jahre« nonverbal vollzogen wird, sind die Stellvertreter darüber nicht informiert. Wenn die Stellvertreter sich wieder einspüren, zeigen sich in Folge der Intervention in den Stellvertretern noch nicht vorhandene Bewegungen und Erkenntnisse als Fortentwicklung des vorherigen sichtbaren Erkenntnisprozesses. Hat sich vor der »Umdefinition« die gegenwärtige Problembeschreibung gespiegelt, zeigen sich nun nach der »Umdefinition« Lösungen. Auch hier erleben wir möglicherweise in der Gegenwart ein sich Abbilden von potentiellem zukünftigen Geschehen.

8. In der Wahrnehmung der gesprochenen Sprache können sich ebenfalls Zeit- und Raumerfahrung spiegeln.

Hier das Beispiel einer Frau, die im Jahr 2017 über ihre Kriegserfahrung von 1943 in plattdeutscher Sprache berichtete. Auf die Frage: »Wie war das dann nun im Krieg?«, antwortete die ältere Frau: »Jau (Pause), da kamen dann die Flieger nich (Pause), und dann war die Erna ganz schwatt nich (Pause), und dann hat die drei Monate kein Wort geredet (Pause), jau, so war das«. Danach sprach sie nicht weiter. Ihr Erleben war wie abgeschnitten. Spürbar waren für den Hörenden jedoch die gefallenen Bomben, das unmittelbare Erleben des Traumas des Kindes und anderes nicht Gesagtes.

Wenn Menschen über Erfahrungen berichten, insbesondere traumatischer Natur, entstehen im Sprachfluss oft Pausen, eine Leere zwischen zwei Worten oder Sätzen. In dieser Leere ist oft eine nicht ausgedrückte Information deutlich spürbar.

Zusammenfassend sei festgestellt, dass es noch weiterer Aufmerksamkeit in Bezug auf das Phänomen Zeit wie auch auf andere noch nicht erklärbare Phänomene in der Aufstellungsarbeit bedarf. Zum Beispiel gehört es zum allgemeinen Erfahrungsschatz von Aufstellern, dass Aufstellungen auch Menschen erreichen können, die nur über die Stellvertreter anwesend sind. Im Rahmen eines Resonanzgeschehens werden sie mitunter auch von Lösungen erfasst. Die Frage, die sich hier stellt, ist: Was geschieht da?

Für erhellend beim Erforschen dessen, was in der Aufstellungsarbeit geschieht, halte ich das In-den-Blick-Nehmen der Bewusstseinsprozesse aller Beteiligten während einer Aufstellung unter dem oben beschriebenen Aspekt von Achtsamkeit. Den Bogen schließen und zugleich damit an den Beginn des Artikels anknüpfend, möchte ich mit einem Vers, aus einem christlich-kontemplativen Übungsweg (Burggrabe, 2018, Text 04):

»Lass Deinen Mund stille sein, dann spricht Dein Herz.
Lass Dein Herz stille sein, dann spricht Gott.«

Literatur

Alexander, E. (2013). Blick in die Ewigkeit. Die faszinierende Nahtoderfahrung eines Neurochirurgen. München: Ansata.
Burggrabe, H. (2018). HagiosII CD Text 04. Hamburg: EdelGermany GmbH.
Die Heilige Schrift (1998). Wuppertal: Brockhaus.
Görnitz, B., Görnitz, T. (2016). Von der Quantenphysik zum Bewusstsein. Kosmos, Geist und Materie. Berlin: Springer.
Hellinger, B. (2001). Entlassen werden wir vollendet. Späte Texte. München: Kösel.
Hüther, G. (2010). Bedienungsanleitung für ein menschliches Gehirn. Göttingen: Vandenhoeck & Ruprecht.
Nyanaponika (1993/2007). Geistestraining durch Achtsamkeit. Die buddhistische Satipaṭṭhāna-Methode. Stammbach: Beyerlein und Steinschulte.
Ott, U. (2015). Meditation für Skeptiker. Ein Neurowissenschaftler erklärt den Weg zum Selbst. München: Droemer.
Suzuki, S. (1970/2016). Zen Geist – Anfänger Geist. Berlin: Thesus.
Van Lommel, P. (2013). Endloses Bewusstsein. Neue medizinische Fakten zur Nahtoderfahrung. München: Knaur.
Wittmann, M. (2015). Wenn die Zeit stehen bleibt. Kleine Psychologie der Grenzerfahrungen. München: Beck.

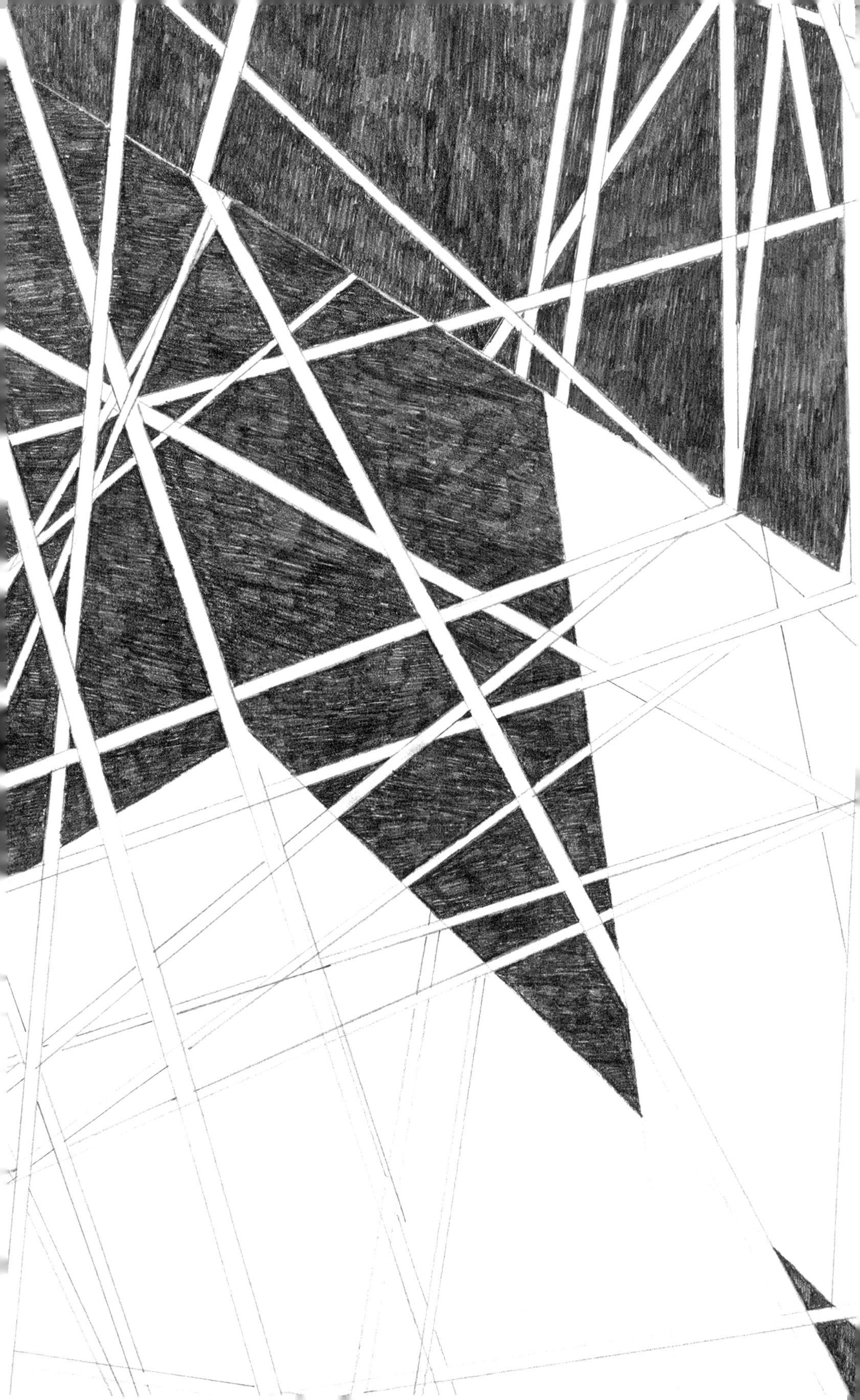

Peter Bourquin

Die Zeit allein heilt keine Wunden

Wenn man historische Ereignisse betrachtet, die ganze Kollektive mit ihren unzähligen Individuen – Nationen, Völker, Glaubensgemeinschaften – in Mitleidenschaft gezogen haben, stellt sich folgende Frage: Wann und auf welche Weise hören große Ereignisse auf, ein Kollektiv und damit den Einzelnen zu prägen? Wann ist der Erste, wann der Zweite Weltkrieg zu Ende, wann der Holocaust bzw. die Schoah, wie die Juden sie nennen? Dieser Beitrag ist eine persönliche Annäherung an diese Fragen.

Auch wenn uns der Zweite Weltkrieg viel näher und bedeutsamer erscheinen mag, möchte ich zuerst einen Blick auf den Ersten Weltkrieg und seine Folgen in uns werfen, da er uns eine zeitlich größere Perspektive ermöglicht.

Vor hundert Jahren endete der Erste Weltkrieg. Von den mehr als siebzig Millionen Männern, die während des Ersten Weltkriegs mobilisiert wurden, ist mittlerweile niemand mehr am Leben. Es leben vielleicht noch eine letzte Handvoll hochbetagter Zeugen, die sich an die Schrecken dieses Krieges erinnern, da sie ihn am eigenen Leibe erlitten haben. Kinder von einst, die Vater, Mutter oder ein anderes Familienmitglied verloren, die Kämpfe des Krieges unmittelbar erlebten oder fast den Hungertod erlitten. Aber die letzten Soldaten starben und mit ihnen ihre Erinnerungen. Erst jetzt, mit ihrem Tod, endet der Erste Weltkrieg auf einer tieferen Ebene. Wenn einmal der letzte unmittelbare Zeuge dieses Krieges ablebt, bleiben nur noch die Echos der Ereignisse in den folgenden Generationen. Echos, die die zweite, dritte und vierte Generation beeinflusst haben und weiterhin beeinflussen werden. Ich glaube, es ist keine Untertreibung zu sagen, dass ein Krieg Wunden schlägt, die mindestens vier Generationen brauchen, um zu vernarben.

In diesem Prozess lassen sich vier verschiedene Etappen unterscheiden. Die *erste Etappe* ist das Geschehen an sich und endet mit dem Ereignis selbst, das heißt mit dem Kriegsende. Im Fall des Ersten Weltkrieges geschah dies am 11. November 1918.

Danach beginnt eine *zweite Etappe.* Das Kollektiv der Beteiligten erleidet die direkten Folgen des historischen Ereignisses. Es lässt sich beobachten, dass oftmals bei den Akteuren und Zeugen eine Zeit anbricht, in der nach vorne geschaut, die schmerzhaften Erinnerungen vermieden und nicht darüber gesprochen wird. Es fällt zudem schwer, Verantwortlichkeit und Schuld auf sich zu nehmen; und es zeigt sich die Tendenz, nur der eigenen Opfer und Täter zu gedenken und die Opfer und Täter der Gegenseite zu ignorieren. Die zweite und dritte Generation wächst heran und muss mit dem Fehlen, den Traumata und den Begrenzungen ihrer Eltern und Großeltern zurechtkommen, und zwar mit all den Folgen, die sich gerade in den Familienaufstellungen immer wieder zeigen (Bode, 2004; Ustorf, 2008; Reddemann, 2015). Der Prozess der Integrierung ist langwierig und schwierig. Erst wenn sich die erste Generation aus dem öffentlichen Leben und den Machtpositionen der Gesellschaft zurückgezogen hat, pensioniert oder schon gestorben ist, erscheinen gewisse Schritte möglich, womit allmählich eine *dritte Etappe* beginnt, die anfangs mit der ausgehenden zweiten Etappe überlappt.

In meiner Wahlheimat Spanien mussten sechzig Jahre nach dem Ende des Bürgerkrieges ins Land gehen (und 25 Jahre nach dem Tod Francos), ehe vor wenigen Jahren vereinzelt begonnen wurde, die sterblichen Reste der nach Erschießungen in Massengräbern verscharrten Republikaner zu exhumieren und ihnen einen würdigen und sichtbaren Platz in den Friedhöfen an der Seite ihrer Familienangehörigen zu geben. Dies geschieht bislang nur auf private, nicht auf staatliche Initiative hin. Wenn man weiß, dass Spanien nach Kambodscha weltweit das Land mit den meisten Opfern von Verfolgung ist, die bislang nicht identifiziert und angemessen bestattet wurden – mehr als 100.000 –, dann lässt sich erahnen, was für ein düsterer Schatten auf vielen Familien der aktuellen Generationen, sowohl auf Opfer- als auch auf Täterseite, und der Gesellschaft als Ganzes lastet.

Auch in Deutschland verging mehr als ein halbes Jahrhundert, ehe es möglich wurde, der eigenen Opfer in der Zivilbevölkerung durch die Bombardierung der Städte und der Vertreibung aus dem Osten zu gedenken, ohne dass dies dem Verdacht einer Aufrechnung gleichgekommen wäre. Das Anerkennen des Geschehenen in all seinen verschiedenen Facetten ist in der Regel ein langwieriger gesellschaftlicher Prozess. Die Aussage, dass die Geschichte von den Siegern geschrieben wird, kommt ja nicht von ungefähr und bezieht sich auf eine einseitige Darstellung der Vergangenheit, die die eigene Seite im günstigen Licht darstellt. Und verhärtete politische Haltungen, wie beispielsweise die fortdauernde Weigerung der türkischen Regierung, den Völkermord an seinen armenischen Bürgern anzuerkennen, der mittlerweile schon über ein Jahrhundert her ist, zeigen einmal mehr, dass dieser Prozess nicht allein eine Frage der

Zeit ist. Doch wie im persönlichen so gilt auch im gesellschaftlichen Kontext: Was heilt, ist die Anerkennung der Wirklichkeit, des Geschehenen, so wie es war.

Die zweite Etappe endet endgültig mit dem Tod der letzten Akteure und Zeugen, nach ungefähr einem Jahrhundert. Obgleich die Einflüsse eines historischen Ereignisses mit jeder Generation weniger werden, bleiben doch Echos, die länger widerhallen können. Nun hängt es von der Schwere der konkreten Ereignisse in jeder Familie ab, wie und auf welche Weise Familienangehörige damals beteiligt waren. Schwerwiegende Geschehnisse können in einem Familiensystem über sechs, sieben oder vielleicht mehr Generationen wirksam bleiben. Dies ist unter anderen die Erfahrung von Ancelin Schützenberger (2001) in ihren psychogenealogischen Untersuchungen mit dem von ihr entwickelten Genosoziogramm, in denen sie unter anderen das ›Jahrestag-Syndrom‹ postuliert, welches besagt, dass sich gewisse Ereignisse, wie z. B. Erkrankungen oder Todesfälle, in Familiensystemen im gleichen Alter oder zu bestimmten Terminen wiederholen.

Warum stellt man ein familiäres Ursprungssystem normalerweise bis zu der Generation der Großeltern und vielleicht Urgroßeltern auf? Was bewirkt, dass in Aufstellungen frühere Generationen in der Regel zurückgezogener erscheinen, gleichsam entfernt im Reich der Toten ruhend? Ich denke, dass es mit den direkten Erinnerungen der Lebenden zu tun hat. Auch wenn meine Großeltern und vielleicht auch schon meine Eltern gestorben sind, leben sie in meinen Erinnerungen weiter. Wenn ich einmal sterbe, entfernen sich meine Großeltern gleichzeitig mit meinem Tod noch weiter von den jüngeren Nachkommen und mit ihnen die kollektiven Traumata ihrer Generation. Wohl erst mit dem Tod des letzten Urenkels, der noch eigene Erinnerungen an seinen Urgroßvater hat, der einstmals im Ersten Weltkrieg kämpfte, entschwindet dieser Krieg endgültig aus der persönlichen Lebensgeschichte der gegenwärtig Lebenden. Was bleibt sind Mahnmäler, Soldatenfriedhöfe, öffentliche Gedenktage oder runde Jahrestage, wie gerade das Kriegsende vor einem Jahrhundert, welches das Geschehen von einst in die aktuellen Schlagzeilen und damit ins Bewusstsein holt; doch dieses Erinnern hat eine andere, eher unpersönliche und geschichtliche Qualität.

So lässt sich sagen, dass mit dem Ableben der Nachkommen, die noch Erinnerungen an die unmittelbaren Akteure und Zeugen bewahrten, dann auch *eine dritte Etappe endet.* In gewisser Weise geht damit der Krieg vollständig im kollektiven Unbewussten auf, wenn man das Verständnis von C. G. Jung (1976) zugrunde legt:

> »Das kollektive Unbewusste ist ein Teil der Psyche, der von einem persönlichen Unbewussten dadurch negativ unterschieden werden kann, dass es

> seine Existenz nicht persönlicher Erfahrung verdankt und daher keine persönliche Erwerbung ist. Während das persönliche Unbewusste wesentlich aus Inhalten besteht, die zu einer Zeit bewusst waren, aus dem Bewusstsein jedoch verschwunden sind, indem sie entweder vergessen oder verdrängt wurden, waren die Inhalte des kollektiven Unbewussten nie im Bewusstsein und wurden somit nie individuell erworben« (S. 45).

Was uns bleibt, ist ein Geschichtsbewusstsein, das heißt eine sich regelmäßig aktualisierende historische Konstruktion, geformt aus Daten und Überlieferungen sowie literarischen und sonstigen Zeugnissen einiger weniger Akteure von einst. Doch wenn wir beispielsweise von den napoleonischen Kriegen sprechen, gerade einmal zwei Jahrhunderte her, geht es längst nicht mehr um die persönlichen Erfahrungen und Schicksale der Millionen von Individuen, die daran teilnahmen und darunter litten; allein die Figuren der politischen und militärischen Machthaber wie Napoleon Bonaparte, Feldmarschall Wellington oder General Blücher mit ihren Lebensgeschichten sind uns noch präsent.

Eine letzte und *vierte Etappe* ist die geschichtliche Identifikation eines Kollektivs – sei es die Bevölkerung eines Landes oder einer Region, sei es eine Gemeinschaft von Gläubigen – mit ihrer Geschichte, die Jahrhunderte und gar Jahrtausende umfassen kann. Ein eindrückliches Beispiel dafür erlebte ich vor Jahren auf einer Reise durch Israel. Meine jüdische Begleiterin und ich fuhren mit dem Auto von Tel Aviv in Richtung Galiläa, als sie mir beim Durchqueren einer menschenleeren Ebene erzählte, dass an dieser Stelle Samson eine Schlacht gegen die Philister geschlagen habe. Mich faszinierte die Familiarität, mit der sie mir davon berichtete, es war als ob dieses dreitausend Jahre zurückliegende Ereignis gerade gestern stattgefunden hätte.

Identitätsstiftende historische Ereignisse, die oftmals weit zurückliegen und im Nachhinein in einen nationalen Mythos verwandelt und instrumentalisiert wurden, bergen das Potenzial in sich, in der Hand geschickter Populisten für deren aktuelle Machtpolitik missbraucht zu werden. Ein bekanntes Beispiel dafür ist die sogenannte Amselfeld-Rede des serbischen Machthabers Slobodan Milošević. Am 28. Juni 1989 hielt er eine Ansprache anlässlich des 600. Jahrestags der Schlacht auf dem Amselfeld vor einer Million Serben. War jene Schlacht gegen das osmanische Heer längst ein zentraler Teil des serbischen Nationalmythos geworden, ging es nun erneut darum, die serbische christliche Kultur und ihre Einheit zu verteidigen. Hier ein Auszug: »Sechs Jahrhunderte später befinden wir uns wieder in Kriegen und werden mit neuen Schlachten konfrontiert. Dies sind keine bewaffneten Schlachten, obwohl diese nicht ausgeschlossen werden können« (FAZ-Übersetzung, zit. nach Wikipedia, 2018). Diese Rede war gleichsam der Prolog zu den zwei Jahre später beginnenden Jugoslawienkriegen. Michael Martens (2007) analysierte diese Rede wie folgt:

> »Wie praktisch dieser Kosovo-Mythos ist, hat indirekt sogar Milosevic selbst bestätigt, indem er zugab, dass es schwierig sei, zwischen der Legende und der Geschichte der Schlacht zu unterscheiden. Ihm diente die Überlieferung von der serbischen Niederlage sechs Jahrhunderte später als Instrument zur Abschaffung der Zeit. Eine mythische Vergangenheit wurde in die Gegenwart umgepflanzt und tagespolitisch urbar gemacht. Die Schlacht gegen die Türken war nicht länger ferner Waffenlärm aus grauer Vorzeit. Kosovo war gestern. Das zeigte sich auch 1999 im Krieg der Nato gegen ›Jugoslawien‹. In der serbischen Propaganda zum Kosovo-Krieg erschien die Geschichte in Gestalt einer Wiederholungstäterin, mit der westlichen Allianz in der Rolle der Osmanen.«

Politisch angespannte Momente in der Aktualität – zum Teil einhergehend mit runden Jahrestagen – können so zu einer Art von Kollaps in der Zeit führen, in der längst vergangene, alte Wunden in der Aktualität aufbrechen und von den gegenwärtigen Akteuren und Nachfahren wieder in Szene gesetzt werden. Vergangenheit und Gegenwart verschmelzen in ein gefühlsgeladenes Amalgam, das erneut viel Leid verursachen kann.

Ein aktuelles Beispiel ist für mich das Geschehen in Katalonien, genauer gesagt, die Auseinandersetzung zwischen den Anhängern der katalanischen Unabhängigkeitsbewegung und der Zentralregierung Spaniens. Es wird Demokratie gefordert, Freiheit, Unabhängigkeit, der Schutz der katalanischen Kultur und Sprache. Die »brutale Gewalt der staatlichen Unterdrückung« wird angeprangert, man spricht von politischen Gefangenen, dem Exil Andersdenkender und der vordemokratischen diktatorischen Politik der gegenwärtigen Machthaber. Wer Katalonien kennt, erkennt in all diesen Worten nicht seine Gegenwart, doch sehr wohl die fast vierzigjährige Etappe der Franko-Diktatur wieder. Zugleich lässt die gegenwärtige Situation niemanden kalt, die Emotionen schlagen hoch und sind überbordend und schmerzend für alle Betroffenen. Und dies gerade weil die Gefühle nicht allein gegenwartsbezogen sind, sondern zudem bei den Älteren eigene Erinnerungen aus der Diktatur wieder hochkommen sowie bei ganz vielen Katalanen die familiär »vererbten« traumatischen Gefühle des Spanischen Bürgerkrieges und der Folgezeit, und als eigene erlebt werden.

Interessant dabei erscheint mir die Ähnlichkeit mit dem individuellen Prozess von traumatisierten Menschen, wo es nur einen passenden Auslöser braucht, um die ursprüngliche traumatische Erfahrung, die ja längst vergangen ist, in

Form von Flashbacks oder gar einer Wiederinszenierung erneut gegenwärtig zu erleben. Zugleich wird deutlich, wie der einzelne Mensch unter dem Einfluss seines jeweiligen Kollektivs steht und sich diesem nur schwerlich entziehen kann.

Die Kollektivseelen

Wir sind Individuen, die unter dem Einfluss des Systems der Ursprungsfamilie leben, wie man es in aller Klarheit seit über dreißig Jahren beim Familienstellen sehen kann. Die jüngsten Erkenntnisse der epigenetischen Forschung sind lediglich eine biologische Bestätigung a posteriori dieser bereits bekannten Tatsache. Aber wir sind nicht nur Teil des familiären Systems, sondern gleichzeitig auch Teil von größeren kollektiven Systemen, der Nation zum Beispiel. In welcher Weise können uns diese Systeme beeinflussen?

Dazu ein paar Gedanken: Jedes kollektive System entwickelt eigene Inhalte und Dynamiken und ein eigenes »Gewissen« im Sinne der Zugehörigkeit. Ein Kollektiv, das lange genug besteht, entwickelt Strukturen und Eigenschaften, die weitgehend unabhängig von den Eigenschaften der Individuen sind, da diese nur ein eine begrenzte und eher kurze Zeit an ihm teilnehmen. Die einzelnen Mitglieder vergehen, während das größere System bleibt und weiterlebt. So hat es nicht nur ein Eigenleben mit eigenen Zielen, sondern auch die Macht, auf seine Mitglieder Einfluss zu nehmen. Es bewahrt und verteidigt seine eigene Identität und verändert sich nur allmählich.

Ein Teil unseres »Life Skripts« ist somit schon von Geburt an angelegt. Es ist offensichtlich nicht dasselbe, ob jemand in einem weiblichen oder männlichen Körper auf die Welt gekommen ist, in einer christlichen oder muslimischen Familie, in Afrika oder Europa etc. In den Worten von C. G. Jung (1964): »Die Form der Welt, in die er [der Einzelne] geboren wird, ist ihm bereits als virtuelles Bild eingeboren. Und so sind ihm Eltern, Frau, Kinder, Geburt und Tod als virtuelle Bilder, als psychische Bereitschaften eingeboren. Diese apriorischen Kategorien sind natürlich kollektiver Natur, es sind Bilder von Eltern, Frau und Kindern im Allgemeinen [...]. Sie sind in gewissem Sinne die Niederschläge aller Erfahrungen der Ahnenreihe« (S. 209). Es sind diese kollektiven inneren Bilder, von denen Jung spricht, die uns unweigerlich beeinflussen und begrenzen.

Daan van Kampenhout (2008) benutzt für diese größeren Kollektive den Begriff »Stammesseele«. Er kam durch seine Erfahrungen mit der systemischen Ritualarbeit zu dem Schluss, dass manche individuellen Symptome nicht allein im Kontext des direkten Familienhintergrunds, sondern erst im Kontext der

Zugehörigkeit zu einem größeren Kollektiv verständlich werden und gelöst werden können.

Das Verständnis einer Kollektivseele hat viel gemein mit dem Konzept des kollektiven Unbewussten von C. G. Jung. Allerdings macht es Sinn, das kollektive Unbewusste differenziert zu betrachten. Es gibt kollektive Systeme wie Familie, Klan, Volksstamm, Nation, Gemeinschaft der Gläubigen, Kontinent, Menschheit etc. So gibt es über das persönliche Unbewusste hinaus das Unbewusste größerer Einheiten, wie das der Familie, der Nation, der Menschheit. Das folgende Diagramm (nach der Schweizer Jungianerin Marie-Louise von Franz, siehe Abb. 1) ist eine vereinfachte Darstellung des kollektiven Unbewussten. Die Buchstaben bezeichnen: das persönliche Unbewusste (A), das familiäre Unbewusste (B), das Unbewusste größerer Gruppen (C), das Unbewusste nationaler Einheiten (D) und letztendlich das Unbewusste, das der ganzen Menschheit gemein ist (E).

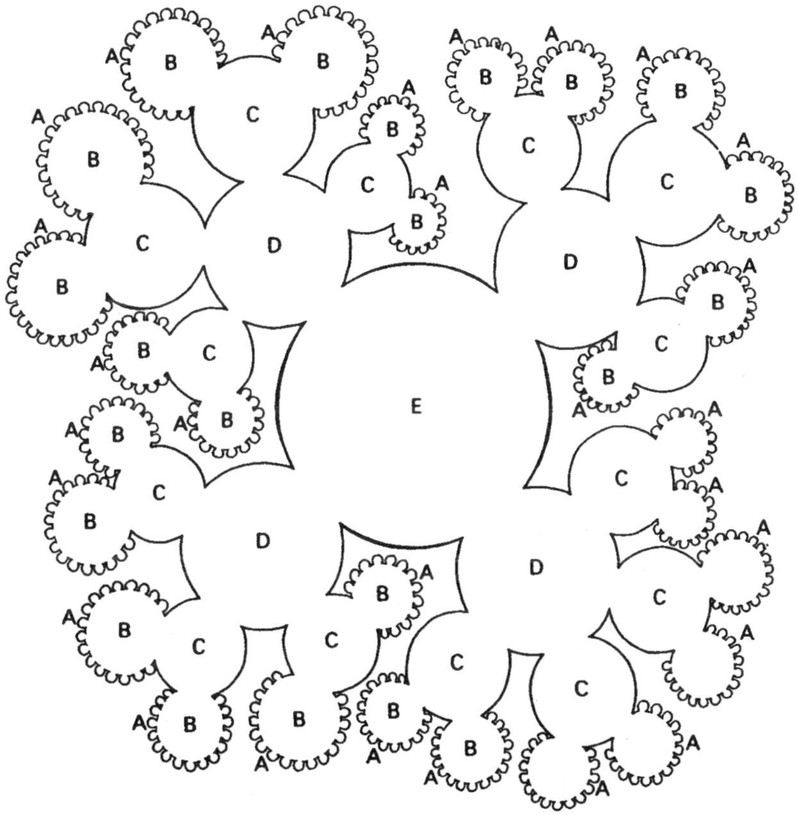

Abbildung 1: Das kollektive Unbewusste (nach Marie-Louise von Franz)

In seiner Gesamtheit könnte man das kollektive Unbewusste die »große Seele« nennen, an der die ganze Menschheit teilhat. Bert Hellinger sprach gelegentlich davon, dass sein Bild der Seele sei, dass wir keine Seele hätten, sondern in der Seele seien, an ihr teilnehmen würden und dass sie groß sei. Diese große Seele umfasse sowohl das Reich der Lebenden als auch das Reich der Toten. Mir scheint es ein passendes Bild zu sein, das unsere zweifache Existenz als Individuum und Teil eines Ganzen erfasst. Eine Randbemerkung zum Diagramm der Abbildung 1: Die fraktale Geometrie von Benoit Mandelbrot ist für mich ein ausgezeichnetes Modell, um zu illustrieren, wie die ganze Menschheit als Meta-System miteinander verwoben ist und es möglich ist, dass jemand in einer Aufstellung ganz präzise eine andere Person vertreten kann, jenseits der Begrenzungen von Zeit und Raum.

Ein Beispiel: Spanien

Ich möchte das Gesagte an einem Beispiel verdeutlichen, der spanischen Kollektivseele. Um sich dieser bewusst zu werden und ihre Struktur und spezifischen Eigenheiten zu verstehen, darf man nicht die Zeitdauer vergessen, in der sie sich gebildet hat. Im Laufe der Geschichte gab es historische Ereignisse, die tiefe Spuren im spanischen kollektiven Unbewussten hinterlassen haben. Welche Elemente bilden beispielsweise den spanischen »Volkskörper«? Lassen wir Juan Goytisolo, zitiert aus seinem Buch »Spanien und die Spanier« (1982), zu Wort kommen:

> »Die fast gleichzeitig erfolgte Austreibung der nichtkonvertierten Juden und die zum Heil der religiösen Einheit der Spanier vollzogene Verjagung der Morisken 1610 bedeuten nach der offiziellen Bewertung die Eliminierung zweier fremder Gemeinschaften aus dem Korpus des Landes, zweier Menschengruppen, die sich trotz des langen Zusammenlebens mit den christlichen Siegern niemals hispanisiert haben (im Gegensatz zu den Phöniziern, Griechen, Karthagern, Römern und Westgoten). […] Diese Auslegung unserer historischen Vergangenheit entspricht beileibe nicht der Wahrheit. Wie Américo Castro beharrlich nachgewiesen hat, waren die Iberer, Kelten, Römer und Westgoten niemals Spanier, wohl aber, vom 10. Jahrhundert an, die Mohammedaner und Juden, die, eng mit den Christen zusammenlebend, die besondere spanische Zivilisation verkörpern, das Ergebnis eines dreifachen Menschenbildes: islamisch, christlich und jüdisch. Der Glanz der arabisch-cordobesischen Kultur und die Rolle, welche die Juden mit ihrem

> Erscheinen in den christlichen Königreichen der Halbinsel spielten, formen in entscheidender Weise die künftige Identität der Spanier und unterscheiden sie radikal von den übrigen Völkern des europäischen Westens. […] Die Auslöschung des letzten maurischen Königreiches auf der Halbinsel durch die Reyes Católicos und die von ihnen befohlene Vertreibung der Juden bilden den ersten Akt einer Tragödie, die jahrhundertelang mit unerbittlicher Härte die Lebenshaltung der Spanier beeinflussen sollte. Entgegen der landläufigen Geschichtsauffassung hat das Vertreibungsedikt die Einheit des Volkes keineswegs gefestigt; es wurde dadurch vielmehr gespalten, in ein Trauma gestoßen, zerrissen. Tatsächlich waren seit dem Ende des 14. Jahrhunderts zahlreiche Spanier jüdischen Glaubens aus Gründen der Klugheit zum Christentum übergetreten, um auf diese Weise dem immer drohenden Schreckgespenst der Pogrome zu entgehen, und 1492 schlossen sich in letzter Stunde ganze Gemeinden den ›Marranen‹ an, um nicht die brutale Entwurzelung erfahren zu müssen. Von diesem Datum an sind die Christen schon nicht mehr einfach Christen; denn künftig werden die ›alten‹ Christen von den ›neuen‹ unterschieden, wobei die letzteren durch die Statuten der sogenannten ›Reinheit des Blutes‹ von der übrigen Gemeinschaft getrennt werden. Die Taufe beseitigt von nun an nie mehr den Unterschied zwischen den einen und den anderen, auch nicht, wenn es sich um eine Konversion aus ehrlicher Gesinnung handelt (solche Fälle gab es), und nicht einmal bei den Nachkommen, den Enkeln und Urenkeln von Konvertiten (zuweilen aus der vierten und fünften Generation) wurde die Grenze aufgehoben, welche die Siegerkaste mit ihren starren Wertmaßstäben gezogen hatte. Seit 1481 wacht die Inquisition streng über die Rechtgläubigkeit der neuen Christen. Deutlich zeigen sich von da an die Gründe der durch Jahrhunderte fortdauernden Zwietracht unter den Spaniern; offen liegt die Wunde, die durch das königliche Edikt vom März 1492 aufgerissen wurde und nie vernarben sollte« (S. 25 ff.).

Wenn in einem kollektiven System die gleichen Regeln herrschen wie im familiären System, die sogenannten Ordnungen der Liebe, dann muss die Verneinung der Zugehörigkeit der spanischen Juden und Mauren dem spanischen System und seiner Seele tief geschadet haben. Mehrere Jahrhunderte danach erscheint der Spanische Bürgerkrieg 1936–1939 wie eine Verlängerung der gleichen Dynamik, ein Kampf zwischen Kain und Abel in dem gegenseitigen Versuch, den anderen auszuschließen, und dem daraus resultierenden Exil einer halben Million Spanier. Die jüngste Manifestierung dieser Dynamik, die ich in Spanien beobachte, während ich diesen Text schreibe, zeigt sich in Katalonien, wo man im gegenwärtigen Moment von zwei Katalonien sprechen könnte: eines, das gehen möchte und ein anderes, das bleiben will und sich zugehörig fühlt. Beide ignorieren sich gegenseitig und wiederholen einmal mehr das alte Muster »wir, und die anderen«.

Auch die Kolonisierung Amerikas seit seiner »Entdeckung« durch Christoph Kolumbus im Jahre 1492 und die darauffolgende Vernichtung seiner Ureinwohner durch Krieg und Krankheit, die lediglich 5 bis 10 % der einheimischen Bevölkerung überlebten, dürften ebenso wie der darauf vom 16. bis 18. Jahrhundert folgende Sklavenhandel mit Afrika, um die neuen Kolonien auszubeuten, ihre Spur in der spanischen Seele hinterlassen haben – aufgrund der Bande, die sich zwischen den Tätern und ihren Opfern formten. In diesem Sinne könnte man die gegenwärtig stattfindende massive Einwanderung der Maghrebiner, Schwarzafrikaner und Lateinamerikaner nach Spanien als eine Ausgleichsbewegung verstehen. Auffällig ist für mich dabei, dass Spanier diese neuen Mitbewohner häufig als »zweitklassig« behandeln und so die kolonialen Traditionen fortsetzen.

Hoffnungsvoll erscheinen mir folgende bemerkenswerten Ereignisse:

Am 11. Juni 2015 wurde vom spanischen Parlament ein Gesetz verabschiedet, um den Nachfahren der spanischen Juden, den Sephardim, die spanische Staatsangehörigkeit zu ermöglichen. Voraussetzungen waren sephardische Wurzeln und eine besondere Beziehung zu Spanien. Seitdem haben ca. 6.000 Sephardim diese erhalten. Dieser eher symbolische Akt auf Staatsebene ist das Anerkennen eines alten Unrechtes nach einem halben Jahrtausend sowie eine historische Wiedergutmachung in der aktuellen Zeit.

Noch vor zwanzig Jahren, 1998, war Spanien ein Land mit weniger als 2 % Einwanderern, aktuell sind es über 10 %, vor allem aus Südamerika, Marokko und Rumänien (wohl aufgrund der gemeinsamen lateinischen Wurzel der Sprachen, was diese ähnlich macht und leicht erlernbar). Dieser radikale Wechsel von einer weitgehend homogenen Bevölkerung zu einer multikulturellen innerhalb nur einer Generation geht bisher weitgehend ruhig vonstatten, ohne eine Welle von Ausländerfeindlichkeit oder dem Erscheinen xenophober Parteien von Bedeutung, und das trotz der kürzlichen siebenjährigen Wirtschaftskrise mit bis zu 27 % Arbeitslosigkeit. Dieser Wechsel vom traditionellen Auswandererland – siehe etwa die spanischen »Gastarbeiter«, die in den 1950er bis 1970er Jahren nach Deutschland auswanderten – zum Einwandererland ohne bemerkenswerte innere Konflikte ist in Europa außergewöhnlich, vielleicht einzigartig.

Doch zurück zur individuellen Ebene: Das Thema der Trennung und Ausgrenzung innerhalb der Familien erscheint in aller Regelmäßigkeit in den Anliegen der Teilnehmer meiner Seminare hier in Spanien; es ist ein dominantes

Thema. Jedes Land hat seine eigenen Dynamiken: Es zeigt sich nicht das Gleiche in der gleichen Intensität in unterschiedlichen Ländern. Daraus lässt sich folgern, dass dieses Thema mit der spanischen Kollektivseele zu tun hat und der historische Ausschluss von Volksgruppen, die Teil der spanischen Seele sind, bewirkt, dass sich das Thema der Trennung und Ausgrenzung bis in die Gegenwart hinein in den Schicksalen der Familien und Individuen widerspiegelt, die an dieser Kollektivseele teilnehmen und unter ihrem Einfluss leben.

»Die Ertrunkenen und die Geretteten«

Als in Deutschland geborener Mensch habe ich meine »Weggefährten«, die ich mir nicht aussuchen kann: auf der einen Seite Deutsche wie Goethe, Schiller, Bach, Beethoven, Kant, Nietzsche, Einstein und Heisenberg, auf der anderen Seite Deutsche wie Hitler, Goebbels, die deutschen Juden und die deutschen Täter der Nazizeit. Sie alle gehören zu mir, und wenn ich mich nicht von meinen Wurzeln trennen und meine deutsche Identität leugnen will, brauchen sie alle einen inneren Ort der Akzeptanz. Es geht darum, ihnen gleichsam einen Platz in meinem Herzen zu geben, ohne mich mit ihnen zu identifizieren.

C. G. Jung führte den Begriff des Schattens in die Psychologie ein, um damit den ausgegrenzten und nicht integrierten Persönlichkeitsanteilen eines Menschen einen Namen zu geben. Doch es gibt nicht nur den persönlichen Schatten, auch jede Familie hat ihren Schatten und ebenso ein Kollektiv als Ganzes. Im Kollektiv sind es die Personen oder Gruppen, die aufgrund ihrer Handlungen und Schicksale abgelehnt werden, weil der Kontakt mit ihnen zu schmerzvoll ist, und die von einem einen inneren Akt des Bejahens verlangen würden, der in seinem Vollzug die eigenen persönlichen Bewertungen von Gut und Böse transzendieren und hinter sich lassen würde.

Wird der Familienschatten für einen Nachkommen zu schwer erträglich, versucht er sich ihm durch Abstandnehmen zur Familie zu entziehen. Oftmals sind in Deutschland der Familienschatten und der Kollektivschatten miteinander verwoben, denn im »Dritten Reich« gab es keine Insel der Seligen, auf der jemand seine Unschuld hätte bewahren können. Das persönliche Schicksal aller Beteiligten wurde damals wie heute von den großen Zeitläuften mitgeprägt. Nach meiner Beobachtung ist das auf einer tieferen Ebene oftmals auch der Grund, warum Deutsche ins Ausland umsiedeln, unabhängig davon, was immer auch ihre vordergründigen Motive sind. Sie versuchen, dem sie bedrückenden kollektiven oder familiären Schatten zu entgehen, für den sie keine andere Lösung finden.

Für die deutsche Nation als Kollektiv ist die Erfahrung des »Dritten Reiches«, die mit dem Zweiten Weltkrieg Hand in Hand geht, eine schwere Last. Die Unzahl von Toten – wer kann sich schon vierzig Millionen Kriegsopfer vorstellen? –, die aufgrund von Verfolgung, Vernichtung, Kampf, Krankheit, Hunger und Vertreibung ihr Leben verloren, schaffen in der direkt beteiligten und in den ihr nachfolgenden Generationen das Empfinden einer bleibenden Schuld. Auch »die Gnade der späten Geburt«, wie es der ehemalige Bundeskanzler Helmut Kohl einmal nannte, reicht nicht aus, um diesem Gefühl zu entgehen. Man könnte sagen, dass das deutsche Kollektiv seine Unschuld verloren hat, die in einer Nation aus dem Gefühl, das Rechte getan zu haben, erwächst. Doch das Schuldgefühl hält das Vergangene fest, gefriert es gleichsam ein und macht ein Weitergehen unmöglich. Es verhindert ein trauerndes und heilendes Gedenken.

Für viele der Toten des »Dritten Reiches« gibt es ein Gedenken, das durch zahlreiche Gedenkstätten wachgehalten wird. Es wird der ermordeten Juden und allmählich auch der ermordeten Roma und Sinti gedacht, ebenso der gefallenen Soldaten. In letzter Zeit ist es außerdem möglich geworden, den Toten in der eigenen Zivilbevölkerung zu gedenken, die durch die Bombardierungen und Vertreibungen zu Tode kamen, ohne dass dies einer Aufrechnung gleichkäme. Dieses ritualisierte Gedenken stört die Gegenwart, ist schmerzvoll und auch heilend zugleich, kann es doch zur Integrierung und damit zur Ganzwerdung beitragen. Es verhindert das Vergessen und Verdrängen, die sonst zu einem Ausgrenzen führen und den eigenen Schatten vermehren.

Was fehlt noch, um diese Integrierung weiter zu vollziehen und zu vollenden? Mir fehlt die Erinnerung an die Überlebenden des Weltkrieges. Denn es scheint leichter zu sein, den eigenen Familienangehörigen friedvoll zu gedenken, die als Soldaten oder als Zivilisten im Krieg umkamen, die gewissermaßen mit dem eigenen Leben bezahlt haben, als denjenigen, die danach weiterlebten. Es fehlt die Erinnerung an die Männer, die aus dem Krieg in ihre Familien zurückkehrten, manchmal als seelische Krüppel, mit all ihren Taten und Erinnerungen, oder an die Trümmerfrauen, die aus dieser menschengemachten Katastrophe heraus sich und ihren Familien eine Zukunft gebaut haben. An diejenigen, die zuhause geblieben an dem ganzen großen Weltgeschehen teilhatten, als ein kleines Rädchen im großen Mechanismus. An unsere Eltern, Großeltern und Urgroßeltern sowie deren Geschwister und andere uns nahe Menschen, die den Krieg überlebten. Es fehlen das Gedenken und die Rituale, um auch all denen einen würdigen Platz zu geben, die, sich mutig ihrem Schicksal stellend, die damaligen Zeitläufte bis zum Ende durchlebt haben. Die auf individuelle Weise an der kollektiven Schuld in einer Zeit teilhatten, in der man seine Unschuld nicht bewahren konnte. Und die danach das Leben weitergetragen und weitergegeben haben. Im Rahmen der Gesellschaft als Ganzes existiert nichts dergleichen. Es gibt den Gedenktag der »Reichskristallnacht«, es gibt den Tag der Kriegsgräberfürsorge. Doch es gibt kaum ein lokales Mahnmal für die Generation der Trümmerfrauen und keines für all die Menschen, die danach das innerlich und äußerlich zerstörte Deutschland wieder aufbauten.

Wie kann ein solches ehrendes Gedenken aussehen? Wie könnte man auf persönlicher Ebene ein Ritual für seine eigenen Familienmitglieder gestalten? Wie könnten wir sie in erster Linie wieder als das sehen, was sie sind: als Menschen wie du und ich, und sie gegebenenfalls vom Stigma der NSDAP-, der SS-, der Wehrmachtsmitgliedschaft oder der unvermeidlichen Teilnahme am damaligen deutschen Zeitgeschehen erlösen? – Und das, ohne die mit dem Stigma verbundenen Kapitel ihrer persönlichen Geschichte zu verleugnen oder zu ignorieren? Dies sind offene Fragen, auf die ich Antworten suche.

Es gilt für mich, mit ihnen zusammen oder an ihrer statt all dem vergangenen Leid ins Auge zu sehen und es zu betrauern, statt mich ihrer zu schämen, sie zu bemitleiden oder sie entrüstet oder zornig zu verurteilen. Es gilt für mich auch, ihren Mut und ihre Stärke hochzuachten, die sie nach vorne gehen ließen, und mich vor allem mit ihnen daran zu freuen, dass sie am Leben geblieben sind. Zu guter Letzt gilt für mich, zuzustimmen, wenn es sie am Ende ihres Lebens zu den Toten der Vergangenheit zieht und sie an deren Seite Frieden suchen und ihn hoffentlich auch finden.

Es gibt eine eindrückliche Skulptur des amerikanischen Künstlers Richard Serra, die mir immer aufs Neue ein inneres Erleben verursacht. Sie hat den Titel: »The Drowned and the Saved« (Die Ertrunkenen und die Geretteten) und besteht aus zwei sich einander stützenden Stahlwinkeln, die sich gegenseitig im Gleichgewicht halten und so verhindern, dass die Skulptur als Ganzes zu Boden fällt (siehe Abbildung 2). Er schuf sie eigens für einen speziellen Ausstellungsort: die ehemalige Synagoge in Stommeln, unweit von Köln. Danach erwarb sie Kolumba, das Kunstmuseum des Erzbistums Köln. Sie hat heute ihren Platz in der ehemaligen Sakristei von St. Kolumba, die im Krieg weitgehend zerstört wurde, und steht über einem Gewölbekeller, welcher die aus den Grüften der ehemaligen Pfarrkirche zusammengetragenen Gebeine birgt, im Herzen der Stadt Köln.

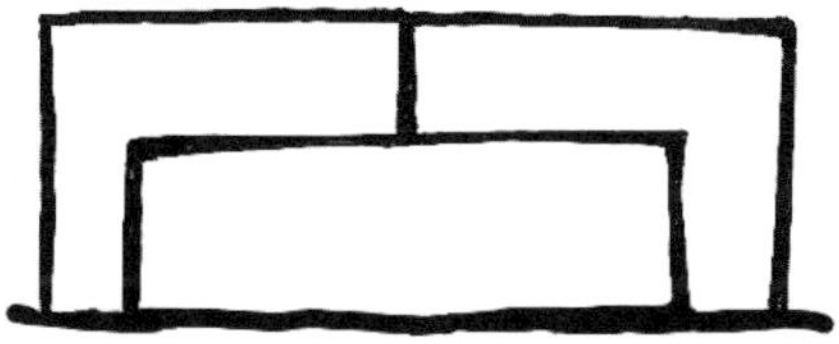

Abbildung 2: »The Drowned and the Saved«, Zeichnung des Autors einer Stahlskulptur von Richard Serra

Literatur

Bode, S. (2005). Die vergessene Generation. Die Kriegskinder brechen ihr Schweigen. München: Piper.

Jung, C. G. (1964). Zwei Schriften über analytische Psychologie. Gesammelte Werke. Bd. 7. Zürich: Rauscher.

Jung, C. G. (1976). Die Archetypen und das kollektive Unbewusste. Gesammelte Werke. Bd. 9/1. Olten u. Freiburg i. Br.: Walter.

Goytisolo, J. (1982). Spanien und die Spanier. Berlin: Suhrkamp.

Martens, M. (2007). Der Kosovo-Mythos. Leitartikel. Frankfurter Allgemeine Zeitung. Zugriff am 02.06.2018 unter http://www.faz.net/aktuell/politik/leitartikel-der-kosovo-mythos-1406930.html

Reddemann, L. (2015). Kriegskinder und Kriegsenkel in der Psychotherapie: Folgen der NS-Zeit und des Zweiten Weltkriegs erkennen und bearbeiten – Eine Annäherung. Stuttgart: Klett-Cotta.

Schützenberger, A. A. (2001). Oh, meine Ahnen! Wie das Leben unserer Vorfahren in uns wiederkehrt. Heidelberg: Carl-Auer.

Ustorf, A. (2008). Wir Kinder der Kriegskinder. Die Generation im Schatten des Zweiten Weltkriegs. Freiburg: Herder.

van Kampenhout, D. (2008). Die Tränen der Ahnen. Opfer und Täter in der kollektiven Seele. Heidelberg: Carl-Auer.

Wikipedia (2018). Amselfeld-Rede. Zugriff am 11.03.2018 unter https://de.wikipedia.org/wiki/Amselfeld-Rede

IV Friedensperspektiven

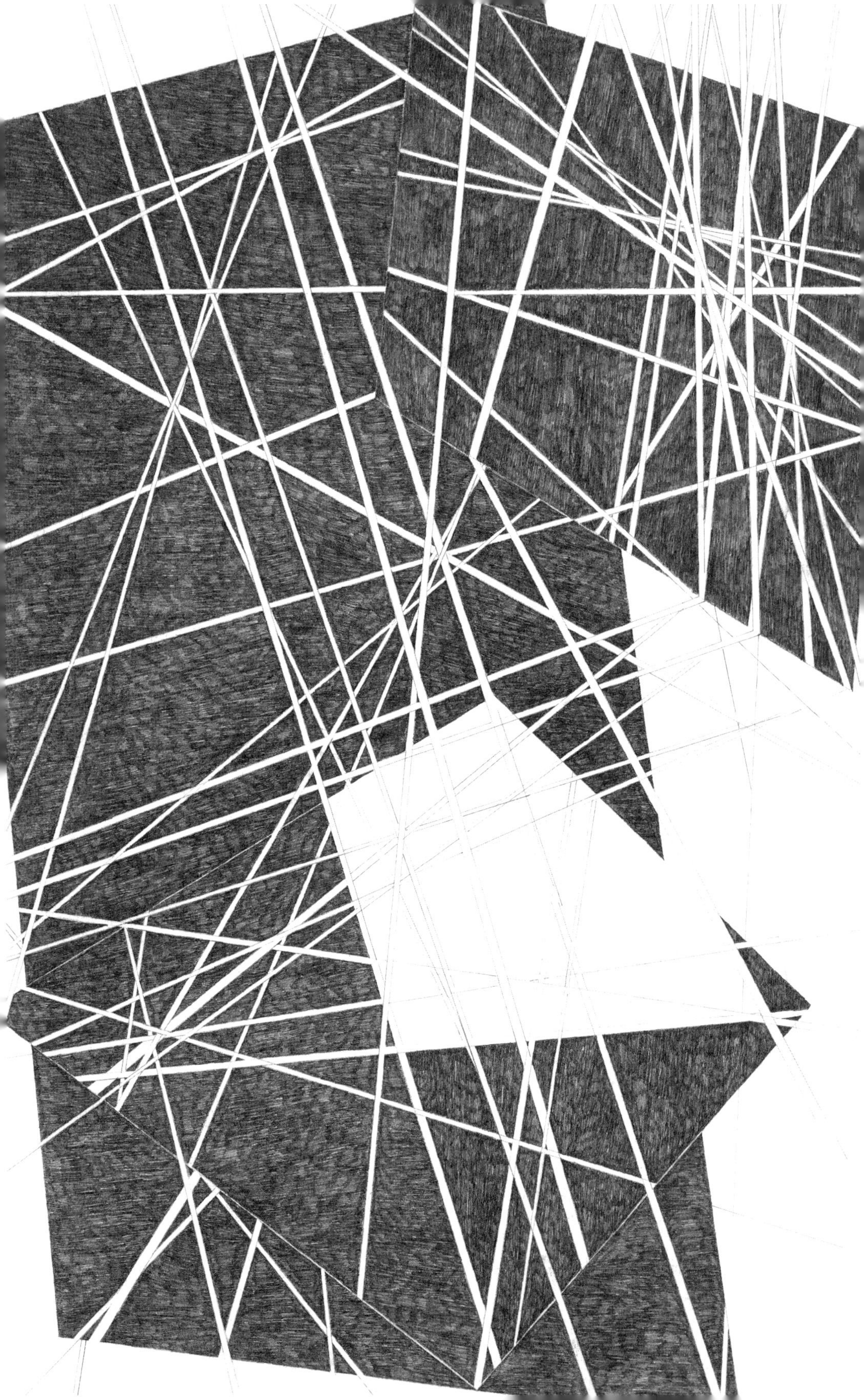

Anngwyn St. Just

Kollektives Trauma: eine systemische Perspektive

aus dem Englischen übersetzt von
Kay Niebank

»Wer einmal das größere Muster erkannt hat,
kann nicht mehr das Teil als ein Ganzes sehen.«
Ursula Le Guin

Obwohl ich als erfahrene Therapeutin den Wert darin erkannte, mich mit persönlichen und familienbezogenen Traumata in einem größeren historischen und sozialen Kontext zu befassen, konnte ich bis zum Aufkommen der systemischen Aufstellungsarbeit keine Möglichkeit ausmachen, kollektiv überwältigende Ereignisse anders anzugehen als durch die Erfahrung Einzelner. Insbesondere fehlte mir ein kulturübergreifendes brauchbares Format. Diese Einschränkung begann sich jedoch langsam zu verändern, als ich entdeckte, wie die systemische Aufstellungsarbeit Repräsentanten innerhalb eines behutsam vorbereiteten Wissenden Feldes nutzt, um größere Themen aufzudecken, anzugehen und zu lösen. Jetzt bietet eine brauchbare Anleitung endlich eine Öffnung hin zu einem erweiterten Verständnis dieser häufig uneingestandenen »höheren Mächte«, die menschliche und andere Systeme sowie ihre anhaltenden gegenwärtigen und historischen Rollen formen, und die jetzt sichtbar gemacht werden können. Unter diesen übermächtigen höheren Mächten finden wir Krieg, Hungersnöte, Immigration, Emigration, Religion, Rassismus, politische Unruhe und Unterdrückung, Kolonialismus, Armut, Klassenkampf, Epidemien, Naturkatastrophen, Strahlung, Klimaveränderungen mit Auswirkungen auf unsere Biosphäre und vieles mehr. In den überwiegenden Fällen interagieren und überlappen sie sich zudem.

Die erste Regel der Ökologie ist, dass alles mit allem in Beziehung steht. Wenn man diese Grundannahme akzeptieren kann, hat ein systemischer Ansatz zum Verständnis und zur Auflösung unterschiedlicher Traumaebenen viel zu bieten. Als Kulturhistorikerin bin ich mir sehr wohl bewusst, dass selbst scheinbar zufällige Ereignisse nicht innerhalb eines Vakuums stattfinden. Mit der Zeit gelangte ich zu der Einsicht, dass das bewusste Erkennen aller Elemente traumatischer Erfahrung wie etwa Zeit, Datum, Ort, Familie und Kulturgeschichte ebenso wie das Bedürfnis nach Ausgewogenheit die Möglichkeit erhöht, aus Widrigkeiten

Stärke und Sinn zu schöpfen. Im Wesentlichen geht es beim Trauma um eine Reaktion auf überwältigende Verbindungen, die zu »unterbrochenen Verbindungen« führen können. Diese unterbrochenen Verbindungen repräsentieren eine Fragmentierung in der Beziehung zum Selbst, äußern sich in Taubheit, Hyperaktivität, zeitlicher und räumlicher Desorientierung und anderen Formen der Verwirrung. Man kann auch ein tiefgreifendes Gefühl der Entfremdung, Verzweiflung und weiteren Fragmentierung in der Beziehung zur Familie, zu anderen und zur größeren Grundsubstanz erfahren, die das menschliche Leben unterstützt. Dies ähnelt dem, was Martin Buber als »eine Wunde in der Ordnung des Seins« bezeichnete.

Aus systemischer Sicht glaube ich, dass wir selbst im Bereich klinischer oder anderer therapeutischer Settings, in denen Begleiter das Gefühl haben, nur mit einer Person zu arbeiten, tatsächlich auch in viele untereinander verbundene Systeme eingreifen, sie beeinflussen und von ihnen beeinflusst werden. Diese erstrecken sich letztlich bis weit in die Bereiche heutiger und gestriger drängendster und hartnäckigster Probleme. Jede Intervention, die wir im Prozess mit einem individuellen Klienten anbieten mögen, wird auch jeden anderen betreffen, mit dem er oder sie verbunden ist, in der Vergangenheit, Gegenwart und Zukunft. Umso mehr jene von uns, die in den Heil- und Pflegeberufen arbeiten, gewillt sind, sich diese größere, ineinandergreifende persönliche und soziale Realität bewusst zu machen, mit desto mehr Optionen und Ressourcen werden wir der Herausforderung begegnen können, Trauma zu verstehen und zu überwinden.

Ein Trauma wirkt sich darauf aus, wie wir uns aufeinander beziehen, wie wir lernen oder womit wir unseren Lebensunterhalt verdienen, es beeinflusst die Fähigkeit zur Intimität und zur elterlichen Erziehung. Nicht überwundene Traumata werden daher häufig an nachfolgende Generationen weitergegeben. Trauma wird durch die American Psychiatric Association als eine Reaktion auf ein überwältigendes Lebensereignis und als Prozess der Anpassung über die Zeit definiert. Entsprechend ihrer Definition handelt es sich bei der Posttraumatischen Belastungsstörung (PTBS) um das Ergebnis einer komplexen gegenseitigen Beziehung zwischen psychischen, biologischen und sozialen Faktoren. – Und ja, nach meinem Verständnis sind menschliches Unglück und extreme Erfahrungen Bestandteil der Lebensrealität auf diesem Planeten und keine Krankheiten an sich. Nichtsdestotrotz ist das Schlüsselwort in dieser klinisch-diagnostischen Rubrik »Reaktion«. Im Falle eines individuellen Traumas liegt die Reaktion auf etwas, das einfach zu viel ist, im Nervensystem und nicht in dem Ereignis selbst.

Während die Definition der American Psychiatric Association auf der persönlichen Ebene gut funktioniert, glaube ich jedoch, dass wir sie im Bereich des sozialen Traumas erweitern müssen. Nur so umfassen wir auch die Auswirkungen ungelöster Traumata, die sich nicht nur auf das Individuum auswirken, sondern auf alle, die mit traumatisierten Menschen in Beziehung stehen sowie auf das größere Feld lokaler Gemeinschaften, Kulturen, Nationen, globaler Kollektive und auf die Erde selbst. In dieser Hinsicht ist es wichtig, zu verstehen und zu erkennen, dass ungelöste Traumata dazu dienen, nicht überwundene soziale Belange über viele Generationen von Menschen aufrechtzuerhalten, die sich dieser Dynamiken vielleicht in keiner Weise bewusst sind.

Im Wesentlichen beeinträchtigt ein soziales oder kollektives Trauma alle in überwältigende Lebensereignisse involvierte Gruppen, die größer sind als eine Familie. Während diese Kollektive als solche nicht über physische Körper verfügen, manifestieren sie häufig ähnliche Symptome der »unterbrochenen Verbindungen« wie Mangel an Vertrauen, zurückgehende soziale Festigkeit, die Erschwernis, zu wachsen, Verwirrung und das Gefühl, irgendwie in der Zeit festzustecken und unfähig zu sein, sich vorwärts zu bewegen. Zu diesen Gruppen können Nachbarschaften, regionale Gemeinschaften, Clans, Stämme, andere politische, religiöse, ethnische und interkulturelle oder lifestylebezogene Vereinigungen gemeinsamer Interessen gehören.

Ganze Nationen können kollektive Traumata erleben, lebensbedrohliche Ereignisse können sich aber auch über nationale Grenzen ausdehnen, wie etwa Giftkriege und weltweite, fortschreitende Umweltzerstörungen, die aus massiven Atomtests in der nördlichen und südlichen Hemisphäre hervorgehen, aus Kernschmelzen in Tschernobyl und Fukushima Daiichi und anderen unkontrollierten, vernachlässigten, verleugneten und verschleierten Katastrophen. Wie die Geschichte gezeigt hat, haben tödliche Epidemien wie die Beulenpest und die Spanische Grippe wenig Respekt vor nationalen Grenzen. Diese spezifischen und andere verwandten Naturkatastrophen werden unweigerlich alles Leben in unserer gesamten Biosphäre beeinflussen, ebenso wie das Leben vieler kommender Generationen.

Die Menschheit hat nun den dringenden und längst überfälligen Auftrag, aufzuwachen und sowohl die kollektive Notlage klar anzuerkennen als auch ernsthafte Anstrengungen zu ihrer friedlichen Lösung zu unternehmen. Während man individuell und kollektiv bewusster wird und nach Lösungen sucht, die uns zumindest nicht in noch ernstere Probleme führen, möchte ich zugleich vorschlagen, dass sich jeder von uns Zeit und Raum für die eigene Einsicht und Klarheit im Hinblick auf etwas nimmt, das größer ist als wir selbst und sich gegenwärtig sehr wahrscheinlich unserem umfassenden Verständnis entzieht.

Da ich auch Kulturhistorikerin bin, sind diese aus ungelösten Traumata erwachsenden generationalen Dynamiken für mein sich noch immer entwickelndes Verständnis wichtig. Die Einsicht, dass kollektive Überwältigung und ihre häufig fragmentierten Nachwirkungen auf der ganzen Welt endemisch und epidemisch sind, schärft das Bewusstsein. Die psychosoziale und ökonomische Auswirkung dieser Realität ist arbeitsintensiv. Aktuelle Forschung hat gezeigt, dass traumatisierte Opfer unverhältnismäßig häufig unser Sozial-, Gesundheits-, Verwaltungs- und Rechtssystem in Anspruch nehmen. Unglücklicherweise nimmt mit unserer wachsenden Einsicht in das Ausmaß dieses Themas auch die Begrenztheit der Ressourcen zu, die von unseren vorherrschenden Paradigmen zur Behandlung posttraumatischer Reaktionen angeboten werden.

Angesichts des wachsenden Niveaus sozialer Unruhe und der Migration der kriegsbedingt Heimatlosen weltweit, der steigenden Zahlen von Menschen, die als Traumaüberlebende identifiziert werden, sowie der steigenden Kosten der Gesundheitsversorgung ist es klar, dass wir uns auf eine Krise zubewegen. Wenn wir unseren bevorstehenden Herausforderungen begegnen wollen, werden wir unser Verständnis von den Arten der Überwältigung erweitern müssen, die sich jenseits des Persönlichen erstrecken. Es gilt zu erkennen, dass Trauma ein globales Thema ist.

Humanistische Studien und die Beachtung der Geschichte und gegenwärtiger Ereignisse lassen erkennen, dass die Arten der Überwältigung, die wir als traumatisch erleben, im persönlichen, familiären, gemeinschaftlichen, nationalen und internationalen Leben in der einen oder anderen Form immer schon zu uns gehörten. Für uns, als Spezies Homo sapiens, ist Trauma gewissermaßen »vertraglich zugesichert«, eine häufig unvermeidliche Komponente unserer eigenen Evolution, unserer Welt und der göttlichen Macht jener großen und mysteriösen Kräfte, die unser kollektives Schicksal formen.

Abgesehen von der uralten wie auch gegenwärtigen Weisheit unserer Schamanen und Medizinmänner, war die Traumabehandlung bis vor Kurzem vorwiegend eine Angelegenheit von Ärzten und Psychiatern. Während der letzten Jahrzehnte hat ein wachsendes Interesse an den Ursachen und der Behandlung von Trauma auch in den Bereichen der Psychologie und Psychotherapie Eingang gefunden, und Anleitungen hierzu werden nun auch in einem noch größeren Bereich der körperlichen und psychischen Gesundheit und Pflege angeboten. Während es zutiefst befriedigend ist, das wachsende Bewusstsein für individuelles, familiäres und soziales Trauma zu sehen, ist es gleichermaßen verstörend, eine Tendenz zu beobachten, Trauma zum einen als klinisch bedeutsame Diagnose wie auch zum anderen als etwas anzusehen, das weitgehend getrennt von einer größeren, allgegenwärtigen Realität ist, einer Wirklichkeit, die alles einbezieht und umfasst, was von jeher Gegenstand unserer kollektiven menschlichen Beschaffenheit war.

Selbst in Fällen, die die traumatischen Erfahrungen eines einzelnen Individuums darstellen, welche offensichtlich durch spezifische Ereignisse entstanden sind, besteht ein Bedürfnis, sorgsam erneut an das Selbst, an andere und an unsere größere Umwelt anzuknüpfen. Denn es ist eine Notwendigkeit für absolut und ausnahmslos alle von uns, als ganze Person gesehen zu werden, statt nur als Ansammlung von Symptomen. Darüber hinaus können Symptome nicht völlig verstanden werden, ohne jedes Individuum als Teil eines größeren Ganzen zu sehen, einschließlich seiner Beziehungen, seiner Familie, Kultur und des historischen Kontextes. Selbst wenn wir es im Feld und im klinischen Setting nur mit einem Individuum in Not zu tun zu haben scheinen, beschäftigen wir uns in Wahrheit mit vielen ungesehenen, untereinander verwobenen Systemen, die sich letztlich bis in die Bereiche einiger der heute dringlichsten und heikelsten sozialen und globalen Aspekte erstrecken.

Vor diesem Hintergrund möchte ich eine Aufstellung darstellen, die ich während eines Seminars in Lima (Peru) gegeben habe, wo eine lange bestehende und umfangreiche japanische Gemeinschaft lebt:

Eine offenkundig umgängliche, junge Frau fragte, ob wir uns dem Ursprung eines Ärgers zuwenden könnten, der in ihrem Leben zu einem Problem geworden sei. Sie beschrieb diesen Ärger klar als »explosiv und destruktiv«. Als ich mich erkundigte, ob auch jemand anderes in der Familie diesen explosiven Ärger habe, erwiderte sie, mehrere Frauen von Seiten ihrer Mutter würden dieses Merkmal teilen. Auf weiteres Nachforschen in ihrer Familiengeschichte erklärte sie, Halb-Japanerin zu sein. Ihr Vater war Brasilianer, ihre Mutter Japanerin, und ihre Familie war nach dem Zweiten Weltkrieg nach Peru emigriert. Obwohl ich fühlte, dass ich die Antwort bereits wusste, fragte ich, in welchem Teil Japans die Familie ihrer Mutter gelebt habe. Und tatsächlich kamen sie aus Hiroshima. Über Jahre hatte Aufstellungsarbeit in Japan deutlich gemacht, dass in diesem Land und auch bei anderswo lebenden Bürgern »die Bombe zur Familie gehört«. So ergab ihr plötzlicher, explosiver und destruktiver Zorn als Symptom aus systemisch-kollektiver Perspektive ganz entschieden einen Sinn.

In der folgenden Aufstellung habe ich je einen Stellvertreter für die Klientin, ihre Mutter, Großmutter, Hiroshima und »die Bombe« aufgestellt. Es wurde offensichtlich, dass die Bombe die Macht innehatte, als ihr Stellvertreter sich sofort in die Mitte des Raums bewegte. Als Reaktion auf diese Bewegung wurde den Übrigen klar, dass sie sich alle in Beziehung zu dieser machtvollen Entität anordnen mussten. Hiroshimas Stellvertreter bewegte sich langsam an eine Stelle genau vor der Bombe und verkündete, sie würden zusammengehören. Die Großmutter folgte bald und stellte sich direkt vor die bombardierte Stadt. Dann nahm die Mutter ihren Platz vor der Großmutter ein und die Stellvertreterin der Klientin begab sich an einen Platz vor der Mutter.

Dieses Bild diente in der Folge dazu, eine klare Machtlinie zu illustrieren: die Bombe, Hiroshima, Großmutter, Mutter und die Stellvertreterin der Klientin. Ich fragte die Stellvertreterin der Klientin, wie sie sich fühlte, und sie erwiderte: »Friedlich.« Es fühlte sich jetzt sicher genug an, die Klientin darum zu bitten, ihren eigenen Platz in dieser Aufstellung einzunehmen, und als sie dies tat, bestätigte sie das »friedliche« Gefühl. Diese Erfahrung des Friedens wurde auch von ihrer Mutter und der Stellvertreterin der Großmutter bestätigt. Hiroshima und »die Bombe« wirkten zufrieden damit, dass alle Stellvertreter die Realität akzeptierten, dass sie zusammengehörten, und bestätigten, dass diese Akzeptanz zu einem Gefühl der Stille beitrug.

So merkwürdig es scheinen mag, wirkt es doch so, als würden, wenn die entscheidende Rolle der katalytischen Macht »der Bombe« geleugnet wird, die gesamte Kultur und die Familie zu beeinflussen, in der Folge Symptome sowohl in den Familien jener auftreten, die Nuklearwaffen entfesselten, als auch in den Familien derer, die die nachfolgende Wut der Zerstörung erlitten (St. Just, 2012).

Es ist eine Tatsache, dass traumatische Erfahrungen, besonders solche, die unbewältigt bleiben, sich sowohl auf die psychische wie auf die physische Gesundheit auswirken und darauf, wie sich Individuen allen anderen gegenüber verhalten, einschließlich der elterlichen Erziehungsfähigkeit: und so können alle Auswirkungen über viele Generationen weiter nachhallen. Ich möchte daher noch einmal betonen: Je mehr wir in unseren Heil- und Pflegeberufen gewillt sind, uns dieser großen Realität bewusst zu werden, umso mehr Optionen haben wir, um unseren ständigen Herausforderungen zu begegnen.

Diese und andere verwandte große und formende Kräfte existieren unter viele Namen, in zahllosen Variationen und manifestieren sich sowohl in sichtbaren wie unsichtbaren Dimensionen. Als Ergebnis dieser Erkenntnis begannen innovative Ansätze in dem, was meine systemisch orientierte Arbeit mit sozialem Trauma werden sollte, allmählich Formen anzunehmen. Es ging darum, mit kollektiver Überwältigung und dem zeitlosen und interaktiven Wissenden Feld als primäre Quelle zu arbeiten. Indem er Wissenschaft, Philosophie und Metaphysik zusammenführt, sagt der renommierte Systemwissenschaftler und integrale Theoretiker Ervin Laszlo (2008) über die Natur des Wissenden Feldes:

> »Wir beginnen, das gesamte Universum als ein holografisch verknüpftes Netz von Energie und Information zu sehen, ein organisches Ganzes und selbstbezüglich auf allen Ebenen der Existenz. Wir und alle Dinge im Universum

> sind untereinander ortsunabhängig verbunden mit allen anderen Dingen, auf eine Weise, die unabhängig ist von den bisher bekannten Beschränkungen von Raum und Zeit« (S. ix).

Ausgehend von der Tatsache, dass das Wissende Feld zeitlos ist oder »außerhalb der Zeit« existiert, im Reich von Cheiros oder der geheiligten Zeit – im Gegensatz zu Chronos oder der linearen Uhrzeit–, haben wir die Gelegenheit, Aufstellungen zu kollektiven Traumaereignissen umzusetzen, die sich zu jedem beliebigen Punkt in unserer historischen Vergangenheit ereigneten oder auch in unserem gegenwärtigen Zeitrahmen stattfinden. Es gibt viele verschiedene Gründe, solche »Zeitreisen« anzustellen, beginnend bei dem Bedürfnis nach einem tieferen Verständnis unserer historischen Vergangenheit, über den Wunsch, verborgene oder bisher ungesehene Elemente zu beobachten, bis hin zur Erforschung von Bewältigungsoptionen bei Ereignissen, die unbewältigte Traumata repräsentieren sollten, was sie auch tatsächlich häufig tun. Es trifft auch zu, dass viele – wenn nicht alle – unserer heute geschehenen kollektiven Traumata tief in der vielfachen Komplexität ungelöster Aspekte sowohl aktueller als auch historischer Ereignisse möglicherweise bis ins Altertum verwurzelt sind.

Während meine Beschäftigung mit japanischen Themen in Peru zeigte, dass systemische Aufstellungsarbeit über das Potenzial verfügt, aufzudecken, dass ein scheinbar individuelles Thema in einem vergangenen und kollektiven Trauma verwurzelt ist, veranschaulicht das folgende, meinen Beitrag abschließende Fallbeispiel, wie ein kollektives Trauma im Dienste eines individuellen genutzt werden kann:

Während der jüngsten »International Organizational Constellation Intensive« (OCTI) in Uruguay wurde ich gebeten, eine Aufstellung durchzuführen, die sich mit den chronisch festgefahrenen Friedensverhandlungen in Kolumbien beschäftigen sollte. Der 52 Jahre andauernde Konflikt zwischen den linksgerichteten FARC-Rebellen und der Regierung, der Hunderttausende von Menschen das Leben gekostet hatte, war der am längsten anhaltende Krieg in der Geschichte Lateinamerikas. Die Hoffnung auf eine friedliche Lösung war ein dringlicher und anhaltender Gegenstand der Sorge für ganz Lateinamerika. Kurz gesagt war die Vertreterin des Themas eine junge Frau, die sich leidenschaftlich für den Friedensprozess einsetzte und wegen des Mangels an Fortschritten sehr aufgewühlt und frustriert war, und es waren viele andere besorgte Kolumbianer anwesend.

Ausgehend von der Komplexität langfristiger Konflikte in Kolumbien, einschließlich eines halben Jahrhunderts Bürgerkriegs, beschloss ich, etwas Neues zu probieren und näherte mich dem komplexen Thema in zwei Schritten. Zuallererst stellte ich auf der Metaebene Repräsentanten für Krieg (eine Frau) und Frieden (einen Mann) auf und fragte dann unsere Gruppe, ob Kolumbien ein Mann oder eine Frau sei. Sie stimmten darin überein, dass es sich bei Kolumbien um eine Frau handele, und so suchten wir dann eine Freiwillige, die bereit war, Kolumbien zu repräsentieren. Kaum aufgestellt, brach sie unmittelbar vor Überwältigung und Erschöpfung zusammen. Daraufhin bewegte sich der Stellvertreter für den Frieden, um ihr Kopf und Schultern zu stützen, und stellte fest, dass sie zumindest noch atmete.

Die Stellvertreterin für den Krieg sah anfänglich aus der Entfernung zu, näherte sich schließlich der Stellvertreterin Kolumbiens und kniete langsam an deren rechten Seite nieder, während sie sagte, sie habe dem Land etwas anzubieten. Dann legte die Stellvertreterin für den Krieg ihren Kopf auf den Unterleib Kolumbiens und gab an, Kontraktionen zu fühlen, als würde sich ein Geburtsvorgang anbahnen und sich etwas Neues ankündigen. Hier konnte man auch die archetypische Rolle des Krieges als Katalysator für soziale Veränderungen erkennen und sich an Heraklit vor rund 2.500 Jahren erinnern: »Krieg ist der Vater aller Dinge.« In Reaktion auf diese sehr deutliche Erklärung, veranlasste ich eine zweite Aufstellung und lud die junge Vertreterin des Themas sowie andere Kolumbianer ein, die unterschiedlichen Elemente zu nennen, die sowohl mit ihrem Bürgerkrieg als auch mit den Friedensverhandlungen zusammenhingen. Nachdem etwa 15 Stellvertreter festgelegt worden waren, einschließlich Kolumbien, Krieg, Frieden, gegenwärtige und frühere Verwaltungen, linksgerichtete FARC-Rebellen (revolutionäre bewaffnete Kräfte), Opfer, Militärs, CIA, äußere Interessen, ausländische Investoren und so weiter, bat ich sie, sich behutsam in Positionen zu begeben, die sich in Beziehung zueinander richtig anfühlten.

Dann bat ich die junge Frau, sich zu erheben und meine Hand zu nehmen, während wir langsam eine »Wanderung« durch diese Konfiguration von Elementen unternehmen würden, und sich dabei in ihren Bewegungen einfach von der Körperwahrnehmung leiten zu lassen. Als wir gemeinsam voranschritten, reagierte sie sehr emotional auf einige der Stellvertreter, während sie andere völlig ignorierte. Nach einer Weile nahmen wir einen gewissen Abstand ein, sodass sie alle Elemente sehen konnte und diese sie umgekehrt auch. Diese Bereitschaft, einfach nur zu schauen und alle Elemente dieses Themas zu sehen, erwies sich für sie und andere als wichtiger Schritt hin zur Akzeptanz und als ein Weg zur möglichen Heilung. Als ein Ergebnis beruhigte sich meine Klientin und fand ihre Mitte dadurch, dass sie alle beteiligten Elemente und ihre Beziehungen zueinander, zu ihr und zu Kolumbien sah. Dies erwies sich auch für andere anwesende Kolumbianer als hilfreich. In diesem Sinn ist der systemisch orientierte Zugang zum kollektiven Trauma sowohl eine »Weltanschauung« als auch eine Methode.

Am folgenden Nachmittag freuten wir uns, die Vertreterin des Themas verkünden zu hören, dass die kolumbianischen Friedensvereinbarungen gesetzlich zum Abschluss gebracht worden seien. Unsere Aufstellung auf Metaebene hatte einfach und klar einen Prozess dargestellt, der bereits voranschritt und dessen Lösung bevorstand. Ein Krieg weniger in unserer Welt.

Literatur

Laszlo, E., Currivan, J. (2008). CosMos. A Co-creator's Guide to the Whole-World. Carlsbad, Kalifornien: Hay House

St. Just, A. (2012). Trauma: Time, Space and Fractals. CreateSpace Independent Publishing Platform.

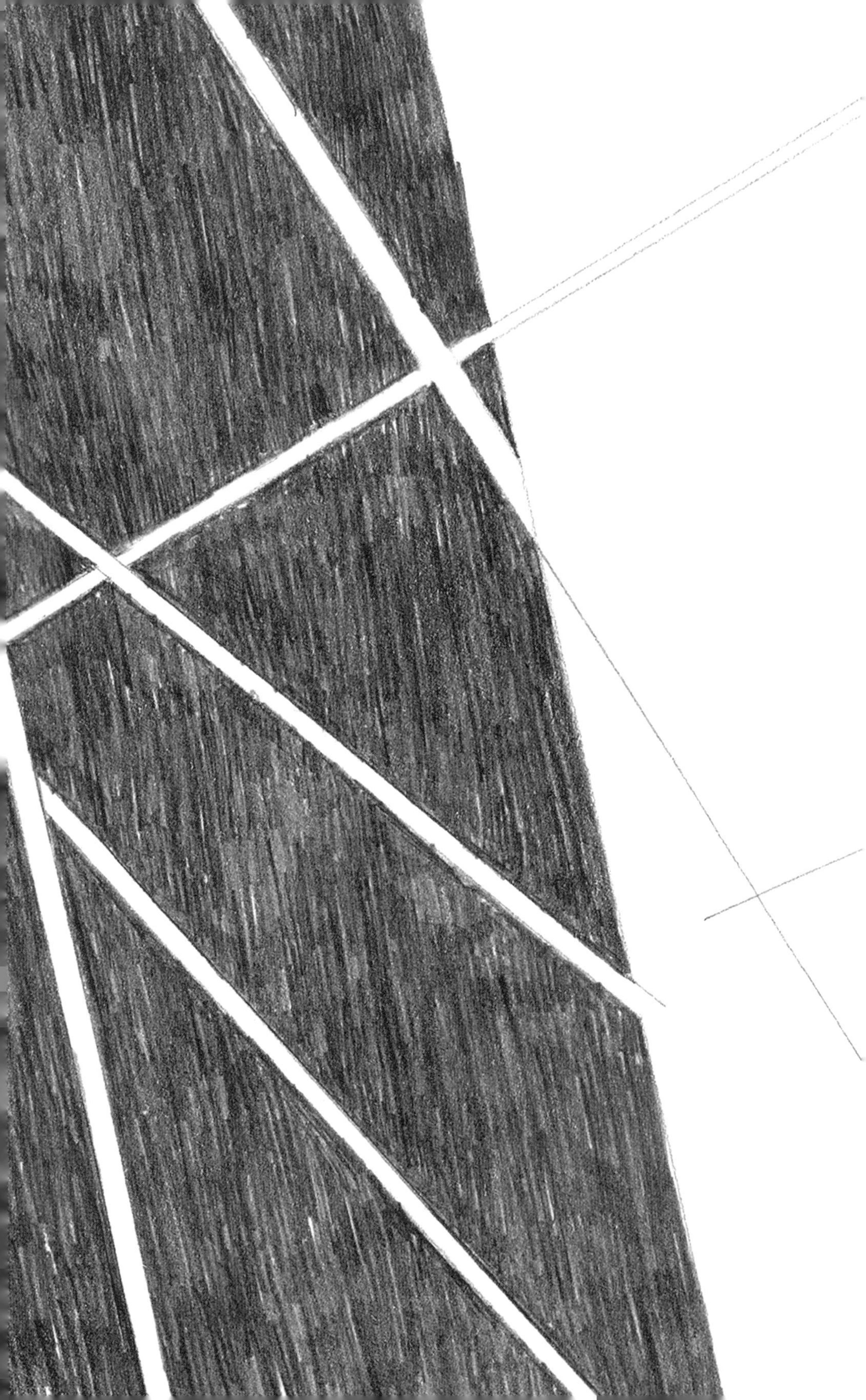

Anna Lübbe

Systemaufstellungen und die Befriedung von Großgruppenkonflikten

Heute würde wohl niemand mehr auf die Idee kommen, ein Buch über das Potenzial der Systemaufstellungsmethode im Kontext von Krieg und Frieden »Der große Konflikt. Die Antwort« zu nennen – so der Titel des zuerst 1993 im Carl Auer Verlag erschienenen Buches von Bert Hellinger. Die Methode hat ihre Orte als eine von vielen gefunden, und ihre Chancen und Grenzen sind deutlicher geworden. Welche Chancen und Grenzen sie in der Bearbeitung von Großgruppenkonflikten hat, das möchte dieser Beitrag herausarbeiten.

Großgruppen in der Falle der komplementären Opferidentitäten

In der Konfliktforschung werden zunehmend auch soziopsychologische Faktoren für die Verhärtung von Großgruppenkonflikten analysiert (Volkan, 2003, 2006a; Kelman, 2009; Kaufman, 2001; Simon, 2005; Wallach, 2006; Krell, 2009, S. 385 ff.; Lübbe, 2009, 2010; Kühner, 2007). Konflikte zwischen Großgruppen, in denen sich Opferidentitäten der Konfliktparteien verschränken, können nahezu unlösbar werden. Opferidentität heißt, dass die Konfliktparteien unbewusst von aufbrechenden traumatischen Kapiteln ihres kollektiven Geschichtsbildes besetzt sind. Geschichts*bild* deshalb, weil die Narrative, mit denen Großgruppen ihre Identität konstruieren, mit Geschichte selektiv und mythifizierend umgehen. Kollektive Identitäten sind insofern zeitbedingt und wandelbar. Wenn vom aktuellen Konflikt in traumatischen Kapiteln des Geschichtsbildes der Gruppe wurzelnde, existentielle Ängste aktiviert werden, kommt es nach Vamik Volkan (2003, S. 73) zu einem »Zeit-Kollaps«: In der Wahrnehmung kann zwischen vergangenen, im Narrativ der Gruppe als Traumakapitel verbuchten Erfahrungen und dem gegenwärtigen Konflikt nicht mehr angemessen unterschieden werden. Durch diese Verknüpfung erscheinen bestimmte Positionen als existentiell unverzichtbar und ihre Aufgabe als Selbstaufgabe.

Die Opferidentitäten sind komplementär, wenn das Abwehrhandeln jeder Partei exakt die spezifische Existenzangst der jeweils anderen Partei triggert. Das Zusammenwirken der beiden Opferidentitäten ist dann, systemtheoretisch gesprochen, ein kreuzkatalytischer Zyklus: Die aus der Opferperspektive resultierenden Verhaltensweisen der beteiligten Kollektive verstärken sich gegenseitig. Wenn sich in einem Konflikt zwei Parteien mit unvereinbaren und derart existentiell belegten Positionen treffen, ist der Konflikt blockiert. Die Beteiligten stecken in der Falle der komplementären Opferidentitäten (Lübbe, 2011a).

Die Konfliktforschung hat einige Faktoren ausgemacht, die eine solche Eskalation zu begünstigen scheinen (Ropers, 1995; Kaufman, 2001; Volkan, 2003, 2006a). Dazu gehören eine schwache gesamtstaatliche Integrationskraft, Destabilisierung durch eine politische Übergangssituation und eine nationalistische, ethnisierende Propaganda durch Großgruppenführer, die in unsicheren und konfliktträchtigen Zeiten ihre Stunde finden. Die Großgruppen rücken dann in Schicksalsgemeinschaften (Ropers, 1995) zusammen und werden empfänglich für die Heilsversprechungen scheinbar starker Führungsfiguren (Volkan, 2006b).

Bevor ich mich der Frage zuwende, ob und wie die Aufstellungsmethode hier friedensstiftend eingesetzt werden kann, sei klargestellt, dass die Opferidentitätenfalle nicht *die* Ursache für solche Konflikte und ihre Hartnäckigkeit ist. Verfestigte Großgruppen-Konfliktsysteme sind durch zirkuläre Kausalitäten mit zahlreichen, einander stabilisierenden Faktoren und Subsystemen gekennzeichnet (Coleman, 2009; Wils, Hopp, Ropers, Vimalarajah u. Zunzer, 2006). In lang andauernden Konfliktlagen stellen sich auch die Subsysteme Arbeit und Wirtschaft auf die Spaltung zwischen den Konfliktparteien ein, und in Medien, Bildung und Wissenschaft verfestigen sich einseitige Darstellungen, zumal unter eingeschränkter Meinungs-, Wissenschafts- und Medienfreiheit (Halbach, 2010; Kaufmann, 2007). Will man den komplexen Interdependenzen gerecht werden, muss auf mehreren Ebenen angesetzt und geduldig der Boden für stabile Veränderungen bereitet werden, also langfristig auf allen Ebenen der Gesellschaft und mit vielfältigen Ansatzpunkten und Methoden (Diamond u. McDonald, 1996; Ropers, 1997).

Systemaufstellungen als klienten- und anliegenzentriertes, szenisches Simulationsverfahren

Aufstellungen sind meines Erachtens sinnvollerweise klientinnen/klienten- und anliegenzentriert in dem Sinne, dass sie nicht einfach »das System« repräsentieren, sondern die in Abhängigkeit vom Klientinnen/Klienten-Anliegen ausgewählten Systemteile und deren Befindlichkeiten und Beziehungen untereinander. Nach meiner konstruktivistisch geleiteten Auffassung simuliert die Aufstellung nicht das System »an sich«, sondern das Bild der Klientin/des Klienten vom System bzw. dessen anliegenabhängigen Aspekten, und zwar mit den bewussten und den tiefer informierten unbewussten Anteilen dieses Bildes.

Im Unterschied zu analytischen systemischen Ansätzen, die die Komplexität des Systems mit vielen Teilen, Pfeilen und Regelkreisen anschaulich machen und von dort aus versuchen, die Dynamik des Interventionsobjekts in den Griff zu bekommen (vgl. etwa die Beiträge von Stroh; Coleman, Vallacher, Bartoli, Nowak u. Bui-Wrzosinska; Ricigliano und Woodrow u. Chigas in Körppen, Ropers u. Giessmann, 2011), setzen Systemaufstellungen das Klientinnen-/Klientensystem im Raum in Szene und lassen es sich – entlang von Hypothesen der Aufstellungsleitung, aber in ständiger Rückkopplung zu den Wahrnehmungen der repräsentierten Systemteile – zu einer Konstellation hin entwickeln, in der die von der Klientin/dem Klienten eingebrachte Problematik eine gute Lösung findet. Als Simulationsverfahren erlaubt die Aufstellungsarbeit also das Erproben und Durchspielen von Alternativen und ihren Auswirkungen im simulierten System. Angesichts der prinzipiellen Unberechenbarkeit der Dynamik komplexer Systeme besteht Bedarf, gängige Versuche, die Auswirkungen von Interventionen mittels Analyse von Ursache/Wirkungs-Zusammenhängen zu prognostizieren, durch simulative Methoden wie das Durchspielen von Szenarien zu ergänzen (Willke, 2005, S. 86 f.). Im Folgenden seien einige Aspekte der Aufstellungsarbeit genannt, die sie geeignet erscheinen lassen, im Kontext der Bearbeitung von Großgruppenkonflikten Anwendung zu finden (Lübbe, 2012).

Abbau von Feindbildern: Mit Systemaufstellungen kann Beziehungsarbeit geleistet werden, die entdifferenzierte Selbst- und Fremdbilder modifiziert. Sie ermöglichen, in einem geschützten Rahmen eigene Anteile an der gemeinsamen Konstruktion von Gegnerschaft zu erkennen, die Bedürfnisse und Ängste der anderen repräsentierten Systemteile nachzuvollziehen und die Einsicht zuzulassen, dass beide Seiten leiden. Gelingt das, rehumanisiert sich das Bild der »Anderen« (Bar On, 2008), und es entsteht wieder ein gemeinsamer Boden des Menschseins anstelle gespaltener Perspektiven von Übermensch/Unmensch, Freund/Feind oder Täter/Opfer. Die Arbeit mit Stellvertretern kann dabei Offenheit und bei sehr »heißen« Konflikten und traumatisierenden Ereignissen auch notwendige Distanz schaffen.

Einbeziehung nicht erreichbarer Systemteile: Ein besonderer Vorzug der Methode ist sicherlich, dass über die repräsentierende Wahrnehmung auch Beziehungsarbeit mit nicht erreichbaren Systemteilen geleistet werden kann. Oft lassen sich nicht alle Konfliktparteien an einen Tisch bringen. In Systemaufstellungen kann ihnen in Gestalt von Repräsentantinnen/Repräsentanten begegnet werden. Die Möglichkeit, sich mit nicht erreichbaren Systemteilen über Stellvertreter/-innen auseinanderzusetzen, betrifft auch die für Versöhnungsarbeit nach traumatisierenden Auseinandersetzungen wichtigen Opfer der Gruppe, also getötete, vertriebene oder verschwundene Personen. In Systemaufstellungen können sie über Stellvertreter/-innen Raum bekommen, und die Methode kann so zugänglich machen, was als Schicksal der Gruppe gesehen und gewürdigt werden muss, damit Versöhnung möglich wird.

Entwickeln und Erproben ressourcenvollerer Systemzustände: Die Systemaufstellungsarbeit ist lösungs- und prozessorientiert. Sie bietet Raum, in einem schrittweisen »*trial and error*«-Verfahren andere als die bisherigen Interaktionen auszuprobieren. Die Veränderungen können dabei von der Klientin/vom Klienten nachvollzogen und, zumal wenn diese selbst in der Aufstellung stehen, auch emotional und körperlich erfahren werden. In hochgradig und langfristig eskalierten Konflikten sind friedlichere Formen von Koexistenz oft nicht einmal mehr als Vorstellung zugänglich. Solche Lösungen als Möglichkeit erfahrbar zu machen, kann dann ein wichtiger Impuls sein.

Kultursensible Lösungen: Aufstellungsarbeit als westliche Technik scheint auch in fremdkulturellen Systemen gut akzeptabel zu sein (de Carvalho, Klußmann u. Rahman, 2010), zumal in Kulturen, in denen ganzheitliche Heilungsrituale und ein Verständnis von Ahnen und Toten als wichtigen Mitgliedern des Systems lebendig sind. Bilder ressourcenvollerer Systemzustände können aus dem System selbst heraus kultursensibel entwickelt werden.

Anwendungsmöglichkeiten und -grenzen in der Großgruppenkonfliktbearbeitung

Die Grenzen der Methode im Kontext der Bearbeitung von Großgruppenkonflikten ergeben sich aus ihrer Klientinnen-/Klienten- und Anliegenzentriertheit und aus dem Umstand, dass sie am simulierten System arbeitet, nicht am realen (hierzu und zum Folgenden bereits Lübbe, 2011b, 2012). Die Arbeit im realen System muss dann erst noch geleistet werden. Die Übertragbarkeit von Therapie-

und Beratungsmethoden auf Großgruppenkonfliktsysteme versteht sich eben nicht von selbst. Es kann noch Sinn machen, von einer Großgruppe als Konfliktpartei zu sprechen, aber nicht als Klientin. Wie lassen sich also Aufstellungen für die Transformation eines Großgruppenkonfliktsystems fruchtbar machen?

Aufsteller haben früh für sich in Anspruch genommen, mit ihrer Arbeit versöhnend auf Großgruppenkonflikte zu wirken (Mahr, 2003; Hellinger, 2005). Tatsächlich ging es in diesen Aufstellungen um die individuelle Bewältigung von im Kontext solcher Konflikte erlittenen traumatisierenden Erlebnissen oder Belastungen durch entsprechende Themen in der familiären Vorgeschichte. Bei diesen auch als Versöhnungsarbeit bezeichneten Aufstellungen mit Klientinnen/Klienten aus kriegsverstrickten Familiensystemen handelt es sich um eine in der Summe gewiss auch gesellschaftlich wichtige, therapeutische Arbeit. Wo immer Aufstellungen in oder zwischen Klientinnen/Klienten, Leiterinnen/Leitern, Repräsentantinnen/Repräsentanten oder sonstigen Teilnehmerinnen/Teilnehmern etwas in Frieden kommen lassen, haben sie ihren bescheidenen Anteil an einem friedlicheren Sein und Handeln in der Welt. Die politische Friedensforschung und -praxis ist aber natürlich vor allem an Methoden interessiert, die eine über die Klärung des Einzelanliegens hinausreichende Wirkung auf Großgruppenkonflikte entfalten können, also eine gesellschaftliche Breitenwirkung. Ich habe vorgeschlagen, den Begriff »politische Aufstellung« auf Aufstellungen zu beschränken, die intendieren und geeignet erscheinen, eine solche Breitenwirkung zu entfalten (Lübbe, 2011b, S. 76). Danach kommt es nicht darauf an, ob im Verlauf der Aufstellung Opfer und Täter aus Großgruppenkonflikten visualisiert werden, sondern darauf, ob über die individuelle Hilfe für die Klientin/den Klienten hinausreichende Wirkungen plausibel sind. Gesellschaftliche Breitenwirkungen von Aufstellungen lassen sich in verschiedenen Formen denken.

Aufstellungen mit/vor vielen Konfliktbeteiligten

Eine breitere Wirkung ließe sich zunächst durch Settings erzielen, in denen Aufstellungen von einer größeren Zahl von Großgruppenkonfliktbeteiligten wahrgenommen werden, sei es als Teilnehmer/-innen oder als Zuschauer/-innen. Das ist ja auch das sonst vielfach in der Friedensarbeit, soweit sie sich als Beziehungsarbeit zwischen Großgruppen versteht, gewählte Vorgehen: Mitglieder der Konfliktparteien treffen sich vor Ort oder an neutraler Stelle in durch Dritte unterstützten Dialogprojekten (Ropers, 2004). Aufstellungen können hier ein gemeinsam erlebtes, szenisches Element der Dialogarbeit sein. Aufstellungselemente könnten aber auch Eingang in Rituale finden, die sich in bestimmten Stadien gemeinschaftsbasierter Versöhnungsprozesse als wichtiger Schritt erweisen können (Khuzwayo, Meintjes u. Merk, 2011, S. 259 ff.). Alle Mitglieder der betroffenen Großgruppe(n) lassen sich in solchen Projekten regelmäßig nicht zusammenbringen, da findet die unmittelbare Breitenwirkung ihre Grenze.

Zwar könnte man an eine unmittelbare Wirkung von Aufstellungen auf noch mehr Großgruppenkonfliktbeteiligte denken, indem man Aufstellungen vor Massenpublikum abhält oder über Massenmedien verbreitet. Das Soziodrama ist eine – relativ unstrukturierte – szenische Methode, die mit und vor sehr vielen Beteiligten praktiziert wird und dabei den Anspruch hat, transformierend auf gesellschaftliche Probleme zu wirken (Kellermann, 2007). Aufstellungsvideos können durchaus berührend für Zuschauer/-innen sein, der Eindruck und die Nachvollziehbarkeit des Geschehens nehmen aber mit der medialen Vermittlung ab, und nicht zuletzt sind Videos und Massenpublikum unter dem Gesichtspunkt des Klientinnen-/Klientenschutzes problematisch. Eher geeignet für die öffentlichkeitswirksame Verbreitung könnten Projekte sein, die Erkenntnisse aus Aufstellungen symbolisch integrieren, etwa in Filmen oder Theaterstücken. Massenmedial verbreitete Symbolik ist in ethnopolitisierten Konflikten ein wichtiger Faktor, und er kann nicht nur eskalierend, sondern auch, wie bei Willy Brandts Kniefall von Warschau, deeskalierend eingesetzt werden (Kaufman, 2001).

Ist demnach die unmittelbare Breitenwirkung von Aufstellungen begrenzt, so lässt sich doch eine mittelbare Breitenwirkung durch Transferprojekte erzielen, die als Frucht von Dialogprozessen vereinbart werden können (Volkan, 2004, S. 87 ff.). Das kann von einer an die Medien beider Kollektive gerichteten Presseerklärung über eine Vorstellung des im Projekt Erfahrenen zuhause in Bildungseinrichtungen bis hin zur Gründung einer Nichtregierungsorganisation gehen. Eine nachhaltige und breite Wirkung ist allerdings außerordentlich voraussetzungsreich. Zunächst müssten bereits die Einstellungsänderungen in den Dialogprozessbeteiligten selbst nachhaltig sein, das heißt die Rückkehr in die gewohnte Umgebung überleben. Und selbst nachhaltige Einstellungsänderungen werden sich nicht ohne Weiteres in breitenwirksamen Friedensprojekten entfalten. Die Dialogprojekt-Teilnehmer/-innen stoßen vor Ort an genau die perzeptiven und strukturellen Gegebenheiten ihrer in gewaltvollen Attraktoren gefangenen sozialen Heimatsysteme, die auch die Friedensarbeit externer Akteurinnen/Akteure so schwierig machen.

Unmittelbare Fernwirkung von Aufstellungen?

Vor dem Hintergrund von Rupert Sheldrakes (2001) Theorie der morphischen Felder könnte angenommen werden, dass mit jedem einzelnen Aufstellungs-Lösungsbild eine neue Information in die Welt gesetzt ist, die ubiquitär verfügbar ist und instantan auf das System wirken kann. Das ist wohl die theoretische Grundlage von Annahmen über eine unmittelbare Fernwirkung von Aufstellungen. Die Annahme einer Fernwirkung klientinnen-/klientenloser Friedensaufstellungen – damit sind hier Aufstellungen nach dem Muster »Was braucht der Frieden in …?« in Gruppen von friedensbewegten Menschen ohne einschlägige Handlungsmöglichkeiten gemeint, wie z. B. die Wieslocher Aufstellung zum Kosovokonflikt (Mahr, 2006, S. 27) – scheint für Personen besonders verlockend zu sein, die das Gute zwar intensiv wollen, aber wenig Einflussmöglichkeiten haben. Das spricht nicht gegen die Richtigkeit der Annahme. Beobachtungen, dass in persönlichen Aufstellungen repräsentierte Systemteile sich gelegentlich bereits weiterbewegt haben, wenn man ihnen nach der Aufstellung wieder begegnet, belegen aber die Fernwirkung nicht. Soziale Systeme sind dynamisch, das heißt sie entwickeln sich nun mal, und tun das auch, während wir Aufstellungen machen. Veränderungen müssen also nicht auf Aufstellungsfernwirkungen beruhen. Näherliegend wäre der Zusammenhang, dass in Aufstellungen manchmal sozusagen bereits in der Luft liegende Entwicklungen des betreffenden Systems visualisiert werden. Und gewiss kann die nach der Aufstellung veränderte Art und Weise der Klientinnen/Klienten, das System wahrzunehmen und im System zu interagieren, eine Sofortwirkung haben.

Selbst wenn man eine unmittelbare Fernwirkung von Aufstellungen annimmt, besteht das Problem der Durchsetzungswahrscheinlichkeit der neuen Form gegenüber bisherigen Formen, die auch noch in der Welt sind. Nach Sheldrake (2001, S. 114 ff.) verstärkt sich der formbildende Einfluss morphischer Felder mit der Häufigkeit des Auftretens ähnlicher Formen. Newcomer haben es also schwer. Dazu passt, dass Berichte über makroskopische Veränderungen, die mit fokussiertem Bewusstsein korrelieren, stets wiederholte oder Fokussierungen Vieler betreffen (McTaggert, 2008). Der Beitrag einer einzelnen Aufstellung zur Bahnung neuer Systemzustände in Großgruppenkonfliktsystemen wäre also wohl vernachlässigbar klein.

Kleine Ursache, große Wirkung?

Manchmal können auch Veränderungen im Kleinen Großes bewirken. Mit solchen Phänomenen befasst sich das interdisziplinäre Feld der Theorie komplexer dynamischer Systeme (Mainzer, 2008; Gell-Mann, 1994; László, 2004; McMillan, 2004). Auch menschliche Gesellschaften sind komplexe dynamische Systeme. Determinieren lassen sie sich nicht, dennoch funktionieren sie nicht einfach chaotisch, sondern sind normalerweise auf stabile Zustände hin geordnet. Leider können auch unfriedliche gesellschaftliche Zustände ziemlich stabil sein.

Systemtheoretisch gesprochen handelt es sich bei sogenannten »protracted conflicts«, also sich teils jahrzehntelang hinziehenden Konfliktlagen mit verfestigter Gewaltkultur und Gewaltökonomie (Münkler, 2002) nicht um eine katastrophische Phase des Systems, sondern um einen etablierten Zustand, einen Attraktor.

Einzelnes menschliches Wirken kann Transitionen von sozialen Systemen hin zu friedlicheren Zuständen initiieren. Gezielt statt zufällig und in dem Sinne nicht zurechenbar kann man so etwas betreiben, wenn das eigene Verhalten etwa deshalb makroskopischen Einfluss hat, weil man zu den einschlägigen politischen Entscheidungsträger/-innen gehört oder Einfluss auf sie hat oder sonstwie, z. B. aufgrund von großer Popularität, in einer Position ist, in der man die Massen erreicht. Menschliches Wirken auf der »grassroot«-Ebene hingegen hat meist keinen zurechenbaren Einfluss auf Zustandsänderungen des sozialen Gesamtsystems. Manchmal aber doch: So sind etwa gewaltfreie Ablösungen politischer Unrechtssysteme auch schon von Einzelnen (Gandhi) oder kleinen Gruppen initiiert worden. Ein Beispiel für Letzteres ist Otpor, eine von einer Handvoll serbischer Studierender initiierte Massenbewegung, die zum friedlichen Sturz der Milosevic-Diktatur geführt hat (York, 2002). Bei diesen und anderen »bottom up«-Friedensprozessen beruht die Breitenwirkung auf einer von Einzelnen oder wenigen ausgehenden Organisation von Massenbewegungen, die manchmal mit einem »heiligen Moment« beginnen mag, aber damit ist es nicht getan (van Tongeren, Trenk, Hellema u. Verhoeven, 2005; Sharp, 2005). Mit »heiliger Moment« ist hier das Phänomen gemeint, dass es manchmal einen für alle Anwesenden unmittelbar spürbaren Wendepunkt des Konfliktprozesses von Spaltung und Ausweglosigkeit hin zu einer Ebene der Verständigung und des gemeinsamen Menschseins gibt, siehe etwa Josué's Rede oder die Geschichte aus Ghana bei Lederach (2005, S. 7 ff.). Aufstellungen und werden sie auch in größtem Vertrauen auf emergierende »kollektive Weisheit« geleitet, organisieren als solche keine Massenprozesse. Allenfalls unterstützen sie Personen, die ihrerseits so etwas zu betreiben versuchen. Damit komme ich zum letzten Punkt.

Einschlägig einflussreiche Klientinnen/Klienten

Der beim gegenwärtigen Stand der Erkenntnis neben den oben genannten Dialogprojekten wohl erfolgversprechendste Ansatz für die Erzielung einer großgruppenkonfliktrelevanten Breitenwirkung von Aufstellungen ist die Arbeit mit möglichst einschlägig einflussreichen Klientinnen/Klienten. Dabei kommt es weniger auf friedensbewegte Absichten als auf konkrete Handlungsmöglichkeiten an.

Politische Führungseliten: Die durch die Aufstellungsarbeit erreichbare Neuorientierung wäre natürlich am effizientesten, wenn mit Personen gearbeitet werden könnte, die es als Leitfiguren der jeweiligen Gruppe in der Hand haben, durch moderatere Töne, öffentlichkeitswirksame symbolische Handlungen oder Verhandlungsangebote eine breitenwirksame Deeskalation einzuleiten. Die politischen Führungseliten sind allerdings für jegliche Art von Arbeit, die nicht strategisch (auf die Durchsetzung festliegender Positionen ausgerichtet), sondern dialogisch (offen für die Veränderung von Positionen in der Auseinandersetzung) orientiert ist, schwierig zu erreichen. Sie sind selektiert, trainiert und gewohnt, sich nur in ihren Funktionen zu zeigen, sich über Positionen auszutauschen, sich auf Medienwirksamkeit auszurichten und Gesichtsverluste zu vermeiden. Die psychopolitische Neulanderoberung braucht demgegenüber Raum für die Begleiterscheinungen von Selbst-, Fremd- und Weltbildveränderungen wie Betroffenheit, Ratlosigkeit, Schmerz, Scham usw. Gerade Krisenzeiten bringen oft Führungspersönlichkeiten an die Spitze, die diesbezüglich besonders unzugänglich sind.

Ein Ansatz auf der Makro-Ebene, der in Reaktion auf dieses Dilemma entwickelt wurde und auch praktiziert wird, ist die sogenannte »1.5-track«-Diplomatie (Burton, 1990; Fisher, 2005; Kelman, 2009). Bei dieser handelt es sich um informelle Beratungs- oder Dialogprojekte mit Teilnehmerinnen/Teilnehmern aus dem Umfeld der politischen Entscheidungsträger/-innen, die – so die Hoffnung – gewonnene Einsichten an geeigneter Stelle einfließen lassen können. Die Teilnehmer/-innen stehen dabei nicht unter dem Druck, konkrete Verhandlungsergebnisse zu produzieren. Gegenüber offiziellen diplomatischen Begegnungen ist in solchen informellen Workshops eine Beziehungsarbeit, die Selbst-, Fremd- und Weltbildveränderungen mit sich bringt, eher möglich – und damit im Prinzip auch Aufstellungsarbeit.

Zivilgesellschaftliche Akteure/Akteurinnen der Friedensarbeit: Verfügt man nicht über entsprechend hochrangige und experimentierfreudige Kontakte, so sind Supervisionsaufstellungen mit zivilgesellschaftlichen Akteurinnen/Akteuren der Friedensarbeit, die ein auf ihr Engagement bezogenes Klärungsanliegen haben, eine weitere Option. Das können sowohl Personen sein, die sich in ein konfliktbeladenes System von außen einschalten (also z. B. deutsche Professionelle der Friedensarbeit im Kaukasus), als auch Personen, die aus der Mitte eines konfliktbeladenen Systems heraus friedensschaffend aktiv werden (z. B. die lokalen Organisatorinnen eines Marktes als »peace zone« in einer umkämpften Region).

Ich habe nach der Kaukasuskrise 2008 internationale Gespräche begleitet, die von der INGO-Konferenz – der zivilgesellschaftlichen Säule – des Europarats organisiert wurden. Die Teilnehmerinnen/Teilnehmer stammten hauptsächlich aus Nichtregierungsorganisationen und Think Tanks der vom Konflikt betroffenen Regionen, einschließlich Russlands. Es war beeindruckend, wie offen und konstruktiv die Gespräche verliefen. Die Teilnehmer, besonders die Teilnehmerinnen, zeigten sich mit ihrer Betroffenheit und ihren Bedürfnissen, und der enorme Schmerz, den das Trauma des Krieges hinterlassen hatte, stand bei Äußerungen aller Seiten deutlich im Raum. Dadurch wurde jenseits aller Freund/Feind-Dichotomien ein Boden des gemeinsamen Menschseins spürbar. So kurz nach einer traumatisierenden Auseinandersetzung ist das keine Selbstverständlichkeit, selbst wenn man in Betracht zieht, dass die Begegnung nicht von der Notwendigkeit belastet war, mit konkreten Ergebnissen die makropolitischen Interessensgegensätze zu überbrücken. Ungeachtet der Grenzen und Schwächen, die zivilgesellschaftliches Engagement in der Konflikttransformation auch hat (Fischer, 2006), sind zivilgesellschaftliche Institutionen mit ihrem dichteren Kontakt zur Bevölkerung, ihrem oft auch kooperativen Verhältnis zu ähnlichen Initiativen auf Seiten der anderen Konfliktpartei und ihrem höheren Anteil an Frauen eine innersystemische Ressource, die zu unterstützen sich lohnt.

Wesentlich ist, dass Lösungen mit den Betroffenen aus dem System selbst heraus entwickelt werden, nur dann sind die Lösungen hinreichend kultursensibel und werden als eigen empfunden. Versuche, ein System, vor allem ein fremdkulturelles, nach Maßgabe von auf externen Analysen beruhenden, mitgebrachten Konzepten instruktiv zu verändern, erzeugen Widerstände, die oft ihrerseits auf historische radizierte Empfindlichkeiten zurückgehen (Lübbe, 2007, S. 3 f.). Mit Systemaufstellungen kann man diese Meta-Ebene visualisieren, und wo solche Aufstellungen aufzeigen, wie ein Friedensprojekt wirksamer werden kann, unterstützen sie auch die Transformation des betreffenden Großgruppenkonflikts. Wichtig ist dabei, dass die Aufstellung auf das möglichst klar herausgearbeitete Anliegen der Klientinnen/Klienten fokussiert bleibt. Das kann dann auch eine (politische) Organisationsaufstellung sein. Die eingehende Visualisierung kollektiver Probleme und Lösungen macht solche Aufstellungen zwar anscheinend »politischer«, dient aber nicht der Breitenwirkung, die ja hier über effizienteres Handeln der Klientinnen/Klienten in deren konkretem Wirkungskreis zustande kommt.

Sonstige Multiplikatoren/Multiplikatorinnen: Eine gewisse Breitenwirkung können schließlich auch Aufstellungen mit nicht im engeren Sinne in der Friedensarbeit, aber doch sonstwie in einem großgruppenkonfliktbeladenen System breitenwirksam engagierten Personen haben, soweit ihr Klärungsanliegen dieses Engagement betrifft. Als solche Multiplikatorinnen/Multiplikatoren kann man etwa ansehen: Menschen aus Bildungswesen, Medien, Kunst und Wissenschaft, religiöse Autoritäten, Angehörige von Nichtregierungsorganisationen, Parteien, Gewerkschaften, Stiftungen usw. In Gebieten mit verfestigten Großgruppenkonflikten, die durch schwache oder autoritäre Staatlichkeit, Ethnisierung, Gewaltökonomien und multiple soziale Probleme gekennzeichnet sind, wird ein allmählicher Boden für makroskopische Veränderungen oft über das geduldige Engagement von Menschen gebaut, die in der Gesellschaft meinungs- und einstellungsbildend wirken oder kleinräumig ressourcenvollere Strukturen organisieren können. Das ist dann auch eine Ebene, auf der Aufstellungsarbeit sinnvoll ansetzen kann (de Carvalho et al., 2010).

Fazit

Die Systemaufstellungsmethode ist ein szenisches Simulationsverfahren, das sich ergänzend in den Handlungsfeldern Dialog und Versöhnung und als Beratungsmethode für großgruppenkonfliktbezogene Klärungsanliegen lokaler und externer Akteurinnen/Akteure einsetzen lässt. In Aufstellungen können sonst nur schwer zugängliche Hintergründe für das in der Aufstellung thematisierte Problem sichtbar gemacht und eigene Anteile an der Konstruktion von Problemen erkannt werden. In der Simulation lassen sich alternative Konstellationen und Interaktionen erproben und so aus dem simulierten System heraus Problemlösungen entwickeln. In der Akteursberatung ist die Wirkung der Aufstellungsarbeit auf Großgruppenkonflikte eine mittelbare, bedingt durch die Umsetzung der in der Simulation gewonnenen Einsichten der beratenen Person oder Organisation im realen System. In den Handlungsfeldern Dialog und Versöhnung ist der Einsatz der Methode auf Konfliktphasen beschränkt, in denen bei Konfliktbetroffenen die Bereitschaft besteht, dem »Anderen« und dessen »Wahrheit« zu begegnen; es genügt aber die weniger voraussetzungsreiche Bereitschaft, ihm in Gestalt von Stellvertretern/Stellvertreterinnen zu begegnen.

Literatur

Bar On, D. (2008). The Others Within Us. Constructing Jewish-Israeli Identity. Cambridge: University Press.

Burton, J. (1990). Conflict. Resolution and Prevention. New York: St. Martins Press.

Coleman, P. T. (2006). Conflict, Complexity, and Change: A Meta-Framework for Addressing Protracted, Intractable Conflicts – III. Peace and Conflict. Journal of Peace Psychology, 12 (4), 325–348.

Carvalho, M. de, Klußmann, J., Rahman, B. (2010). Konfliktbearbeitung in Afghanistan. Die Systemische Konflikttransformation im praktischen Einsatz bei einem Großgruppenkonflikt. Berlin: FES.

Diamond, L., McDonald, J. (1996). Multi-Track Diplomacy. A Systems Approach to Peace (3th ed.). West Hartford, Con.: Kumarian Press.

Fischer, M. (2006). Civil Society in Conflict Transformation: Ambivalence, Potentials and Challenges. Berghof Research Center for Constructive Conflict Management. Zugriff am 02.06.2018 unter https://www.berghof-foundation.org/fileadmin/redaktion/Publications/Handbook/Articles/fischer_cso_handbook.pdf

Fisher, R. (Ed.) (2005). Paving the Way. Contributions of Interactive Conflict Resolution to Peacemaking. Lanham: Lexington Books.

Gell-Mann, M. (1994). The Quark and the Jaguar: Adventures in the Simple and the Complex. New York: Freeman and Company.

Halbach, U. (2010). Ungelöste Regionalkonflikte im Südkaukasus. Berlin: SWP.

Hellinger, B. (2005). Der große Konflikt. Die Antwort. München: Goldmann Arkana.

Kaufman, S. (2006). Escaping the Symbolic Politics Trap: Reconciliation Initiatives and Conflict Resolution in Ethnic Wars. Journal of Peace Research, 2, 201–218.

Kaufman, S. (2001). Modern Hatreds. The Symbolic Politics of Ethnic War. Ithaka, NY: Cornell University Press.

Kaufmann, W. (2007). Die Rolle von Nichtregierungsorganisationen bei der Bearbeitung von Konflikten im Südkaukasus. In A. Klein, S. Roth (Hrsg.), NGOs im Spannungsfeld von Krisenprävention und Sicherheitspolitik (S. 299–312). Wiesbaden: VS Verlag.

Kellermann, P. F. (2007). Sociodrama and Collective Trauma. London, Philadelphia: Jessica Kingsley.

Kelman, H. (2009). Interactive Problem Solving: Informal Mediation by the Scholar-Practitioner. Zeitschrift für Konfliktmanagement, 3, 74–79.

Khuzwayo, J., Meintjes, B., Merk, U. (2011). Integrating African Meaning Systems and Systemic Thinking. The Sinani Approach of Working with Conflict Communities. In D. Körppen, N. Ropers, H. J. Giessmann (Eds.), The Non-Linearity of Peace Processes. Theory and Practice of Systemic Conflict Transformation (pp. 247–264). Opladen, Berlin u. Toronto: Barbara Budrich.

Körppen, D., Ropers, N., Giessmann, H. J. (Eds.) (2011). The Non-Linearity of Peace Processes. Theory and Practice of Systemic Conflict Transformation. Opladen, Berlin u. Toronto: Barbara Budrich.

Krell, G. (2009). Weltbilder und Weltordnungen. Einführung in die Theorie der internationalen Beziehungen (4. Aufl.). Baden-Baden: Nomos.

Kühner, A. (2007). Kollektive Traumata. Konzepte, Argumente, Perspektiven. Gießen: Psychosozial-Verlag.

László, E. (2004). Die Neugestaltung der vernetzten Welt. Petersberg: Via Nova.

Lederach, J. P. (2005). The Moral Imagination. New York: Oxford University Press.

Lübbe, A. (2007). Ethnopolitische Konflikte: Das Potenzial der Systemaufstellungsmethode. Zeitschrift für Konfliktmanagement, 10 (1), 12–16.

Lübbe, A. (2009). Us versus Them: Splitting Dynamics and Turning Points in Ethnopolitical Conflict. Journal of Peace, Conflict and Development, 13, 1–14.

Lübbe, A. (2010). Systemic Constellations and their Potential in Peace Work. In A. Fitz-Gibbon (Ed.), Positive Peace. Reflections on Peace, Education, Nonviolence and Social Change (pp. 49–57). New York: Rodopi vibs.

Lübbe, A. (2011a). The Trap of Complementary Victim Identities in Large Group Conflict. Journal of Peace Studies, 3, 37–48.

Lübbe, A. (2011b). Politische Systemaufstellungen: Formen gesellschaftlicher Breitenwirkung. Praxis der Systemaufstellung, 1, 76–79.

Lübbe, A. (2012). Aufstellungsarbeit als systemischer und szenischer Bearbeitungsansatz im Kontext von Großgruppenkonflikten. In A. Heinemann-Grüder, I. Bauer (Hrsg.), Zivile Konfliktbearbeitung. Vom Anspruch zur Wirklichkeit (S. 133–149). Opladen, Berlin u. Toronto: Barbara Budrich.

Mahr, A. (2003). Konfliktfelder – Wissende Felder. Systemaufstellungen zur Friedens- und Versöhnungsarbeit. Heidelberg: Carl-Auer.

Mahr, A. (2006). Politische Aufstellungen – Erfahrungen im Internationalen Forum Politische Aufstellungen (IFPA). Praxis der Systemaufstellung, 26–32.

Mainzer, K. (2008). Komplexität. München: UTB.

McMillan, E. (2004). Complexity, Organizations and Change. London: Routledge.

McTaggert, L. (2008). The Intention Experiment. New York: Atria Books.

Münkler, H. (2002). Die neuen Kriege. Reinbek: Rowohlt.

Ropers, N. (1995). Friedliche Einmischung. Strukturen, Prozesse und Strategien zur konstruktiven Bearbeitung ethnopolitischer Konflikte. Berghof Report No. 1. Berlin: Berghof Forschungszentrum für konstruktive Konfliktbearbeitung.

Ropers, N. (1997). Roles and Functions of Third Parties in the Constructive Management of Ethnopolitical Conflicts. Berghof Arbeitspapier No. 11. Berlin: Berghof Research Center for Constructive Conflict Management.

Ropers, N. (2004). From Resolution to Transformation: The Role of Dialogue Projects. In A. Austin, M. Fischer, N. Ropers (Hrsg.), Transforming Ethnopolitical Conflict. The Berghof Handbook (S. 225–269). Berlin: Berghof Research Center for Constructive Conflict Management.

Sharp, G. (2005). Waging Nonviolent Struggle: 20th Century Practice and 21th Century Potential. Manchester, NH: Extending Horizons Books.

Sheldrake, R. (2001). Das schöpferische Universum. Die Theorie des morphogenetischen Feldes (6. Aufl.). München: Ullstein.

Simon, F. B. (2005). Patterns of War. Systemic Aspects of Deadly Conflicts. Heidelberg: Carl-Auer.

Tongeren, P. van, Brenk, M., Hellema, M., Verhoeven, J. (Eds.) (2005). People Building Peace II. Successful Stories of Civil Society. Boulder: Lynne Rienner.

Volkan, V. (2003). Das Versagen der Diplomatie. Zur Psychoanalyse nationaler, ethnischer und religiöser Konflikte (3. Aufl.). Gießen: Psychosozial-Verlag.

Volkan, V. (2004). Das Baum-Modell. In P. Geißler (Hrsg.), Mediation – Theorie und Praxis. Neue Beiträge zur Konfliktregelung (S. 69–96). Gießen: Psychosozial-Verlag.

Volkan, V. (2006a). Killing in the Name of Identity. A Study of Bloody Conflicts. Charlottesville, VA: Pitchstone Publishing.

Volkan, V. (2006b). Großgruppen und ihre politischen Führer mit narzisstischer Persönlichkeitsorganisation. In O. F. Kernberg, H. P. Hartmann (Hrsg.), Narzissmus. Grundlagen – Störungsbilder – Therapie (S. 205–227). Stuttgart: Schattauer.

Wallach, T. (2006). Conflict Transformation: A Group Relations Perspective. In M. Fitzduff, C. Stout (Eds.), The Psychology of Resolving Global Conflicts: From War to Peace. Bd. 1. Nature vs. Nurture (pp. 285–305). Westport, CT: Praeger Publishers.

Willke, H. (2005). Systemtheorie II: Interventionstheorie. Stuttgart: UTB.

Wils, O., Hopp, U., Ropers, N., Vimalarajah, L., Zunzer, W. (2006). The Systemic Approach to Conflict Transformation. Concepts and Fields of Application. Berlin: Berghof Foundation for Peace Support.

York, S. (2002). Bringing down a dictator. DVD. Washington: WETA u. York Zimmermann Inc.

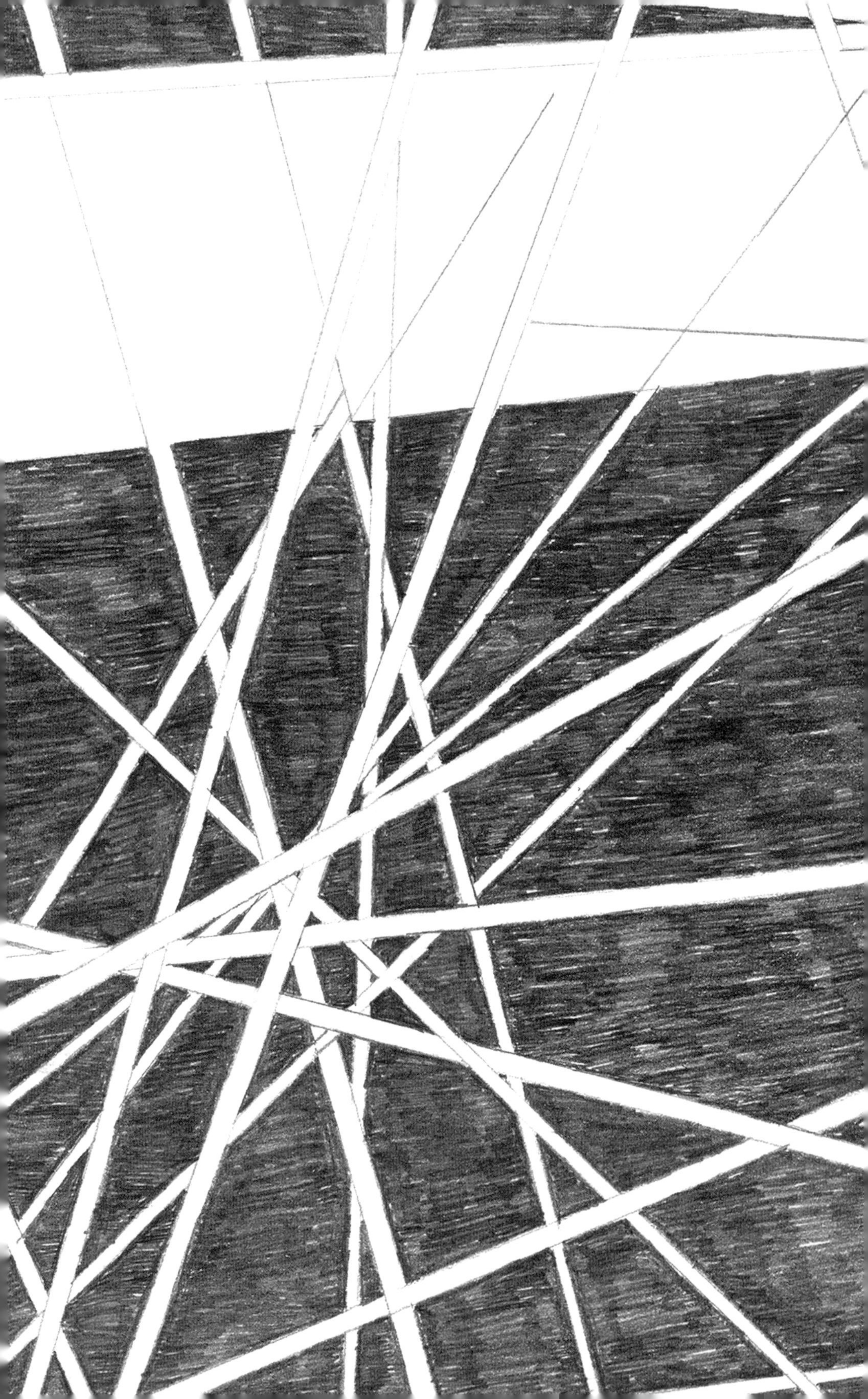

Albrecht Mahr

Weltfrieden durch Systemaufstellungen?

Zur Reichweite von Systemaufstellungen

»Weltfrieden durch Systemaufstellungen?« Diese Frage stellte mir ein Journalist, der über die fünfte der internationalen Tagungen berichten wollte, die meine Frau und ich in den Jahren 2001 bis 2011 in Würzburg organisiert haben. Das gemeinsame Dachthema all dieser Tagungen lautete »Konfliktfelder – Wissende Felder«, womit die Hypothese ausgedrückt wird, dass es im Bereich von Klein- und Großgruppenkonflikten neben der Konfliktdynamik ein implizites Wissen zur Lösung der Probleme gibt – ein Wissen, das z. B. durch Systemaufstellungen zugänglich werden kann. Das Thema der Tagung 2011 lautete »Konflikttransformation und Mystik«. Der Journalist wollte seinen Tagungsbericht gerne unter den ansprechenden Titel stellen, mit dem er mich konfrontierte, allerdings als Aussage und nicht als Frage: »Weltfrieden durch Systemaufstellungen.« Das hatte schon etwas Verführerisches, wie ich im ersten Moment fand, aber eben auch noch deutlich zu viel von einer der Kinderkrankheiten aus den Anfangsjahren der Aufstellungsarbeit: nämlich die Vorstellungen oder gar Überzeugungen, dass vom Aufstellungsgeschehen am Seminarort unter Umständen sehr weitgehende, ja womöglich weltweite positive Wirkungen auf Gruppen und Organisationen ausgehen, die über vorerst noch nicht genau fassbare Resonanz- oder Feldwirkungen mit der lokalen Fragestellung verbunden sind.

Es ist ein vertrautes Phänomen, dass z. B. Familienangehörige oder dem Aufstellenden bekannte Arbeitskollegen, die durch Stellvertreter/-innen in der Aufstellung »anwesend« sind, zeitgleich mit der stattfindenden Aufstellung erreicht werden und von entsprechenden Erfahrungen berichten können, ohne von der Aufstellung zu wissen. Die Frage, wie weit diese Fernwirkungen reichen können, hat Aufsteller/-innen von Anfang an beschäftigt und ist keinesfalls abschließend beantwortet.

Wir einigten uns damals mit dem Journalisten auf die schlichtere Überschrift »Systemaufstellungen als neue Methode der Klärung von Dynamiken in Familien und Organisationen«.

Ähnlich verhält es sich mit den Analogien zur Quantenphysik, wo in der Aufstellungsarbeit manchmal auch von »non-lokalen Wirkungen« oder auch der »Verschränkung« des unmittelbaren Aufstellungsfeldes mit größeren sozialen Feldern gesprochen wird. Mit einem Augenzwinkern nenne ich solche Anleihen bei der Quantenphysik vorerst gerne »Quantenpoesie« und will damit sagen, dass wir noch viel Geduld und Zeit brauchen, bis wir Quantenfelder und soziale Felder sinnvoll und solide begründet aufeinander beziehen können.

Die Wendung nach innen

Aufstellungen erzeugen eine Bewegung, die zunächst von außen, dem Problemfeld, nach innen, zu den Einsichten, geht – um von dort am Ende wieder nach außen dorthin zu wirken, wo der Bereich unserer praktischen eigenen Zuständigkeit liegt. Die durch die Aufstellungsarbeit angestrebte Transformation des aufstellenden Klienten bezieht sich zuerst auf innere Einsichtsprozesse und sekundär dann auf die positiven Folgen in den Sozialbeziehungen des Betreffenden. Wenn der Aufstellende aktiv Handelnder und Zuständiger in einem größeren, z. B. einem politischen System ist, können dort, in seinem Zuständigkeitsbereich, positive Folgen durch die Transformation des Fragestellers und deren konkrete Auswirkungen in den Beziehungen seines Einflussbereichs auftreten.

Beim gegenwärtigen Erfahrungsstand plädiere ich also für die direkten zwischenmenschlichen Wirkungen von Aufstellungen und gegen die Annahme von weitreichenden energetischen Resonanz- oder Feldwirkungen, die kaum überprüfbar sind.

Es ist ganz natürlich, dass ich als Aufstellungsklient zunächst darauf hoffen mag, dass durch eine Aufstellung z. B. meine Mutter oder mein Ehepartner zur Besinnung kommt und mir schließlich doch noch das gibt, was ich entbehrt habe. Die Folgen unserer Biografie legen es zunächst nahe, mit schmerzhaften Erfahrungen so umzugehen, dass wir sie als »Gegner« betrachten, sie ablehnen, bekämpfen und nach besseren Umständen für uns suchen. So arrangieren wir unser Leben um diese hinderlichen biografischen Einflüsse und deren Folgen herum und bleiben dabei leicht in einer ablehnenden oder gar Opferhaltung gefangen, z. B. gegenüber unseren Eltern. In dieser Selbst- und Weltsicht können wir leicht eine ganze Lebenszeit verbringen. Wenn es gutgeht, realisieren wir jedoch die leidvolle Begrenztheit dieser Orientierung und suchen nach Alternativen. Diese leidmotivierte Suche – Meister Eckhart würde hier vielleicht daran erinnern, dass »Leiden das schnellste Pferd zu Gott« ist, das heißt zu transformierender Einsicht – läuft auf eine immer weitergehende Wendung nach innen hinaus und auf dem erlebten Erkennen, dass in der Zustimmung zu unseren biografischen Umständen ein enormes Potenzial liegt: Wir kommen Schritt für Schritt zu uns selbst. Und »selbst« beschreibt die Tatsache, dass wir mehr sind als die seelischen, geistigen und körperlichen Strukturen – in summa nennen wir das oft unser »Ich« –, die unsere Biografie hinterlassen hat. Angemessen scheint mir das geduldige und uns selbst freundlich zugewandte Erkennen dieser Ich-Strukturen zu sein, die wir so lange für unsere eigentliche Identität gehalten haben. In der Sufi-Mystik zum Beispiel ist das Ego kein Feind, sondern eine biografisch bedingte geistige Struktur, deren genaues Erkennen diese schließlich auflöst. Das kommt wohl manchmal einem Kampf gleich – für die eigene Wahrheit und gegen Entmutigung, Resignation oder Angst –, aber die notwendige Entschlossenheit entspringt am Ende der unabweisbaren Sehnsucht nach und der Hingabe an das, was wichtiger ist als alles andere.

Systemaufstellungen – der eigene Zuständigkeitsbereich

Das Ziel von Systemaufstellungen ist es, die Ursachen für unsere Leiden zu erkennen und ihre biografischen Bedingungen so fein und so genau nachzuvollziehen, dass wir schließlich über sie hinausgehen können. Dabei schließen die gewonnenen Einsichten immer auch die kollektiven Felder ein, in die der Fragesteller eingebettet ist. In Deutschland wirken die Folgen des Zweiten Weltkriegs und des Holocausts weit über die damals unmittelbar Beteiligten hinaus und manifestieren sich z. B. in Gestalt von Ehekonflikten, schwer lösbaren Problemen mit Kindern und Enkeln oder in Krankheiten in der dritten oder vierten Nachkriegsgeneration. Nur wenn diese unter Umständen weit zurückreichenden kollektiven Kontexte und ihre transgenerationale Vermittlung in solchen Aufstellungen repräsentiert, das heißt als wirksam wahrgenommen und anerkannt werden, können die Gegenwartsprobleme leichter für Lösungen zugänglich werden. Diese Lösungen beziehen sich dann nicht auf die »Arbeit an der Vergangenheit«, die unveränderbar bleibt, sondern auf deren unbewusste Nachwirkungen in der Gegenwart und auf konkrete Veränderungen im gegenwärtigen Einfluss- und Zuständigkeitsbereich des Klienten. Die nun folgenden Beispiele sind Kommentare und Erweiterungen zu diesen Überlegungen.

Zwei Beispiele: Kolumbien und Ruanda

In Anngwyn St. Justs Beitrag »Kollektives Trauma: eine systemische Perspektive« in diesem Buch findet sich zum Abschluss ein Aufstellungsbeispiel von 2016 zu Kolumbien:

Die aufstellende Klientin war eine junge Frau, die sehr engagiert an dem Versuch Kolumbiens beteiligt war, den 52-jährigen Krieg zwischen FARC-Rebellen und Regierungstruppen mit mehr als 200.000 Toten und vielen Millionen Vertriebenen durch ein Friedensabkommen zu beenden. Die Frau war vom Mangel an Fortschritt in diesem Prozess überaus frustriert und wollte mit Hilfe einer Aufstellung erkennen, wie der Stillstand überwunden werden könnte. Das Ergebnis dieser Aufstellung enthielt zwei zentrale Elemente: zum Ersten die Wahrnehmung von Krieg allgemein und speziell des Krieges in Kolumbien als möglichen Katalysator für sozialen Wandel sowie eine Art von schweren Geburtswehen und zum Zweiten die nicht-urteilende Einbeziehung aller beteiligter Personen, Gruppen und gesellschaftlich wirksamen Kräfte und deren nicht selektierende »Wahr-Nehmung« durch die Klientin. Diese Erfahrungen beruhigte deutlich die zunächst so aufgewühlte Verfassung der Klientin.

Anngwyn St. Just berichtet, dass am Abend nach der Aufstellung des Fallbeispiels die Nachricht vom Durchbruch in Kolumbien kam, das heißt dass das Friedensabkommen gerade gesetzlich bestätigt und verankert worden war. Und sie kommentiert, dass dieser Lösungsprozess in Kolumbien bereits aktiv war, was sich in der Aufstellung gespiegelt habe. Wichtig ist mir im Zusammenhang mit meinen Überlegungen, dass erst einmal nicht vorschnell angenommen wurde, die Aufstellung hätte per non-lokale Wirkung zu der Lösung vor Ort in Kolumbien beigetragen – zu dieser Annahme sind wir Aufsteller wie anfangs erwähnt durchaus geneigt, siehe »Weltfrieden durch Systemaufstellungen«. Der Wert von Anngwyn St. Justs Aufstellung liegt darin, dass kollektive Tendenzen sich im Aufstellungsfeld widerspiegeln, vom Klienten aufgegriffen und in dessen Einfluss- und Zuständigkeitsbereich, also vor Ort unter Umständen in nützliche Aktionen übersetzt werden können.

Interessant ist nun folgende weitere Information zur damaligen Lage in Kolumbien, das heißt in den Jahren 2015 und 2016, eine Information, die den an der eben geschilderten Aufstellung Beteiligten zu dieser Zeit vielleicht nicht verfügbar war. Wir hören aus wohl verlässlichen und gleichlautenden Quellen (z. B. Times of India, 2015; Quora, 2016, siehe dort auch den Beitrag von Yajur Sharma vom 29.2.2016), dass der indische spirituelle Lehrer Sri Ravi Shankar (zu seiner Organisation »The Art of Living« siehe www.artofliving.org) eine entscheidende Rolle beim Zustandekommen des Friedensabkommens gespielt hat.

Die jahrelangen Verhandlungen zwischen kolumbianischer Regierung und den marxistischen Rebellen der »Revolutionären Armee« FARC waren immer wieder von Stocken und Stillstand bedroht. Sri Ravi Shankar war bereits über Meditationsangebote bei der UN unter Generalsekretär Ban Ki Moon bekannt und wurde schließlich sowohl vom kolumbianischen Präsidenten Juan Manuel Santos als auch vom Chef der FARC Iván Márquez zur Vermittlung eingeladen. Nach zahlreichen Treffen, u. a. auch von Opfer-Nachkommen und FARC-Tätern, unter S. R. Shankars Leitung kam das Friedensabkommen im Herbst 2016 schließlich zustande. Die Vermittlungen folgten dabei stets dem Prinzip »Meditation vor Mediation« und dieses wurde von den beteiligten Konfliktpartnern ausdrücklich als hochwirksam für Gewaltverzicht, Schuldeingeständnisse sowie Bitten um und Gewähren von Vergebung anerkannt.

In Ruanda wurden 1994 in dem Genozid gegen die Bevölkerungsgruppe der Tutsi und der gemäßigten Hutu innerhalb von drei Monaten mindestens 800.000 Menschen umgebracht. Im folgenden Fallbeispiel aus Ruanda waren vergleichbare Prozesse wie im Fallbeispiel aus Kolumbien wirksam. Tief eingegrabene Überzeugungen von Überlebensschuld der Weiterlebenden sowie entsprechende zeitlose Bilder von über den Tod hinaus gequälten Opfern konnten von angemessen realistischen und liebevollen Wahrnehmungen von den Toten und von sich selbst abgelöst werden:

Im April 2014, zur Zeit des zwanzigsten Gedenkens an den Genozid, fand in Ruanda unter meiner Leitung ein Aufstellungsseminar mit etwa zwanzig Sozialarbeitern, Lehrern, Psychologen, Vertretern von Witwen- und Waisenverbänden und von Ordensschwestern statt, die alle überlebt und Angehörige im Genozid verloren hatten. Sie alle litten unter den Folgen dieser Traumata wie Depressionen, Ängsten, verschiedenen körperlichen Schmerzen und oft auch an den Schuldgefühlen, »unverdient« überlebt zu haben. Besonders belastend aber waren die schrecklichen Bilder, die sie von den Ermordeten und den furchtbaren Umständen ihres Sterbens in sich trugen.

Einige der Teilnehmer hatten den Wunsch, ihren ermordeten Angehörigen in dem geschützten Raum eines Aufstellungsseminars zu begegnen, um vielleicht mit ihnen zusammen mehr Frieden zu finden. Neben dem uneingeschränkten Ausdruck sehr mächtiger Gefühle von Schmerz, Trauer, Wut, Verzweiflung und Schuld war vor allem dies wichtig: die gute Grenze zwischen ihnen, den Lebenden, und den Toten. Das Gute dieser Grenze wurde Schritt für Schritt darin erkannt, dass sie klar und sicher, das heißt nicht überschreitbar für beide Seiten war; dass sie ein Ort für Heilung, ja für einige sogar ein heiliger Ort der Begegnung war und dass diese Grenze etwas Lichtes, Schönes und Würdiges hatte, z. B. durch Kerzen, wertvolle Steine, Blumenschmuck oder Weihrauchstückchen. Und gut war die Grenze auch dadurch, dass die Gruppe sich immer wieder intensiv darin unterstützte, nicht »in der Vergangenheit zu ertrinken«, wie das an den bisherigen Gedenktagen so oft geschehen war, sondern den gestorbenen Angehörigen ganz im Jetzt zu begegnen, was z. B. durch einen oder zwei Stellvertreter für diese Tatsache des Jetzt Ausdruck fand.

Eine Grunderfahrung wiederholte sich immer wieder. Die Gestorbenen hatten die schlimmen Ereignisse hinter sich gelassen, waren ruhig und in Frieden mit dem Vergangenen und waren voller Wohlwollen für ihre lebenden Angehörigen. Es brauchte oft lange, bis diese das zögernd wahrnehmen und für möglich halten konnten, nachdem sie zwei Jahrzehnte lang in einer inneren Welt schrecklicher Erinnerungen und Bilder gelebt hatten. Das Positive und Überzeugende der guten Erfahrungen ließ die meisten Teilnehmer aber durchhalten und schließlich etwas mehr an Boden gewinnen. Zum Beispiel litt ein Hochschullehrer furchtbar unter den Schuldgefühlen, dass er seine ermordeten und in den nahen Nyabarongo-Fluss geworfenen Eltern nicht mehr habe finden und wenigstens noch habe beerdigen können. Aber auch diese Toten, seine Eltern, waren völlig in Frieden mit ihrem Schicksal und »schockierten« ihren Sohn mit ihrer Ruhe und Zustimmung, sodass er, wie ich später erfuhr, die Kündigung seiner Hochschularbeit wieder aufheben konnte, die er wegen seines vermeintlich schweren Versagens kürzlich eingereicht hatte.

Es ist übrigens bemerkenswert, dass erst in späteren Aufstellungsseminaren in Ruanda auch die Täter einbezogen wurden (durch Stellvertreter für die Täter, die selbst an solchen Seminaren nicht teilnehmen mochten). Das folgte der zunehmenden Einsicht, dass doch auch die Täter schrecklich unter ihren Handlungen leiden müssten, nachdem für ca. zwanzig Jahre nur die Wahrnehmung der eigenen Opferschaft möglich und wohl auch nötig war.

Die hier skizzierten Möglichkeiten einer heilsamen Begegnung an der guten Grenze zwischen Lebenden und Toten haben sich auch in anderen Zusammenhängen schwerer kollektiver Traumata bewährt, z. B. bei Holocaust-Überlebenden und Nachkommen von Holocaust-Opfern. Aufstellungen haben in ihrer erlebten Unmittelbarkeit ein großes Heilungspotenzial in solchen Kontexten. Die Stärke der Aufstellungsarbeit liegt darin, dass sie unverwandt auf das ursprüngliche und universelle Menschliche als der Boden ausgerichtet ist, auf dem dann die unterschiedlichsten praktischen Lösungen gedeihen können. Sie entfaltet diese Wirkung vor allem am Ort des Geschehens, und ihre nonlokalen Fern- oder Nebenwirkungen bleiben überschaubar und beschränken sich auf Personen oder Gruppen, mit denen der Aufstellende auf existentielle Weise unmittelbar verbunden ist, wie Angehörige oder wichtige Berufskollegen/Berufskolleginnen. Je mehr Geistesklarheit, Präsenz und unparteiische Liebe sich am Ort der Aufstellung entfalten können, desto mehr profitiert am Ende auch der Weltfrieden über die unzähligen kleinen Wandlungen in seinen Weltbürgern.

Zusammengefasst noch einmal einige Faktoren, die in den beiden Konfliktzonen Kolumbien und Ruanda wirksam und für die Lösungen wichtig waren: In Kolumbien konnte in einer Aufstellung die zentrale Bedeutung von »nur wahr-nehmen, nicht urteilen« gefunden werden sowie eine Metaebene zu Frieden und Krieg, dem bei aller Entsetzlichkeit auch eine kreative Kraft für sozialen Wandel zuerkannt werden konnte. Darüber hinaus zeigte Sri Ravi Shankars Einsatz vor allem etwas zu der möglichen Wandlungswirkung von Kriegen. Er zeigte, dass in der Not von 52 Kriegsjahren ebenso wie in den zwanzig Jahren des Ringens nach dem Genozid in Ruanda etwas herangereift war, das alle linken oder rechten Ideologien genauso wie fixierte ethnische Zerrbilder in den Hintergrund treten und Raum für etwas geben konnte, das am Ende ausnahmslos alle Menschen teilen möchten – Aufrichtigkeit, Wahrhaftigkeit, Selbstliebe und liebende Anteilnahme. Natürlich bleibt uns auch hier die Frage: Ist eine solche Erinnerung an das allen Gemeinsame oft nur zu diesem unfassbaren Blutzoll möglich?

Noch ein Wort zu »politischen Aufstellungen«. Es geht dabei um Aufstellungen zu politischen Themen mit Klienten, die in der Politik tätig sind. Politische Aufstellungen haben sich als wirksam erwiesen (ein ausführlicher Bericht dazu findet sich in Mahr, 2016a). Dabei sind Systemaufstellungen vorerst noch kein gängiges Instrument in der Politikberatung, sie haben aber gewiss das Potenzial, dazu in absehbarer Zeit zu avancieren. Im Fall separatistischer Dynamiken in einer Region können sie beispielsweise gute Dienste dabei leisten, das komplexe System der beteiligten Perspektiven angemessen abzubilden und nicht nur die jeweils eigenen Überzeugungen der Akteure zu bestätigen. Voraussetzung für eine solche Arbeit ist es, dass Personen dabei anwesend sind, die politische Zuständigkeit in dem zur Debatte stehenden Konfliktfeld haben und die Ergebnisse der Aufstellung unmittelbar in dieses Feld tragen und dort anwenden können.

Exkurs in die Zukunft: Postsingularität? – Anmerkungen zu dem friedensfördernden Potenzial von Künstlicher Intelligenz (KI)

Das ist natürlich eine rätselhafte Überschrift. Postsingularität ist ein Begriff aus den Theorien zu Künstlicher Intelligenz (KI), der die sogenannte post- oder trans-humane Phase beschreibt, welche nach Eintreten der endgültigen Überlegenheit künstlicher über menschliche Intelligenz beginnt. Der Anfang dieses Intelligenzwandels wird Singularität genannt und von manchen Vertretern dieser Denkrichtung bereits in den 2040er Jahren erwartet. Was hat nun persönlicher Erkenntnisgewinn – das Ziel von Systemaufstellungen – durch Verinnerlichung mit transhumaner Intelligenz zu tun? Beide, so scheint mir, haben im positiven Fall die Entwicklung einer friedvollen Weltordnung zum Ziel. Bei den Bemühungen um verinnerlichte Selbstläuterung und deren soziale Folgen ist das wohl leicht zu erkennen. Bei transhumaner Intelligenzentwicklung aber treffen wir zunächst einmal auf sehr viel Skepsis: Vor allem vor den Möglichkeiten einer unkontrollierbar bösartigen und menschenfeindlichen Entwicklung von Hyperintelligenz wird lebhaft gewarnt. Die schwerwiegenden Bedenken gegen eine ungehemmte Technologieentwicklung und Vorschläge für eine verantwortungsvolle technologische Ethik wurden 2015 von einer großen Zahl namhafter Wissenschaftler und Unternehmer wie Stephen Hawkins und Bill Gates formuliert (siehe future of life institute).

In meinem Buch (Mahr, 2016b, insbes. S. 242 ff.) sowie in einer kürzlich veröffentlichten Arbeit mit dem Titel »Transrationale Frieden und Pax Technologica« (Mahr, 2017) habe ich dazu ausführliche Überlegungen angestellt, was in dem Untertitel der letztgenannten Arbeit zum Ausdruck kommt: »Gedanken zu Künstlicher Intelligenz, Peace Studies und Systemaufstellungen«. Peace Studies – bewusst im Plural – sind ein Masterstudiengang an der Universität Innsbruck, bei dem ich über viele Jahre mit Systemaufstellungen beteiligt war. Ich will mich im Rahmen dieses Buchbeitrags nur auf die Möglichkeiten beziehen, die die friedensfördernden Wirkungen von KI betreffen – das meint der Begriff Pax Technologica.

Eine »schwache KI« beschreibt »inselbegabte« Programme, die nur eine einzige Aufgabe extrem gut ausführen können, sonst aber nichts. Schwache KI wird durch Algorithmen gesteuert, das heißt festliegenden Programmen für umschriebene Aufgaben. Deep Blue von IBM ist ein Beispiel für die bereits enorme Leistungsfähigkeit einer schwachen KI, die 1997 den damaligen Schachweltmeister Garri Kasparow besiegte. »Starke KI« sind lernende Maschinen, die sich auf eine Fülle von Aufgaben einstellen können und nicht mehr nur durch

Algorithmen, sondern durch Schichten von »neuronalen Netzen« gekennzeichnet sind, die der Funktionsweise des menschlichen Gehirns nachgebildet sind. Eine starke KI von IBM, Watson, besiegte 2011 in der komplexen amerikanischen Quizshow »Jeopardy« die bisher ungeschlagenen Champions Brad Kutter und Ken Jennings. Watson lernt ständig weiter und ist mittlerweile z. B. in der Lage, aus Röntgenbildern von Brustkrebs den Typ, die Bösartigkeit und die wirksamste Behandlungsform zu ermitteln – bei weitem genauer als jedes Facharztteam das bisher auf der Basis von Röntgenaufnahmen konnte. Und die im Deep Learning-Programm von Google entwickelte starke KI AlphaGo hat im März 2016 den als Ausnahme-Genie geltenden koreanischen Go-Weltmeister Lee Sedol mit 5:1 besiegt. Go ist ungleich komplexer als Schach – zum Beispiel soll die Zahl der möglichen Positionen auf dem Go-Feld größer sein als die geschätzte schwindelerregende Zahl (10^{78}) der Atome im bekannten Universum – und die Meister verfügen über eine in Jahren entwickelte besondere Kreativität und Intuition, auf die AlphaGo sich einstellen konnte. Dieses Ereignis wurde unter Fachleuten frühestens in zehn Jahren für möglich gehalten und gibt einen Eindruck von der exponentiell verlaufenden Entwicklungsgeschwindigkeit von KI.

KI ist ein so enorm wirkmächtiges Gebiet, bei dem außergewöhnliche Maßnahmen notwendig sind, um deren positiven, lebenserhaltenden und friedensfördernden Wirkungen zu sichern. Diese Maßnahmen müssen vor allem dazu führen, dass lernende und schließlich autonom arbeitende KIs mit einer rechtzeitig erfolgenden moralischen Programmierung, das heißt mit einem Werteabgleich hinsichtlich universeller menschlicher Werte ausgestattet sind. Das wiederum macht es notwendig, KI in nächster Zeit zu einem international vorrangigen politischen Thema zu machen und entsprechend verbindliche Vereinbarungen etwa in neu einzurichtenden UN-Gremien zu treffen. Das setzt wiederum die Schaffung nationaler KI-Forschungseinrichtungen und ein für KI zuständiges Ministerium mit ausreichend gut ausgestatteten finanziellen, juristischen und exekutiven Möglichkeiten voraus. Und solche internationalen Anstrengungen müssen nicht nur den militärischen Bereich, sondern tatsächlich alle Lebensbereiche einbeziehen – von der Klimapolitik über den Arbeitsmarkt bis zum Börsenhandel. In einem selbstreferentiellen Prozess können diese Bemühungen ständig von KIs begleitet und »beraten« werden, die ihrerseits für diese Aufgaben immer bessere Fähigkeiten entwickeln.

Diese hier natürlich knapp ausfallenden Hinweise sollen genügen, folgende Frage zu stellen: Ist es nicht denkbar, dass bei den genannten, extrem komplexen Aufgaben KI eine wichtige assistierende oder gar führende Rolle spielen könnte? Diese Frage scheint mir zentral zu sein. Wir erleben eine zunehmende Überforderung politischer Systeme und einzelner Entscheidungsträger/-innen – der »Experten« also –, der akuten Aufgaben Herr zu werden. Die Handwerkszeuge von der Individualpsychologie zu Systemtheorien oder politischen Wissenschaften greifen zu kurz, um zum Beispiel den Klimawandel oder den Nahostkonflikt angemessen zu lösen, das heißt ohne ein unglaubliches Maß an Toten und an menschlichem Leid. Ist dieser für menschliche Entwicklung in der bisherigen Geschichte immer wieder gezahlte Preis nicht viel zu hoch angesichts der Möglichkeiten, die sich nun am Horizont abzeichnen?

Gemeint sind KIs mit ihrem Potenzial, die für menschliche Intelligenz überfordernden, hyperkomplexen Gegenwartsaufgaben in all ihren bedingenden Einflussgrößen wahrzunehmen, damit die Gesamtwirklichkeit umfassender zu erkennen und von da aus integrale, also einschließliche Handlungsoptionen anzubieten. Optionen, die Ziele wie eine Kriegsbeendigung oder das Aufhalten der Erderwärmung besser realisieren können, als alle menschlichen Gremien das bisher vermochten. Ein Vorteil von KI bei diesen Prozessen ist die Abwesenheit von negativen menschlichen Motivationen wie Angst, Hass, Rachsucht, einengenden Loyalitäten, ethnischen Verpflichtungen, verzerrten Deutungen von Geschichte, den vermeintlichen Aufträgen unserer Ahnen an uns etc. – von Motivationen also, die regelmäßig großes Unheil anrichten.

Eine positive Sicht der Folgen von Künstlicher Intelligenz

Wenn die post-singuläre Künstliche Intelligenz von unserer menschlichen Intelligenz nicht mehr kontrollierbar ist, warum müssen wir dann eine unkontrollierbare Entartung zu Gefährlichkeit und Bösartigkeit der KI für naheliegend halten, wie KI-Skeptiker das tun? Warum erwartet uns nicht eine Entwicklung zu nicht mehr steuerbaren Gutartigkeiten, zu »Engelskreisen«, wie ich diese Möglichkeit als Pendant zu Teufelskreisen gerne nenne, wo Gutes weiteres Gutes und noch mehr Gutes etc. hervorbringt?

Als Spezies Mensch hinken wir unserer technologischen Entwicklung hinsichtlich deren Beherrschbarkeit meist weit hinterher und können eine weiter entwickelte assistierende Intelligenz sicher gut gebrauchen. Und hier zeigt sich eine Parallele zur Aufstellungsarbeit. Systemaufstellungen sind eine nichttechnologische Verbesserung auf diesem Gebiet, weil sie als Bewusstseinslaboratorien, wie ich Aufstellungen gerne nenne, bisher unzugängliches Wissen und brachliegende Informationen bewusst verfügbar und damit konstruktiv handhabbar machen. Aufstellungen gehen aber noch weiter. Wirksame biografische Arbeit verweist immer über sich selbst hinaus auf Transpersonales, wenn die Wahrnehmung der Beteiligten das zulässt. Die Aufstellungsarbeit lädt ausdrücklich dazu ein, über die Folgen biografischer Bedingungen schließlich hinauszugehen und sich für die nicht bedingte, umfassendere Wirklichkeit menschlicher Existenz zu öffnen – mit der »unvermeidlichen« Folge eines erfüllteren Lebens.

Eine Wesensgleichheit von Aufstellungsarbeit und Künstlicher Intelligenz

Beide Ansätze sind sinnvoll, wenn die vorhandene menschliche Einzel- oder Gruppenintelligenz nicht zur Beantwortung einer Frage ausreicht, sodass eine assistierende erweiterte Intelligenz erwünscht ist. Im Falle von KI sind das vorerst große Datenmengen, passende Algorithmen und geübte neuronale Netze. Bei Aufstellungen sind das stellvertretende Wahrnehmung und phänomenologische Haltung als eine Praxis des Nicht-Urteilens und das heißt der ständigen bewussten Wahrnehmung unseres Urteilens als Zeugen desselben oder mit der schönen Freud'schen Urformel für diese Haltung, der »gleichschwebenden Aufmerksamkeit« für alle Phänomene. Und ein weiteres Proprium der Aufstellungsarbeit ist hier zu nennen: die radikale Einschließlichkeit all dessen, was in der Zeit der Aufstellung geschieht, die All-Einschließlichkeit. Ich möchte dem allen noch ein Moment von KI hinzufügen, die unbeirrbare Arbeit im Jetzt, der einzig wirklichen Wirklichkeit (Ausführliches dazu findet sich in Mahr 2016b, S. 253 ff.). Und ich verstehe es so, dass KI ausschließlich im Jetzt arbeitet, vorausgesetzt, sie ist entsprechend geschult und kann Jetzt-Kriterien sicher von Kriterien des vorgestellten Damals und Zukünftigen unterscheiden. Dazu würde auch eine klare Unterscheidung der Kriterien von linearer und nicht-linearer Zeit, sprich Zeitlosigkeit gehören. Warum sollte das einer »starken KI« nicht möglich sein?

Die leidenschafts- und parteilose Einstellung teilen Aufstellungen mit KI, die ja (wie oben bereits gesagt) in einem gegebenen Konflikt den großen Vorteil hat, Kräften wie ethnischer Zugehörigkeit oder z. B. dem angstvollen Diktum: »Lieber tot als rot«, aus dem kalten Krieg keine Steuerungsmacht zu geben, weil sie gelernt hat, dass solche Kräfte nicht zielführend sind.

Wir sind dann eingeladen, Aufstellungsformate zu entwickeln, die zum Beispiel der Frage nachgehen, wie die Voraussetzungen an menschlicher Reife bei denjenigen Personen gefördert werden können, die mit der Programmierung von KI an entscheidender Stelle, z. B. in einem KI-Ministerium, befasst sind. Solche Personen sollten durch entsprechende Erfahrung und Schulung »genügend Selbstlosigkeit« entwickeln können, um ihre Arbeit in den Dienst der Gemeinschaft und nicht so sehr in den Dienst eigener Geltungswünsche zu stellen. In diesem Fall wären Systemaufstellungen eine dienstleistende Disziplin für die Entwicklung von gemeinschaftsdienlicher KI.

Natürlich weiß ich, wie utopisch und vielleicht sogar nicht wünschenswert solche Perspektiven auf den ersten Blick erscheinen können. Ich glaube aber, dass wir Aufsteller dazu angehalten sind, mit den mächtigen, unaufhaltsamen Herausforderungen unserer Zeit zu gehen und mit ihnen und unserer eigenen schönen Disziplin zu wachsen und im besten Sinne zu spielen. Mit einem Schmunzeln kann ich dann zum Abschluss sagen, dass auf diesem Umweg und mit einer kleinen Veränderung (»mit Hilfe von« statt »durch«) der Untertitel »Weltfrieden mit Hilfe von Systemaufstellungen?« womöglich doch keine ganz abwegige Frage bleibt.

Literatur

future of life institute (2015). Autonomous weapons: an Open Letter from AI & Robotics Researchers. Zugriff am 03.06.2018 unter https://futureoflife.org/open-letter-autonomous-weapons

Mahr, A. (2016a). Politische Aufstellungen. In G. Weber, C. Rosselet (Hrsg.), Organisationsaufstellungen. Grundlagen, Settings, Anwendungsfelder (S. 268–285). Heidelberg: Carl-Auer.

Mahr, A. (2016b). Von den Illusionen einer glücklichen Kindheit und dem Glück, erwachsen zu sein. München: Scorpio.

Mahr, A. (2017). Transrational Peaces and Pax Technologica. On Artificial Intelligence, Peace Studies and Systemic Constellation Work. In J. Echavaria Alvarez, D. Ingruber, N. Koppensteiner (Eds.), Transrational Resonances. Echos to the Many Peaces (pp. 151–166). Basingstoke: Palgrave.

Quora (2016). Did Sri Sri Ravi Shankar Facilitate the Columbia Peace Agreement? Zugriff am 03.06.2018 unter https://www.quora.com/Did-Sri-Sri-Ravi-Shankar-facilitate-the-Colombia-peace-agreement

Times of India (2015). Ausgabe vom 10.7.2015. Zugriff unter: https://timesofindia.indiatimes.com/india/Sri-Sri-Ravi-Shankar-helps-to-bring-peace-to-Columbia/articles

Die Autorinnen und Autoren

Peter Bourquin
Bourquin ist gebürtiger Deutscher, der seit 1998 in Spanien lebt und arbeitet. Er ist Gründer und Co-Leiter des Instituts ECOS in Barcelona. Ausgebildet u. a. in Integrative Psychotherapy (mit Richard Erskine), Gestalttherapie und Brainspotting (mit David Grand), arbeitet er hauptsächlich mit dem Familienstellen und ist als anerkannter Lehrtherapeut für Systemaufstellungen (DGfS und AEBH) international tätig. Darüber hinaus ist er Autor mehrerer Bücher und zahlreicher Artikel sowie Mitglied der Redaktion »Praxis der Systemaufstellung«. Nähere Informationen finden Sie unter: www.peterbourquin.net.

Horst Brömer
Brömer ist approbierter Psychotherapeut und anerkannter Lehrtherapeut für Systemaufstellungen (DGfS). Er ist aktiv an der Entwicklung des Modells Systemaufstellungen in Institutionen (insbesondere in Rehabilitationseinrichtungen und Psychotherapiepraxen) beteiligt. Von 1982 bis 2015 hatte er eine langjährige Geschäftsführung mit fachlicher und betriebswirtschaftlicher Verantwortung inne. Des Weiteren engagiert er sich bei Projektentwicklungen, internationalen Kooperationen und durch ehrenamtliche Vorstandstätigkeiten. Seit 2003 leitet er Seminare in Familien- und Systemaufstellungen, seit 2011 Trainingsseminare in Bosnien und Herzegowina. Nähere Informationen finden Sie unter: www.broemer-berlin.de.

Cheng Lap Fung (Ah Fung)
Cheng Lap Fung (Ah Fung) ist Doctor of Business Administration, Master of Business Administration, Bachelor of Law (PRC). Als Pionier für die Systemische Aufstellungsarbeit in China ist er Ausbilder, Supervisor und Leiter von Systemaufstellungen (Familien und Organisationen). Er hat mittlerweile mehr als 10.000 Aufstellungsfälle in China, Hong Kong und Taiwan geleitet und versucht die Arbeit in China als professionelle Praxis zu etablieren (mit leichten Erfolgen). Des Weiteren veröffentlichte er ein Buch über Aufstellungsarbeit auf Chinesisch und übersetzte zwei weitere Bücher zum Thema ins Chinesische. Zeitgleich vermittelte er zahlreiche bekannte europäische Ausbil-

der und Ausbilderinnen nach China. Nähere Informationen finden Sie unter: www.human-systems-institute.com.

Diana Drexler
Dr. phil., Dipl.-Psych. Drexler ist Psychotherapeutin in eigener Praxis sowie Leiterin des Wieslocher Instituts für systemische Lösungen (WISL). Sie arbeitet als Lehrtherapeutin und Supervisorin für Verhaltenstherapie (GAP Frankfurt; AWIP, Ulm), für Systemische Therapie und Beratung (SG) und für Systemaufstellungen (DGfS). Darüber hinaus bietet sie Fort- und Weiterbildungen in hypnosystemischen, humanistischen und tiefenpsychologischen Verfahren an. Nähere Informationen finden Sie unter: www.dianadrexler.de.

Thomas Geßner
Geßner ist Dipl.-Theologe und Lehrtherapeut für Systemaufstellungen (DGfS). Er praktiziert und lehrt phänomenologische Aufstellungsarbeit, und zwar vor allem in Ostdeutschland. Zuvor war er zwanzig Jahre lang evangelischer Pfarrer. In seinen Ausbildungen und Kursen verbindet er den spirituellen Hintergrund der Seelsorge mit den Möglichkeiten des Aufstellens. Nähere Informationen finden Sie unter: www.gessner-aufstellungen.de.

Sedin Habibovic
Habibovic ist Leiter der Abteilung für Prävention und Beratung im Therapiezentrum von Zenica, Bosnien und Herzegowina, Master of Psychological Science und Assistent an der Universität Zenica. Seine laufende Dissertation schreibt er zum Thema »Experimental insights into the effects of the application of therapy of EMDR in the hospital detox opiate addicts«. Er nimmt seit 2011 an Trainingsseminaren in Systemaufstellungen teil.

Birgit Hickey
Dr. med. Birgit Hickey ist Fachärztin für Allgemeinmedizin und Dipl.-Biologin. Sie arbeitet seit 1992 als niedergelassene Ärztin und betreibt eigene Praxen in Münster und Bonn. Ihre Tätigkeitsschwerpunkte sind: systemische Medizin, Familientherapie, Psychosomatik, systemische Kommunikation und Mediation. Außerdem hat sie sich unter anderem als Systemaufstellerin (DGfS), NLP-Lehrtrainerin (DVNLP), systemische Mediatorin (DGSYM) und in Hypnosystemischer und therapeutischer Kommunikation (SySt) qualifiziert. Sie leitet Seminare und Fortbildungen in Systemaufstellungen und familienbiografischer Genogrammarbeit seit 1999. Nähere Informationen finden Sie unter: www.birgit-hickey.de.

Harald Homberger
Homberger arbeitet als Kinder- und Jugendlichenpsychotherapeut, Heilpraktiker, Yogalehrer BDY/EYU und Lehrer für Kontemplation gemäß der Linie von Willigis Jäger. Er führt eine eigene psychotherapeutische Praxis in Göttingen und leitet seit 1995 im In- und Ausland Familien- und Systemaufstellungen sowie Weiterbildungen. Außerdem ist er Lehrtherapeut und Weiterbildner (DGfS), Gründer der »Schule des Schauens – Familienstellen und Aufstellungsarbeit im Geiste west-östlicher Weisheit.« Nähere Informationen finden Sie unter: www.harald-homberger.de.

Naira Jusufovic
Jusufovic ist 1966 in Zenica geboren, Magister der Pädagogischen Wissenschaften, Reality Therapy Counselor und Trainerin der Gewaltfreien Kommunikation. Zurzeit ist sie als fachliche Beraterin im Pädagogischen Amt in der Abteilung für Bildung und Assistentin an der Islamischen Pädagogischen Fakultät in Zenica, Bosnien und Herzegowina tätig.

Jelena Kragulj
Kragulj ist 1982 in Sarajevo, Bosnien und Herzegowina geboren, diplomierte Psychologin, Reality Therapy Counselor, Systemaufstellerin (DGfS), Omega Health Coach und Bezugstherapeutin in der Psychosomatischen Klinik Bad Wildungen.

Anna Lübbe
Lübbe ist Professorin für Öffentliches Recht und ADR sowie Co-Direktorin des Centrums für interkulturelle und europäische Studien (CINTEUS) an der Hochschule Fulda. Sie arbeitet als Juristin mit Schwerpunkt im europäischen Asylrecht sowie als Mediatorin und ist Mitglied im Rat für Migration. Des Weiteren publiziert sie neben dem Öffentlichen Recht auch in Rechtsphilosophie und -geschichte sowie in Geschichtstheorie und Konfliktforschung.

Albrecht Mahr
Mahr ist Facharzt für Psychosomatische Medizin, Psychotherapie, Psychoanalyse und Systemtherapie. Er lehrt und praktiziert weltweit Systemaufstellungen, die er in den letzten Jahren zunehmend mit dem Ridhwan-Ansatz/Diamond Approach verbindet, einer Kombination von nicht-konfessioneller Spiritualität und Tiefenpsychologie. Zu seinen Veröffentlichungen zählen die Bücher: »Konfliktfelder – Wissende Felder. Systemaufstellungen in der Friedens- und Versöhnungsarbeit« (Hrsg., 2003) und »Von den Illusionen einer unbeschwerten Kindheit und dem Glück, erwachsen zu sein« (2016). Nähere Informationen finden Sie unter: www.mahrsysteme.de.

Claude-Hélène Mayer
Mayer ist Privatdozentin, Senior Research Associate, M. A. hist. phil. und Doktorin der Ethnologie, weist einen MSc in Crime Science, Investigation and Intelligence auf sowie einen PhD in Management und Psychology. Darüber hinaus besitzt sie die Venia Legendi in Psychologie mit Schwerpunkt Arbeits-, Organisations- und Kulturpsychologie. Sie arbeitet als Mediatorin und Ausbilderin für Mediation (BM), Systemische Beraterin und Familientherapeutin (SG), Lehrtherapeutin (SG & DSFG), Hypnosetherapeutin (TIM), Integrierte Lerntherapeutin (ILT) und Systemaufstellerin (KI). Nähere Informationen finden Sie unter: www.interkulturelle-mediation.de, www.pctm.de.

Ljiljana Milačak
Milačak ist Gestaltpsychotherapeutin (EAGT, EAP), Systemaufstellerin, Gründerin von Agape, einem gemeinnützigen Verein in Sarajevo und Organisatorin des Trainings für Systemaufstellungen in Bosnien und Herzegowina (BiH).

Kirsten Nazarkiewicz
Nazarkiewicz ist Professorin für Interkulturelle Kommunikation, Leiterin des bilingualen und multikulturellen Studiengangs für Interkulturelle Kommunikation und Europäische Studien (ICEUS), Co-Direktorin des Centrums für interkulturelle und europäische Studien (CINTEUS) an der Hochschule Fulda, Sozialwissenschaftlerin (Dr. rer. soc.), Erwachsenenpägagogin (M.A.), Therapeutin (HP Psych.) mit Schwerpunkt Psychotraumatologie. Sie absolvierte ihre Ausbildung zur Integrativen Praxis von Systemaufstellungen bei Dr. Albrecht Mahr und konzentriert sich therapeutisch auf Psychotraumatologie. Bei ihren zahlreichen Publikationen bildet unter anderem die Qualität in der Aufstellungsleitung einen Schwerpunkt (hierzu hat sie gemeinsam mit Kerstin Kuschik veröffentlicht). Sie ist Mitglied der Redaktion »Praxis der Systemaufstellung«. Nähere Informationen finden Sie unter: www.mimesys.net, und www.consilia-cct.com.

Mario C. Salvador
Salvador ist Psychologe, Direktor von Alecés, einem Institut für Integrative Psychotherapie und Brainspotting in Spanien, Trainer und Supervisor für Brainspotting, Dozent und Supervisor für Integrative Psychotherapie sowie lehrender und supervidierender Transaktionsanalytiker. Er ist der Autor von »Mas allá del Yo – Encontrar nuestra esencia en la curación del trauma« (2017). Nähere Informationen finden Sie unter: www.aleces.com.

Anngwyn St. Just
St. Just PhD ist systemisch orientierte Sozialtraumatologin mit akademischen Abschlüssen vom Western Institute for Social Research und der University of California in Berkeley und Leiterin des Arizona Center for Social Trauma. Als Autorin hat sie mehrere Bücher zum Thema Trauma veröffentlicht, darunter: »Time, Space and Fractals« (2012). Nähere Informationen finden Sie unter: www.anngwyn.wisrville.org.

Jakob R. Schneider
Schneider bietet seit 1985 psychologische Beratung und Selbsterfahrungsseminare mit Familienstellen in eigener Praxis an. Darüber hinaus leitet er Supervisionen und Fortbildungsseminare in nationalen und internationalen Institutionen und Instituten. Er hat sich auch durch seine langjährige Mitarbeit in der DGfS und an der Zeitschrift »Praxis der Systemaufstellung« verdient gemacht. Zu seinen Veröffentlichungen zählen unter anderem: »Das Familienstellen. Grundlagen und Vorgehensweisen« (2014, 3. Aufl.) und »Herkunft, Schicksal und Freiheit. Das Gruppenunbewusste in Familiensystemen und Familienaufstellungen« (2016). Nähere Informationen finden Sie unter: www.j-r-schneider.de.

Über die Künstlerin Rixxa Wendland

Rixxa Wendland ist 1988 in Nürnberg geboren und hat 2012 bis 2018 Bildende Kunst an der Universität der Bildenden Künste Berlin bei Prof. Thomas Zipp und Prof. Ai Weiwei studiert. Sie ist Stipendiatin der Rosa Luxemburg Stiftung. Seit 2013 arbeitet sie als Assistentin in der Werkstatt für Siebdruck/UdK.

In ihrer künstlerisch-kuratorischen Praxis beschäftigt sie sich mit der gesellschaftlichen Verfasstheit, deren strukturellen Immanenzen und Verdichtungen. Zuletzt entstand im Rahmen des Ausstellungsprojekts »Sequenzen – Erinnerung – Wechsel. Den NSU-Komplex kontextualisieren« eine installative Arbeit aus Videointerviews: »Gespräche/Assemblage«. Es handelt sich hierbei um eine Installation, welche den Blick zurückwendet und sich zugleich nach den in die Zukunft gerichteten Möglichkeiten und Forderungen auf die Suche begibt, die in den Geschehnissen von gestern verborgen liegen. Die Fragen nach antirassistischem Widerstand und nach den Forderungen und Perspektiven der Opfer und Betroffenen von Rassismus sowie nach (post-)migrantischem Wissen sind zentrale Ausgangspunkte des Werkes gewesen. Zwischen den einzelnen Gesprächs-Sequenzen entstehen Parallelen, Verbindungslinien und Gemeinsamkeiten: *Bild-Sequenzen – Satzfragmente – Zusammenhänge;* Kontinuität und Bruch. Die persönliche Erfahrung wird zum politischen Element, zur gemeinsamen Erfahrung, zur gemeinsamen Forderung.

In Wendlands zeichnerisch-bildnerischen Arbeit schreiben sich ihre oben genannten Arbeitsweisen fort. Die Zeichnungen werden für sie zu einem begleitenden Element. Die Verwobenheit von Vielschichtigem wird anhand des Freilegens der Fläche durch Verdichtung erfahrbar, durch die Verkreuzung von Linien, durch die Verschränkung und Offenporigkeit, durch Kippbilder, die immer auch den Negativ-Raum markieren und die so in ihrer Bestimmung uneindeutig bleiben.

Zu sehen waren Wendlands Arbeiten unter anderem bei der documenta 14 in Kassel, beim »3. Berliner Herbstsalon« am Maxim Gorki Theater Berlin, im Ludlow 38 New York, im Düsseldorfer Kunstverein, am Schauspiel Köln und im Deutschen Hygiene Museum Dresden.

Kontakt: rixxa@posteo.de